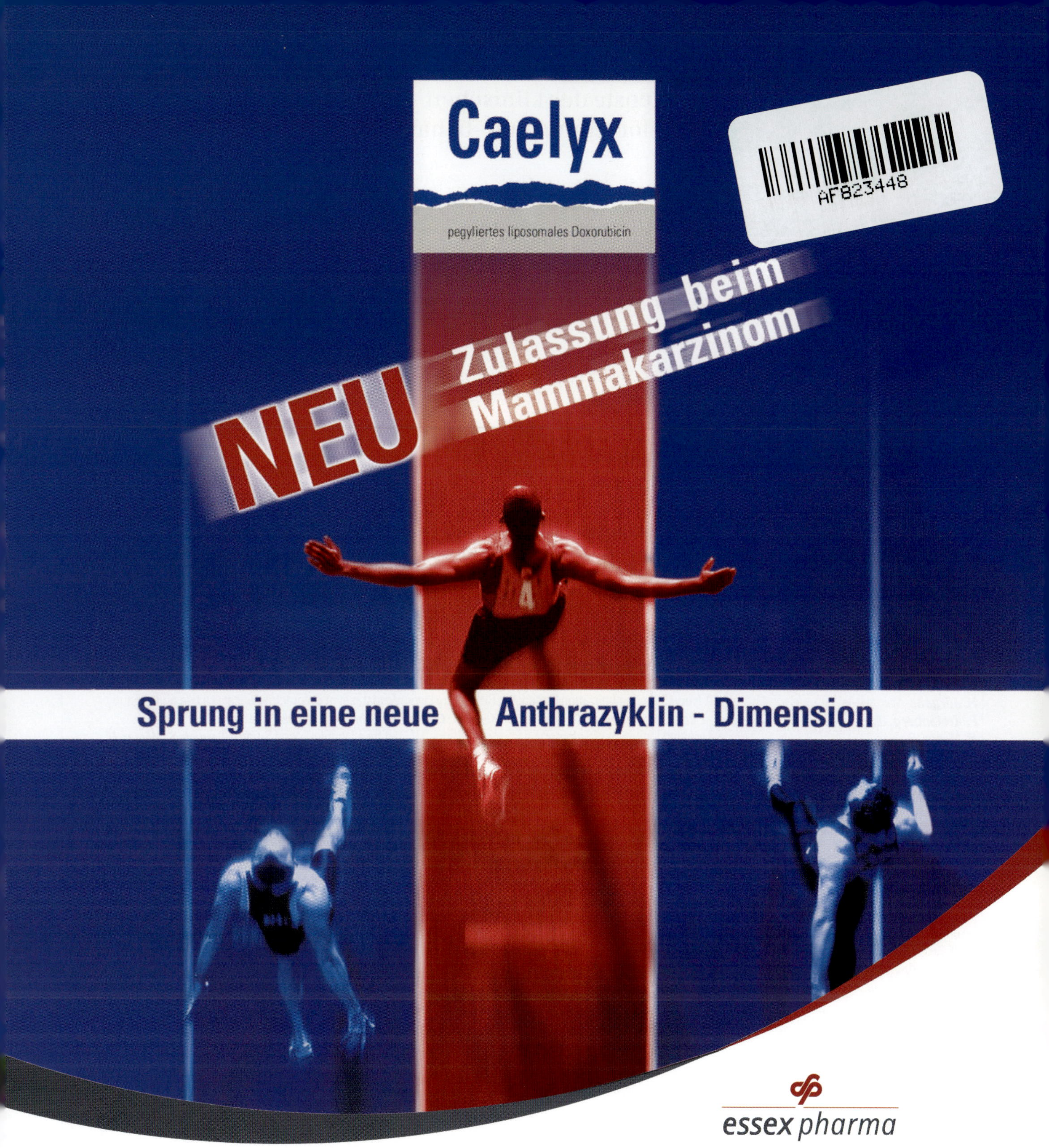

Caelyx
pegyliertes liposomales Doxorubicin
AF823448
NEU
Zulassung beim Mammakarzinom
Sprung in eine neue Anthrazyklin - Dimension
essex pharma

Im Dienste der klinischen Krebsforschung und -behandlung

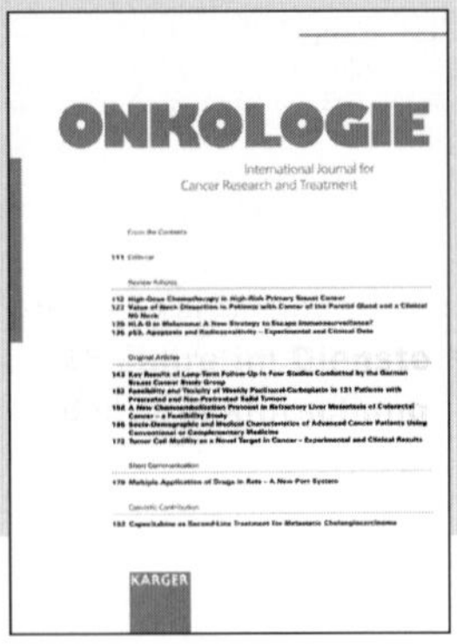

ONKOLOGIE

International Journal for Cancer Research and Treatment

Offizielles Organ der Deutschen Gesellschaft für Hämatologie und Onkologie,
der Österreichischen Gesellschaft für Hämatologie und Onkologie,
der Österreichischen Krebsgesellschaft – Krebsliga unter Fortführung der «Österreichischen Zeitung für Onkologie»

Hauptschriftleitung
H.-J. Schmoll, *Halle*
Schriftleitung Österreich
W. Scheithauer, *Wien*
Schriftleitung Schweiz
Th. Cerny, *St. Gallen*
Schriftleitung
W. Queißer, *Mannheim*
Fachschriftleitung
C. Bokemeyer, *Tübingen*
R. Hartenstein, *München*
H. Jürgens, *Münster*
P. Kreienberg, *Ulm*
K. Mross, *Freiburg*
H. Rübben, *Essen*
D. Schadendorf, *Mannheim*
P.M. Schlag, *Berlin*
Th. Wendt, *Jena*

Einsenden von Arbeiten
Wissenschaftliche Beiträge müssen in englischer Sprache abgefasst sein.

Manuskripte bitte an:

S. Karger GmbH
Postfach
D–79095 Freiburg

Tel. +49 761 45 20 70, Fax +49 761 45 20 714
information@karger.de

Onkologie
2003: Band 26 mit 6 Heften
Sprachen: Englisch, Deutsch
ISSN 0378–584X

Aufgeführt in bibliographischen Diensten und in
Current Contents®, Index Medicus, Reference Update, Biological Abstracts, EMBASE/Excerpta Medica.

KF 03058S

In Original- und Übersichtsarbeiten behandelt «Onkologie» aktuelle Fragen der Krebsforschung und -behandlung. Als interdisziplinäre Zeitschrift veröffentlicht sie Arbeiten aus der internistischen Hämato-Onkologie, der chirurgischen, neurochirurgischen, gynäkologischen, pädiatrischen und urologischen Onkologie, der Mund-Kiefer-Gesichtschirurgie, Dermatoonkologie, der diagnostischen Radiologie in der Onkologie, Psychoonkologie, Pathologie, klinisch-experimentellen Onkologie, Biometrie und onkologischen Rehabilitation. Weitere Schwerpunkte sind klinische Informationen und die onkologische Fortbildung. In kompakter Form hält «Onkologie» den Forscher und Kliniker auf dem Laufenden.

Eine Auswahl repräsentativer Beiträge

A New Chemoembolization Protocol in Refractory Liver Metastasis of Colorectal Cancer – a Feasibility Study: ***Voigt, W.; Behrmann, C.; Schlüter, A.; Kegel, T.; Grothey, A.; Schmoll, H.-J.*** *(Halle/Saale)*

Targeted Inhibition of Telomerase in Human Cancer: Will It Be a Double-Edged Sword? ***Sasgary, S.; Wieser, M.; Cerni, C.*** *(Wien)*

Early versus Deferred Hormonal Treatment for Asymptomatic Prostate Cancer: ***Mickisch, G.H.J.*** *(Rotterdam)*

Impact of Chemotherapy on Male Fertility: ***Schrader, M.; Heicappell, R.; Müller, M.; Straub, B.; Miller, K.*** *(Berlin)*

Therapeutic Anti-Angiogenesis for Malignant Brain Tumors: ***Kirsch, M.*** *(Dresden);* ***Santarius, T.; Black, P.M.*** *(Boston, Ma.);* ***Schackert, G.*** *(Dresden)*

Apoptosis and Its Relevance in Cancer Therapy: ***Ehlert, J.E.; Kubbutat, M.H.G.*** *(Freiburg i.Br.)*

Immunological Detection of Minimal Residual Disease in Acute Lymphoblastic Leukemia: ***Dworzak, M.N.*** *(Wien)*

CUP (Carcinoma of Unknown Primary) Syndrome in Head and Neck: Clinic, Diagnostic, and Therapy: ***Weber, A.; Schmoz, S.; Bootz, F.*** *(Leipzig)*

Contribution of Comparative Genomic Hybridization and Fluorescence in situ Hybridization to the Detection of Chromosomal Abnormalities in B-Cell Chronic Lymphocytic Leukemia: ***Jarošová, M.; Jedliková, K.; Holzerová, M.; Urbanová, R.; Papajík, T.; Raida,L.; Pikalová, Z.; Lakomá, I.; Prekopová, I.; Kropáková, J.; Indrák, K.*** *(Olomouc)*

Mito-FLAG as Salvage Therapy for Relapsed and Refractory Acute Myeloid Leukemia: ***Hänel, M.; Friedrichsen, K.; Hänel, A.; Herbst, R.; Morgner, A.; Neser, S.; Nicklisch, M.; Teich, M.*** *(Chemnitz);* ***Ehninger, G.*** *(Dresden);* ***Fiedler, F.*** *(Chemnitz)*

Lesen Sie's Online:
www.karger.com/onk

Ich abonniere

die Zeitschrift **Onkologie** ab Jahrgang ____________

☐ Print *oder* Online: EUR 150.– ☐ Print *und* Online kombiniert: EUR 178.–

☐ Sonderpreis für Studenten oder Ärzte in Weiterbildung
☐ Print *oder* Online: EUR 75.– ☐ Print *und* Online kombiniert: EUR 89.–

Diese Preise gelten für 2003 und verstehen sich inkl. MWSt., zzgl. EUR 13.– Versandkosten für Print-Abo. Preisänderungen vorbehalten.

☐ Bitte senden Sie mir ein kostenloses Probeheft von **Onkologie**

Ich kann diese Bestellung innerhalb einer Woche durch eine einfache Mitteilung an den Verlag widerrufen. Das Abonnement gilt zunächst für ein Jahr und verlängert sich um jeweils ein weiteres Jahr, wenn ich die Zeitschrift nicht bis 1. Dezember des laufenden Jahres abbestelle.

S. Karger GmbH
Lörracher Strasse 16A
D–79115 Freiburg (Deutschland)
Tel. +49 761 45 20 70
Fax +49 761 45 20 714
E-Mail: information@karger.de
www.karger.com

KARGER

Ich bezahle ☐ mit Scheck ☐ auf Rechnung

Bitte belasten Sie diese Bestellung meiner Kreditkarte
☐ American Express ☐ Eurocard ☐ Visa
Karten-Nr.: Gültig bis:

Ich ermächtige die S. Karger GmbH bis auf Widerruf, jährlich meine Abonnement-Gebühren im Lastschriftverfahren abzubuchen (nur innerhalb Deutschlands möglich)

bei Bank oder Post:

in: BLZ:

Giro-Konto-Nr.:

Meine Postanschrift lautet (Blockschrift):

Tel.:

Datum/Unterschrift :

Band 26, Supplement 2, Juni 2003

Offizielles Organ der Deutschen Gesellschaft für Hämatologie und Onkologie,
der Österreichischen Gesellschaft für Hämatologie und Onkologie,
der Österreichischen Krebsgesellschaft – Krebsliga unter Fortführung der
«Österreichischen Zeitung für Onkologie»

ONKOLOGIE

• International Journal for Cancer Research and Treatment

Editorial Office
S. Karger GmbH
Attn. Dr. S. Hentzelt
P.O. Box
D-79095 Freiburg
E-mail s.hentzelt@karger.de

KARGER

Basel · Freiburg · Paris · London · New York ·
New Delhi · Bangkok · Singapore · Tokyo · Sydney

Impressum

Die Zeitschrift erscheint zweimonatlich; pro Jahr erscheint 1 Band zu je 6 Heften. Mitglieder der Deutschen Gesellschaft für Hämatologie und Onkologie sowie der Österreichischen Gesellschaft für Hämatologie und Onkologie erhalten die Zeitschrift im Rahmen ihrer Mitgliedschaft. Der Bezug ist im Rahmen des Mitgliedsbeitrags abgegolten. Bezugspreis für Jahrgang 26, 2003, EUR 150,– / CHF 210,–, einschließlich MWSt., zuzüglich Postgebühren. Der Abonnementpreis ist im voraus zahlbar. Das Abonnement der Zeitschrift läuft weiter, wenn es nicht spätestens 4 Wochen vor Abschluss eines Bandes abbestellt wird. Abonnementbestellungen können bei jeder Buchhandlung oder direkt beim Verlag aufgegeben werden:

Deutschland:
S. Karger GmbH
Lörracher Str. 16a
D-79115 Freiburg
Tel. +49 761 45 20 70
Fax +49 761 4 52 07 14
E-mail Information@Karger.de

Übrige Länder:
S. Karger AG
Allschwilerstr. 10
CH-4009 Basel
Tel. +41 61 3 06 11 11
Fax +41 61 3 06 12 34
E-mail Karger@Karger.ch

Anzeigen:
S. Karger Verlag für Medizin und Naturwissenschaften GmbH
Lörracher Str. 16a, D-79115 Freiburg,
Tel. +49 761 45 20 70
Gültig ist die Preisliste Nr. 12 vom 1. Januar 2002.

Supplement 2, Vol. 26, Juni 2003
ISBN 3-8055-7616-1

Verlagsleitung und presserechtlich verantwortlich: Sibylle Hopf
Produktionsleitung: Georg Brunner
Anzeigenleitung: Susanne Meister

Gesamtherstellung:
KONKORDIA GmbH, Bühl
Das Medienunternehmen

Bibliographische Dienste
Biological Abstracts
Current Contents/Clinical Medicine
Excerpta Medica/EMBASE
Index Medicus/MEDLINE
Medical Documentation Service
Reference Update
Research Alert
Science Citation Index
SCISEARCH Database

ONKOLOGIE

Supplement 2 zu Band 26,
Juni 2003

23. Jahrestagung der Deutschen Gesellschaft für Senologie

ABSTRACTS

19.–21.06.2003, München

Herausgeber

***D. Wallwiener*, Tübingen**
***H. Sauer*, München**

Tagungspräsident

***Prof. Dr. Hansjörg Sauer*, München**

Lokales Organisationskomitee

Frau Dr. Jutta Engel, MPH
PD Dr. Volker Heinemann
Frau Dr. Annette Lebeau
PD Dr. Volkmar Nüssler

Programmkomitee

Frau Dr. Ute-Susann Albert (Marburg)
Dr. Johann C. de Waal (Dachau)
Dr. Thomas Decker (Berlin)
Prof. Dr. Manfred Dietel (Berlin)
Prof. Dr. Wolfgang Eiermann (München)
Frau Dr. Jutta Engel, MPH (München)
PD Dr. Volker Heinemann (München)
Prof. Dr. Klaus-Peter Hellriegel (Berlin)
Frau Prof. Dr. Sylvia H. Heywang-Köbrunner (Halle)
Prof. Dr. Dieter Hölzel (München)
Prof. Dr. Walter Jonat (Kiel)
Frau Prof. Dr. Marion Kiechle (München)
Prof. Dr. Rolf Kreienberg (Ulm)
Frau Dr. Annette Lebeau (München)
Prof. em. Dr. Heinrich Maass (Hamburg)
Dr. Gernot Maiwald (Vogtareuth)
Prof. Dr. Ulrich Mödder (Hamburg)
PD Dr. Volkmar Nüssler (München)
Prof. Dr. Friedolf Peters (Mainz)
Prof. Dr. Kurt Possinger (Berlin)
Prof. Dr. Hansjörg Sauer (München)
Prof. Dr. Rolf Sauer (Erlangen)
Prof. em. Dr. Manfred Schönfelder (Leipzig)
Frau Prof. Dr. Ingrid Schreer (Kiel)
Prof. em. Dr. Klaus-Dieter Schulz (Marburg)
Prof. Dr. Rüdiger Schulz-Wendtland (Erlangen)
PD Dr. Michael Untch (München)
Dr. Klaus-Jürgen Winzer (Berlin)

KARGER

Basel · Freiburg · Paris · London · New York ·
New Delhi · Bangkok · Singapore · Tokyo · Sydney

Contents · Inhalt

ONKOLOGIE

Vol. 26, Supplement 2, Juni 2003

KARGER

Fax +49 761 4 52 07 14
E-mail Information@Karger.de
www.karger.com

Artikel (Volltext) und Inhaltsverzeichnisse
sowie das vorläufige Inhaltsverzeichnis des nächsten Heftes:
www.karger.com/onk_bk.htm

S5

Ergebnisse des Mammographie-Screenings in Deutschland – Die Modellprojekte

H. Junkermann, M. Reichel, G. Hecht, R. Schulz-Wendtland, L. von Karsa

Die Mammographie-Screening-Projekte beruhen auf einer Ausschreibung der Planungsstelle Mammographie-Screening im Auftrag des Bundesausschusses der Ärzte und Krankenkassen.
Ihre Aufgabe ist die Entwicklung und Erprobung von Organisationsstrukturen, die ein den Europäischen Leitlinien für das Mammographie-Screening entsprechendes Brustkrebsfrüherkennungsprogramm unter den strukturellen Gegebenheiten des deutschen Gesundheitssystems ermöglichen. Die Projekte Bremen und Wiesbaden begannen im Mai und Juli 2000, Weser-Ems Ende 2001. Erlangen ist in Vorbereitung. Die Untersuchungen wurden in Bremen und Wiesbaden im Juni 2001 aufgenommen, in Weser-Ems im Mai 2002. **Methodik:** Zielgruppe sind Frauen zwischen 50 und 69 Jahren wohnhaft in der jeweiligen Modellregion. Die Einladung erfolgt mit Terminvorschlag, bei Wunsch ist Änderung möglich; eine Terminbestätigung ist nicht erforderlich. Die Untersuchung erfolgt in speziellen Einrichtungen: in Bremen und Wiesbaden in stationären Screeningpraxen, in Weser-Ems in einer mobilen Einheit (Mammobil). Die Untersuchung wird durch besonders ausgebildete, spezialisierte MTRA durchgeführt, ein Arzt ist nicht anwesend. Die Befundung der Aufnahmen erfolgt durch speziell qualifizierte niedergelassene Ärzte an einem zentralen Ort als unabhängige Doppelbefundung durch zwei Ärzte und zusätzlich durch den Projektleiter bei den jeweils ersten 3000 Befundungen. Die Entscheidung über eine weitere Abklärung erfolgt im Konsens der Befunder gemeinsam mit dem Projektleiter. Zur weiteren Abklärung wird eine spezielle wöchentliche Sprechstunde durch die Befunder abgehalten unter Supervision des Projektleiters. Bei nach klinischer Untersuchung, Sonographie und Mammographiespezialaufnahmen weiterhin bestehendem Verdacht erfolgt die weitere Abklärung durch Stanz-/Vakuumbiopsie. In der Regel wird die vollständige Abklärung beim ersten Termin durchgeführt. Eine radiologisch-pathologische Korrelation aller Biopsien erfolgt in der wöchentlichen multidisziplinären Konferenz und bezüglich des Operationspräparates erneut im Anschluss an die operative Behandlung. **Ergebnisse:** (siehe Tab. 1). **Schlussfolgerung:** Die vollständige Umsetzung der EU-Leitlinien ist unter den strukturellen Gegebenheiten des deutschen Gesundheitssystems möglich. Eine Teilnahmerate von 50% (Bremen, Wiesbaden) bis 70% (Weser-Ems) ist in der ersten Runde zu erwarten und lässt bei flächendeckender Einführung eine den EU-Leitlinien entsprechende Teilnahme (über 70%) erwarten.

S6

Bayerisches Mammographie-Screening (BMS). Schrittweise Einführung eines flächendeckenden qualitätsgesicherten Brustkrebsfrüherkennungsprogramms durch Integration vorhandener Versorgungsstrukturen ab 1. April 2003

S. Froschauer[1], H.-P. Hellemann[2], J. Saatkamp[1], V. Stich[1], C. Zickel[1]
[1]Kassenärztliche Vereinigung Bayerns, mammographie@kvb.de;
[2]praxis@gruschka-hellemann.com

Zielsetzung: Seit 1. April 2003 wird in Bayern flächendeckendes, qualitätsgesichertes Mammographie-Screening für Frauen zwischen 50 und 69 Jahren eingeführt. Die Kassenärztliche Vereinigung Bayerns (KVB) koordiniert das Programm und setzt erstmalig die Vorgaben der Europäischen Leitlinien [1] innerhalb der bestehenden dezentralen Versorgungsstrukturen um. **Material und Methoden:** Etwa 150 Mammographeure werden in regionalen «Screening-Netzen» aus etwa zehn Ärzten organisiert, um bei einer angestrebten Beteiligung von 70% 500.000 Frauen pro Jahr zu versorgen. Folgende Rahmenbedingungen wurden festgelegt:

- Technische Qualitätssicherung der Geräte gemäß EPQC [2],
- Mindest- Eingangskriterien für die teilnehmenden Mammographeure, Pathologen sowie Ärzte, die weitere abklärende Maßnahmen durchführen,
- Teilnahme der Mammographeure, des mammographierenden Personals und der Pathologen an standardisierten Schulungen,
- Standardisierung des Screeningprozesses mit obligatorischer Doppelbefundung und Drittbefundung für diskrepante, zweifelhafte und suspekte Befunde,
- Abgleich mit den bayerischen klinischen Krebsregistern (Intervallkarzinome).

Die Dokumentation erfolgt durch alle teilnehmenden Ärzte über eine datensichere Online-Anbindung (VPN). Die Qualitätsüberwachung erfolgt zentral durch einen Lenkungsausschuss, dezentral durch die Qualitätszirkel und wird durch die KVB koordiniert. Eine persönliche Perfomance-Statistik ermöglicht jedem Teilnehmer, sich selbst, sein Netz und auch das Gesamtprogramm zu bewerten. **Ergebnisse:** Zum 1. April 2003 haben 20 gemäß obiger Vorgaben qualifizierte Ärzte in zwei Pilotnetzen (Oberfranken, Dachau/Fürstenfeldbruck/Freising) das Screening aufgenommen. Die Online-Dokumentation sowie die Logistik für den Bildtransport wurden dort erfolgreich aufgebaut. **Diskussion:** Mit dem Konzept der KVB kann qualitätsgesichertes Mammographie-Screening innerhalb der bestehenden Strukturen eingeführt werden. Bis Anfang 2004 wird eine flächendeckende Versorgung mit qualifizierten Ärzten und einer funktionierenden Infrastruktur erreicht werden.

1 N. Perry, et al. (Hrsg.): European Guidelines for quality-assurance in mammography screening, 3rd Edition, 2001.
2 European Commission (Hrsg.): European Protocol for the Quality Control of the Physical and Technical Aspects of Mammography Screening, 3rd Edition, December 1999.

Tab. 1

	Zielpopulation	eingeladen	teilgenommen	Termin-verschieber	eigeninitiativ teilgenommen	Abklärung (% C + E)	Biopsie (% C + E)	entdeckte Ca (‰ C +E)	Tis (% H)	inv. ≤ 10 mm (% H – I)	inv. < 15 mm (% H –I)	No (% H)
	A	B	C	D	E	F	G	H	I	J	K	L
Bremen	70 000	38 632	14 433	3 145	2 115	6,1	2,0	9,9	19	38	59	80
Wiesbaden	55 000	25 560	9 410	1 077	5 270	6,4	2,0	9,6	13	38	63	83
Weser-Ems	22 500	7 749	4 795	437		6,1	2,4	10,6	20	32	61	94
EU-Guidelines						min. < 7 opt. < 5		> 7,95	10–20	≥ 25	> 50	> 70

Fax +49 761 4 52 07 14
E-mail Information@Karger.de
www.karger.com
Accessible online at:
www.karger.com/onk

S7

Wert der multidisziplinären Konferenz für die pathologische Diagnose des Mammakarzinoms bei mammographisch entdeckten Läsionen

M. Ruhnke[1], T. Decker[1], U. Kettritz[2], G. Morack[3]
[1]Pathologisches Institut, [2]Institut für Röngendiagnostik, [3]Frauenklinik, Mamma-Zentrum, HELIOS-Klinikum Berlin

Um die Qualitätsstandards entsprechend den EUSOMA-Guidelines zu erfüllen, muss der Pathologe auch an der Therapieplanung und an der Qualitätssicherung von Diagnostik und Therapie teilnehmen. Multidisziplinäre Konferenzen (MK) sind eine Voraussetzung dafür.
MK sind nur praktikabel, wenn sie in das Konzept eines Praxisprotokolls eingebettet sind, das vom Kernteam eines Mamma-Zentrums interdisziplinär festgelegt wird. In diesem Ablauf sind MK an 3 Positionen von entscheidender Bedeutung:
1. Minimal invasive Diagnostik – Entscheidung über Korrelation zwischen bildgebendem und histopathologischem Befund a) sicheres Korrelat, benigne, b) sicheres Korrelat, maligne: Operationsindikation, c) kein oder unsicheres Korrelat: Rebiopsie.
2. Präoperative Konferenz – a) Operationsplanung (Ausmaß der Operation; Sentinel node-Biopsie (SLN), Axilladissektion), b) perioperative Qualitätssicherung (präoperative Lokalisation, Präparatradiographie, makroskopische Schnittrandbeurteilung, Beurteilung von SLN.
3. Postoperative Konferenz – a) vollständige histopathologische Diagnose mit allen prognoserelevanten Daten (TNM- Klassifikation, DCIS-Größe, Schnittrandbeurteilung, Hormonrezeptorstatus), b) weitere Therapieentscheidung (Nachresektion, sekundäre Mastektomie, adjuvante Therapie), c) abschließende Qualitätssicherung für Radiologen, Pathologen, Operateure.
Durch diese MK konnten in unserem Mammazentrum auch 2002 die EUSOMA-Qualitätsstandards erreicht werden: 322 von 362 Karzinomen (62,1%) waren nicht palpabel und wurden zu 100% in der ersten Operation vollständig entfernt (EUSOMA > 95%). 96,3% der Patientinnen mit nicht palpablem Karzinom erhielten eine minimal invasiv gesicherte präoperative Diagnose (EUSOMA > 70%), bei allen Patientinnen lag die präoperative Markierung innerhalb von 10 mm Distanz zur Läsion (EUSOMA > 90%), in keinem Fall wurde eine Schnellschnittuntersuchung bei einem Karzinom von weniger als 10 mm Durchmesser durchgeführt (EUSOMA < 95%).
Als Mitglied eines interdisziplinären Teams kann der Pathologe nur auf der Basis MK seinen Beitrag zu gemeinsamen, sicheren Entscheidungen in Diagnostik und Therapie für jede einzelne Patientin leisten.

S8

Vorteile und Risiken des Einsatzes der digitalen Mammographie im Brustkrebs-Screening

P. Skaane
Ullevaal University Hospital, Department of Radiology, Breast Imaging Center, Oslo, Norwegen

Zielsetzung: Ergebnisse digitaler Vollfeldmammographie im Brustkrebsscreening mitzuteilen und auf die Herausforderungen der Monitorbefundung im Screening aufmerksam zu machen. **Materialien und Methoden:** Im Rahmen des norwegischen Brustkrebsscreening-Programms wurden zwei Studien mit digitaler Vollfeldmammographie (FFDM) und Monitorbefundung durchgeführt. In «Oslo I» wurden 3683 Frauen mit analoger (SFM) und FFDM untersucht («paired study design»). In «Oslo II» wurden 25.263 Frauen für SFM oder FFDM randomisiert. In beiden Studien wurde unabhängige Doppelbefundung unter Verwendung einer 5-Punkte Skala angewandt. Selektierte Fälle (score > «1» von mindestens einem Radiologen) wurden vor Beschluss zum Recall im Consensusmeeting diskutiert. Die Monitorbefundung in Oslo II fand im besonders eingerichteten Zimmer statt. Die Radiologen hatten in Oslo I wenig Erfahrung und in Oslo II relativ viel Erfahrung mit Monitorbefundung. **Ergebnisse:** Unter 3683 Frauen in Oslo I wurden 31 Karzinome (Detektionsrate 0.84%) diagnostiziert, davon 28 im SFM und 23 im FFDM (p=0.23). Analyse der falsch negativen Befundungen für FFDM ergaben auffallend lange oder kurze Befundungszeiten. Bei übersehenen DCIS waren die Befundungszeiten kurzer als für Normalbefundungen (45 Sekunden). In Oslo II war die Karzinomdetektionsrate für FFDM höher als für SFM: In der Altersgruppe 50–69 Jahre FFDM 0.82% versus SFM 0.54% (p=0.056), und in der Altersgruppe 45–50 Jahre 0.25% vs. 0.22% (p=0.759). Die Recallrate für FFDM war in beiden Altersgruppen signifikant höher. **Zusammenfassung:** Vollfeldmammographie mit Monitorbefundung wird in Zukunft SFM beim Brustkrebsscreening ersetzen. Vorläufige Ergebnisse zeigen, dass FFDM und SFM vergleichbare Modalitäten sind. FFDM mit Monitorbefundung im Screening fordert Training, systematische Analyse der Schirmbilder, und optimale Befundungsbedingungen.

S9

Stereotaktische Vakuumbiopsie

S.H. Heywang-Köbrunner
Röntgendiagnostisches Zentrum – Klinik für Diagnostische Radiologie, Martin-Luther-Universität Halle-Wittenberg

Stereotaktische Vakuumbiopsie ist seit 1996 als neues Verfahren verfügbar.
Im Vergleich zur konventionellen Stanzbiopsie erlaubt sie, kleine Läsionen großenteils zu entfernen. Hierdurch wird der sog. Sampling-Error reduziert und die Sicherheit der korrekten Entnahme kann durch mammographische Kontrolle direkt nachgewiesen werden. Damit verspricht die Vakuumbiopsie eine Lücke zu schließen, die durch konventionelle Stanzbiopsie nur unzureichend abgedeckt war: die sichere Abklärung kleiner Läsionen und Mikroverkalkungen.
Bisherige Ergebnisse aus der Literatur belegen eine Überlegenheit der Vakuumbiopsie v.a. bei der diagnostischen Abklärung von Mikroverkalkungen, des weiteren bei der Klassifizierung von ADH versus DCIS versus invasivem Karzinom.
Die Ergebnisse der 5-Zentren-Multicenterstudie an inzwischen über 2900 Läsionen belegen die tatsächliche Einsparung von > 95% operativer Biopsien bei benignen Läsionen sowie eine verbesserte operative Therapieplanung. Malignome und ADH bedürfen aber weiterhin einer operativen Therapie.

S10

Sonographisch gestützte Stanz- und Vakuumbiopsie

R. Schulz-Wendtland
Universität Erlangen-Nürnberg, Institut für Diagnostische Radiologie, Gynäkologische Radiologie

Mit den transkutanen Biopsiemöglichkeiten stehen uns neue minimal-invasive Untersuchungsmethoden zur Verfügung, Läsionen der Mamma histologisch zu klären, damit bei histologisch gesicherten benignen Herdbefunden auf eine offene chirurgische Exzision verzichtet werden kann – entsprechend den Forderungen der EUSOMA (European Society of Mastology) sowie der S3-Leitlinie Brustkrebs-Früherkennungsprogramm in Deutschland.
Unter Beachtung strenger Kriterien ist dies ein Weg, die Spezifität und den negativen Vorhersagewert der komplementären Mammadiagnostik zu verbessern. Darüber hinaus sind transkutane Biopsiemethoden kostengünstiger, zeitsparender und mit geringerer Morbidität belastet als ein operativer Eingriff.
Zu fordern ist aber eine eindeutige Diagnosestellung nach den Richtlinien des ACR (American College of Radiology) bzw. bei ultrasonographischen Befunden mit entsprechender Korrelation. Die Indikationen für die sonographisch gestützte Stanz- und Vakuumbiopsie sind:
1. Histologische Klärung von suspekten sonographisch abgrenzbaren Herdbefunden (> 1 cm, korrelierend mit der mammographischen Klassifikation BI-RADS™4).
2. Präoperative Karzinomsicherung bei suspektem, sonographisch erkennbarem Herdbefund (> 1 cm, korrelierend mit der mammographischen Klassifikation BI-RADS™ 5).
Zur Verfügung stehen neben den Punktionsgeräten der Firmen Bard-Angiomed und Pflugbeil das System VacuFlash™ (Firma Bip) sowie das Mammotome™ Handheld (Firma Ethicon Eudo-Surgery, Breast Care).
Alle 4 Systeme werden mit ihren Vor- und Nachteilen vorgestellt und die vorliegenden wissenschaftlichen Ergebnisse diskutiert.

S11
MR-gestützte perkutane Biopsie

C. Perlet
Institut für Klinische Radiologie, Klinikum Großhadern, LMU-München

Zielsetzung: Die MR-geführte Vakuumbiopsie mit einer speziell dafür konstruierten Interventionsspule wurde im Rahmen einer Europäischen Multicenterstudie für die Dauer von 3 Jahren technisch optimiert und klinisch evaluiert. Insgesamt haben 5 Europäische Zentren an der Studie teilgenommen. **Materialien und Methoden:** Alle Interventionen wurden an einem 1.0 oder 1.5 T MR-Gerät (Impact Expert oder Vision, Siemens, Deutschland) mit der 11-G-Vakuumbiopsienadel (Mammotome, Ethicon Endosurgery, Hamburg) durchgeführt. Abgesehen von den ersten 9 Fällen handelte es sich ausnahmslos um Läsionen, die lediglich in der MRT sichtbar waren. **Ergebnisse:** Bei 517 erfolgreichen Vakuumbiopsien ergaben sich 14% invasive Karzinome, 12% DCIS, 3% ADH und 70% benigne Veränderungen. Alle benignen Veränderungen sind mittlerweile mindestens 12 Monate nachkontrolliert. Alle malignen Befunde oder Grenzhistologien wurden chirurgisch durch Nachexzision bestätigt, wobei ein upgrade von ADH zu DCIS in 5/17 Fällen und von DCIS zu invasivem Karzinom in 3/44 Fällen erforderlich war. **Zusammenfassung:** Die MR-gestützte Vakuumbiopsie ist ein zuverlässiges, reproduzierbares Verfahren in der bioptischen Abklärung von Herdbefunden die lediglich kernspintomographisch sichtbar sind.

S12
Histologische Diagnostik bei Vakuumbiopsien

H. Guski[1], S. Diekmann[2], K.-J. Winzer[3], B. Nadjari[1], K. Schlüns[1], P. Hufnagl[1]
[1]Institut für Pathologie, [2]Institut für Radiologie, [3]Klinik für Chirurgie des Universitätsklinikum Charité der Humboldt-Universität zu Berlin

Fragestellung: Hat die Vakuumbiopsie Einfluss auf den definitiven histologischen Befund nach Operation? **Material und Methode:** 168 Vakuumbiopsien von 165 Patientinnen mit einem medianen Alter von 57 J. wurden histologisch beurteilt. Der histologische Befund wurde mit den klinisch-radiologischen Befunden 1. Mikrokalk (MK), 2. mammografischer oder sonografischer Herdbefund und 3. palpabler Tumor in Abhängigkeit vom Alter (Gruppe 1< 40 J., Gruppe 2 40–50 J., Gruppe 3 > 50 J.) verglichen. Der Biopsiebefund wurde dem Befund nach Operation (n = 32) gegenübergestellt. **Ergebnisse:** Histologisch wurde in 135 der 168 Biopsien MK nachgewiesen, davon 7mal in der Altersgruppe 1 (5,2%), 27mal in der Gruppe 2 (20%) und 101mal in der Gruppe 3 (74,8%). Von 130 benignen Läsionen entfielen 8 auf die Altersgruppe 1 (6,2%), 34 auf die Gruppe 2 (26,2%) und 88 auf die Gruppe 3 (67,7%). 19 DCIS-Fälle verteilten sich wie folgt: 2 auf Gruppe 1, 3 auf Gruppe 2 und 14 auf Gruppe 3. Von 8 Karzinomen fand sich 1 Fall in der Altersgruppe 2, die restlichen 7 Fälle entfielen auf Patientinnen > 50 Jahre. 32 Patientinnen wurden operiert, davon 15 wegen eines DCIS, 9 wegen eines Karzinoms, 5 wegen Diskrepanz zwischen radiologischem und histologischen Befund und 3 wegen einer ADH. In 87% der postoperativen DCIS-Fälle erfolgte eine Van-Nuys-Klassifikation. Die Karzinome konnten ausnahmslos klassifiziert werden. **Schlussfolgerungen:** Aufgrund der altersabhängigen Häufigkeitsverteilung von MK (95% bei Patientinnen > 40 J.), DCIS und Karzinomen empfiehlt sich eine Ausdehnung des Screenings auf die Altersgruppe 40–50 Jahre. Die Vakuumbiopsie hat keinen Einfluss auf die Bestimmung des Van-Nuys-Prognose-Index und die definitive Tumorklassifikation.

S13
Radiologisches Erscheinungsbild und pathohistologisches Korrelat bei benignen proliferativen Veränderungen der Mamma

K.C. Siegmann[1], K. Sotlar[2], T. Xydeas[1], U. Krainick[3], S. Miller[1], C.D. Claussen[1]
[1]Abteilung Radiologische Diagnostik, [2]Institut für Pathologie, [3]Abteilung Geburtshilfe und Gynäkologie am Universitätsklinikum Tübingen

Zielsetzung: Benigne proliferative Mammaveränderungen kommen häufig vor und haben ein variables radiologisches Erscheinungsbild. In der vorliegenden Studie soll die Analyse des radiologischen Erscheinungsbildes und pathohistologische Korrelation zu deren besserer Erkennung beitragen. **Material und Methoden:** Es wurden 424 histologisch durch Hochgeschwindigkeitsstanzbiopsie, Vakuumbiopsie oder durch operative Exzision gesicherte Mammaläsionen bei 119 konsekutiven Patientinnen bezüglich ihres radiologischen Erscheinungsbildes und ihres pathohistologischen Korrelates analysiert. Dabei wurden mammografische, sonografische und MR-tomografische Befunde berücksichtigt. **Ergebnisse:** 232 von 424 Läsionen (54,7%) waren benigne, 128 Läsionen (55,2%) davon proliferativ. Am häufigsten waren Fibroadenome (FA; n=61), Papillome (n=22), atypisch duktale Hyperplasien (ADH; n=12) und sklerosierende Adenosen (SA; n=11). FA kamen in 54% (33/61) als Opazität, in 14,8% (9/61) durch Mikrokalk zur Darstellung. 15 FA (24,6%) waren mammografisch okkult (sonografisch suspekt), 7% (4/61) waren ausschließlich MR-detektierbar. Papillome zeigten überwiegend suspekte galaktografische Befunde (8/22) oder wurden durch Mikrokalk (4/22) oder suspekte Opazitäten (4/22) detektiert. In 4 Fällen fand sich kein bildmorphologisches Korrelat (suspekte Sekretion), eine Läsion erschien sonografisch suspekt und eine weitere war ausschließlich MR-detektierbar. Das Korrelat der ADH war überwiegend suspekt gruppierter Mikrokalk (9/12), gefolgt von suspekten Opazitäten (2/12) und einem okkulten, ausschließlich tastbaren Herd. Auch die SA wurde in der Mehrzahl durch suspekt gruppierten Mikrokalk repräsentiert (7/11). Zwei Läsionen fielen als Opazitäten und jeweils eine ausschließlich sonografisch und MR-tomografisch auf. **Zusammenfassung:** Benigne proliferative Mammaläsionen sind häufig. FA stellen dabei den größten Anteil und können nur in etwa 50% mammografisch als Opazität detektiert werden. Papillome zeigen neben einem suspekten Galaktografiebefund ein gemischtes Erscheinungsbild. ADH und SA fallen überwiegend in Form gruppierter Mikroverkalkungen als suspekt auf.

S14
Radiologisch-pathologische Korrelationsdiagnostik

T. Decker[1], H. Sittek[2]
[1]Pathologisches Institut, Mamma-Zentrum, HELIOS-Klinikum Berlin; [2]Institut für Klinische Radiologie, Ludwig-Maximmilians-Universität München

Die Entwicklung der bildgebenden Diagnostik führte in den letzten 20 Jahren zu immer früherer Karzinomdetektion mit relativer Zunahme der prognostisch günstigeren invasiven Karzinome der Kategorien pT1a und b sowie ihrer nicht invasiven intraduktalen Vorläufer (pTis, DCIS). Gleichzeitig kommt es durch die Sensitivitätssteigerung zu einer enormen Zunahme abzuklärender Befunde, von denen bei guter Diagnostik sich ca. 2/3 als benigne erweisen.

Heute ist die minimal-invasive Abklärung der suspekten Läsionen state of the art. Die Patientinnen mit Malignomen profitieren auf diese Weise bei der Therapieentscheidung und -planung. Bei Patientinnen mit benignen Läsionen kann die rein diagnostische Operation vermieden werden. Voraussetzung dafür ist die höchstmögliche Sicherheit der Übereinstimmung des histopathologischen Befundes mit dem abzuklärenden bildgebenden Befund. Hieraus ergeben sich neue Anforderungen an Radiologen und Pathologen und ihre Kooperation.

Im Symposium werden in 4 Abschnitten jeweils von radiologischer und pathologischer Seite folgende Themen dargestellt und unmittelbar mit dem Auditorium diskutiert:

1. Einleitung: Biopsieindikation sowie Möglichkeiten und Grenzen der minimal invasiven Diagnostik,

2. Benigne und Maligne Herdbefunde: Nomenklatur, Charakteristika, Qualitätssicherung der Korrelation,
3. Mikrokalkdiagnostik: Differentialdiagnose des DCIS, technische Voraussetzungen, Größenbestimmung,
4. Grundlagen der interdisziplinären Kommunikation bei der radiologisch-pathologischen Korrelation.
In den meisten Fällen zunächst suspekter jedoch bioptisch benigner Läsionen ist es möglich, gemeinsam die Verantwortung für den Verzicht auf weitere operative Abklärung zu tragen. Die dazu notwendige radiologisch-pathologische Korrelationsdiagnostik erfordert fachübergreifendes Wissen um die Grundprinzipien der Partnerdisziplin und eine strukturierte interdisziplinäre Kommunikation.

S17

Chemo- und Immuntherapie des metastasierten Mammakarzinoms: Kombinationstherapie oder sequentielle Behandlung

D. Lüftner, K. Possinger
Med. Klinik und Poliklinik, Campus Charite Mitte, Humboldtuniversität zu Berlin

Therapiesequenzen sind für das metastasierte Mammakarzinom ebenso wie für andere fortgeschrittene, solide Tumoren nicht ausreichend geprüft. Diese Aussage gilt für eine längere Folge von Chemotherapien ebenso wie für Hormontherapien. Die Immuntherapie als drittes Standbein in der Therapie des fortgeschrittenen Mammakarzinoms, im wesentlichen vertreten als passive Immuntherapie durch Gabe des monoklonalen Antikörpers Trastuzumab, ist als Monotherapie nach chemotherapeutischer Vorbehandlung sowie als Erstlinientherapie in Kombination mit Paclitaxel zugelassen.
Aufgrund der aktuellen Datenlage kann die Frage, ob Trastuzumab besser sequentiell zur Chemotherapie oder in Kombination mit Chemotherapie gegeben werden sollte, nicht beantwortet werden. Dies gilt auch für die Dauer einer Behandlung mit Trastuzumab über die Progression der Grunderkrankung hinaus und ggf. nach Wechsel des chemotherapeutischen Regimes. Allerdings sprechen die biologische Rationale ebenso wie die klinischen Daten aus 2 Phase-III-Studien für den frühen Einsatz einer Kombinationstherapie mit dem Ziel einer bestmöglichen Remission, da nur diese eine Chance hat, sich in einen Überlebensvorteil umzusetzen.
Die Phase III-Zulassungsstudie von Herceptin in Kombination mit Paclitaxel mündete in einer statistisch signifikanten Verbesserung der Remissionsrate zugunsten der Kombination mit 41% im Vergleich zu 17% für die Monotherapie mit Paclitaxel [Slamon et al: Engl J Med 2001;344 (11):783–792]. Die progressionsfreien Intervalle lagen hierbei bei 6,9 und 3 Monaten. Die Erweiterung dieses Schemas im Sinne einer Polychemotherapie mit Paclitaxel, Carboplatin und Herceptin im Vergleich zu Paclitaxel und Herceptin allein führte zugunsten der Dreifachtherapie zu einer Verbesserung der Ergebnisse mit einem Anstieg der Remissionsrate auf 52% bei einem progressionsfreien Intervall von 11,2 Monaten [Robert et al., Breast Cancer Res Treat 2002;76(1):35].
Die nicht viel versprechenden Daten für den späten Einsatz von Trastuzumab als Monotherapie wie auch in Kombination mit Zytostatika bleiben hinter diesen Ergebnissen des frühen Einsatzes deutlich zurück. Die stützt die Position, Herceptin frühestmöglich mit Diagnose der Fernmetastasierung nach Sicherung der HER-2/neu-Positivität zu verabreichen. In Deutschland hat die Arbeitsgemeinschaft Gynäkologische Onkologie dies in ihre Konsensusempfehlungen eingearbeitet, allerdings nicht mit bestem level of evidence und Empfehlungsgrad aufgrund fehlender, robuster, klinischer Daten.

S21

Disease-Management «Mamma Karzinom» aus Sicht der Techniker Krankenkasse

H. Heckenstaller
Techniker Krankenkasse Landesvertretung Bayern

Versorgungsmanagement nimmt einen immer größeren Raum bei der strategischen Ausrichtung der Krankenkassen ein. Unter Versorgungsmanagement wird ein Vertrags- und Leistungsmanagement verstanden, das auf Strukturen und Prozesse im Gesundheitswesen Einfluss nimmt. Ziel ist es, den Nutzen der Gesundheitsversorgung für die Versicherten zu maximieren und Ineffizienzen abzubauen.
Eine besondere Bedeutung kommt dabei der evidenz-basierten Medizin zu. Idealvorstellung ist die Einzelfall-Steuerung unter Einsatz von Leitlinien.
Das Ziel eines Disease-Management-Programmes ist es, die Versorgung der Patientinnen zu optimieren.
Die Teilnahme am geplanten DMP Brustkrebs der Techniker Krankenkasse beginnt mit der vorliegenden histologisch gesicherten Diagnose Brustkrebs und der Einschreibung der Versicherten. Im weiteren Verlauf der Behandlung wird die Diagnostik, Therapie, Rehabilitation und die Nachsorge in das DMP mit eingeschlossen. Ein Netzwerk zur Versorgung der Patientinnen bezieht sowohl die ambulanten und stationären medizinischen/psychosozialen Bereiche als auch die Selbsthilfe in die Projektplanung mit ein.
Die Techniker Krankenkasse stellt spezielle Anforderungen für die Teilnahme am Disease-Management-Programm sowohl für den ambulanten, als auch für den stationären Bereich und für Einrichtungen zur Rehabilitation. Dazu gehören unter anderem Nachweise über regelmäßige Fortbildungen ebenso wie Mindest-Patientenzahlen und Mindestzahlen bei den operativen Eingriffen.
Mit Disease-Management-Programmen besteht grundsätzlich die Möglichkeit zur qualitativen Verbesserung der medizinischen Versorgung. Die fundierte Beurteilung der tatsächlichen medizinischen Wirkungen kann jedoch erst in mehreren Jahren erfolgen. Derzeit kursierende Äußerungen über mögliche kurzfristig realisierbare finanzielle Einsparungen dürften sich als haltlos erweisen. Mehrausgaben für chronisch Kranke, die im Rahmen von DMP behandelt werden, gehen ebenso zu Lasten der übrigen Versicherten, wie die unweigerlich damit verbundene Erhöhung der Verwaltungskosten.

S22

Digitale Mammographie: Physikalische Grundlagen

K.-P. Hermann
Universitätsklinikum Göttingen, Abt. Diagnostische Radiologie, Göttingen, Deutschland

Zielsetzung: Erläuterung der unterschiedlichen Detektortechnologien digitaler Mammographiesysteme und ihrer klinisch relevanten Bewertungskriterien. **Materialien und Methoden:** Der wesentliche Unterschied zwischen konventionellen und digitalen Mammographiesystemen besteht darin, dass bei digitalen Systemen das Film-Folien-System durch ein elektronisches Bildempfangssystem ersetzt wird. Die verfügbaren Systeme zur digitalen Vollfeldmammographie basieren auf zum Teil sehr unterschiedlichen Detektortechnologien. Grundsätzlich ist zwischen kassettenbasierten und integrierten Bildempfangssystemen zu unterscheiden. Des weiteren kann zwischen Systemen unterschieden werden, die die Röntgenstrahlung direkt in ein elektrisches Signal konvertieren und solchen, die über einen Szintillator die Röntgenstrahlung zunächst in sichtbares Licht umwandeln. Es werden die Speicherfolientechnik, CCD-(charge coupled device)-Detektoren, szintillatorgekoppelte Flachdetektoren auf der Basis von amorphem Silizium, selenbasierte Detektoren und sogenannte Photonenzähler vorgestellt. Zur Beurteilung der Abbildungsleistung verschiedener digitaler Systeme werden die Kenngrößen Dynamikbereich, Pixelgröße, Auflösungsvermögen und effektive Quantenausnutzung eingeführt und ihre klinische Relevanz erläutert. **Ergebnisse:** Die Mindestanforderungen an die Ortsauflösung von Mammographiesystemen werden in einer neuen Sachverständigenrichtlinie (SV-RL) geregelt. Für digitale Systeme wird bei einer Detektordosis von höchstens 75 µGy eine Mindestauflösung von 5 Lp/mm gefordert. Bei einer Höchstdosis von 100 µGy ist eine minimale Ortsauflösung von 7 Lp/mm erforderlich (Entwurf: Februar 2003). Dies ist als Kompromiss zwischen den teilweise physikalisch divergierenden Forderungen nach optimaler Auflösung und gleichzeitig hinreichend kleiner Detektordosis zu verstehen. **Zusammenfassung:** Die gesamten Vorteile der digitalen Radiographie wie z.B. großer Dynamikbereich, digitale Bildbearbeitung, digitale Bildkommunikation und -archivierung stehen heute in vollem Umfang auch der klinischen Mammographie zur Verfügung.

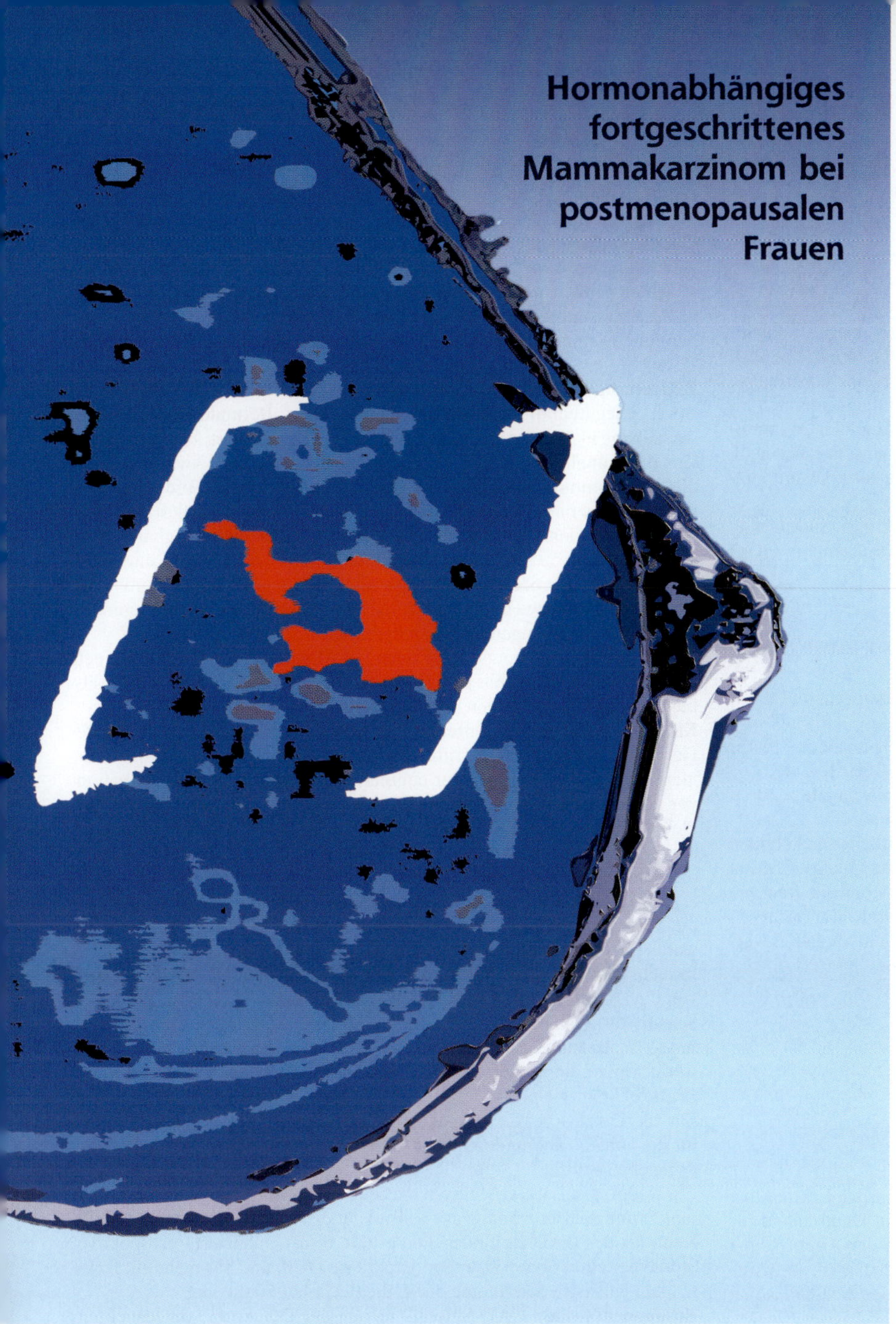

In der First-Line -Therapie können Sie Ihren Patientinnen jetzt mehr geben.

Mehr Zeit!

- [ ] Signifikanter Überlebensvorteil[1)]
- [ ] Signifikante Verlängerung der progressionsfreien Zeit[2)]
- [ ] 50 % mehr Remissionen[2)]

[FEMARA®]
Letrozol

weil jeder Tag zählt!

1) bis zu zwei Jahren nach Therapiebeginn ($p \leq 0{,}02$), Data on file, Novartis Pharma AG 2001
2) Mouridsen H, Gershanovich M, Sun Y et al. Superior efficacy of letrozole (Femara) versus tamoxifen as First-Line-Therapy for postmenopausal women with advanced breast cancer: Results of a phase III study of the International Letrozole Breast Cancer Group. Journal of Clinical Oncology 2001; 19(10), 2596–2606

Femara® 2,5 mg, Filmtabletten

Wirkstoff: Letrozol. **Zusammensetzung:** Eine Filmtablette enthält: *Arzneilich wirksamer Bestandteil:* 2,5 mg Letrozol; *sonstige Bestandteile:* hochdisperses Siliciumdioxid, mikrokristalline Cellulose, Lactose-Monohydrat, Magnesiumstearat, Maisstärke, Poly(O-carboxymethyl)stärke, Natriumsalz, Hypromellose, Macrogol 8000, Talkum, Farbstoffe E171 und E172. **Anwendungsgebiete:** First Line Therapie des hormonabhängigen fortgeschrittenen Mammakarzinoms bei postmenopausalen Frauen. Außerdem ist Femara 2,5 mg zur Behandlung des Mammakarzinoms im fortgeschrittenen Stadium nach Rezidiv oder Progression der Erkrankung bei Frauen angezeigt, die sich physiologisch oder nach einem künstlichen Eingriff in der Postmenopause befinden und die zuvor mit Antiöstrogenen behandelt wurden. Bei Patientinnen mit hormonrezeptornegativem Brustkrebs ist die Wirksamkeit nicht belegt. **Gegenanzeigen:** Überempfindlichkeit gegenüber dem Wirkstoff oder einem der Hilfsstoffe. Prämenopausaler Hormonstatus, Schwangerschaft, Stillzeit. **Nebenwirkungen:** Sehr häufig (≥ 10%): Hitzewallungen. Häufig (≥ 1% – < 10%): Appetitlosigkeit, erhöhter Appetit, Kopfschmerzen, Schwindel, Übelkeit, Erbrechen, Dyspepsie, Obstipation, Diarrhöe, Alopezie, Schweißausbrüche, Hautausschlag, Schmerzen des Bewegungsapparates, Müdigkeit, periphere Ödeme, Gewichtszunahme. Gelegentlich (≥ 0,1% – < 1%): Harnweginfektionen, Tumorschmerzen, Leukopenie, Hypercholesterinämie, generalisierte Ödeme, Depression, Angststörungen, Schläfrigkeit, Schlaflosigkeit, Gedächtnisstörungen, Empfindungsstörungen, Geschmacksstörungen, Katarakt, Augenreizung, Herzklopfen, Tachykardie, Thrombophlebitis, Blutdruckanstieg, Atemnot, abdominale Schmerzen, Stomatitis, Mundtrockenheit, Pruritus, trockene Haut, Urtikaria, häufige Miktion, Vaginalblutung, Ausfluss, trockene Vagina, Brustschmerzen, Fieber, trockene Schleimhäute, Durstgefühl, Gewichtsverlust, Anstieg der Aminotransferasen. Selten (≥ 0,01% – < 0,1%): Lungenembolie, arterielle Thrombose, Hirninfarkt, zerebraler Insult. **Wechselwirkungen:** Zum gegenwärtigen Zeitpunkt liegen keine Hinweise auf Wechselwirkungen bei der Anwendung von Femara 2,5 mg in Kombination mit anderen Krebsmitteln und anderen häufig verschriebenen Arzneimitteln vor. Die gleichzeitige Anwendung von Femara 2,5 mg mit Arzneimitteln, deren Verfügbarkeit hauptsächlich von den Isoenzymen CYP2A6 und 2C19 abhängt und die eine enge therapeutische Breite haben, sollte mit Vorsicht erfolgen. **Dosierung** sowie **Art und Dauer der Anwendung:** Einmal täglich 1 Filmtablette. Die Behandlung mit Femara 2,5 mg sollte solange durchgeführt werden, bis eine Progression der Tumorerkrankung festgestellt wird. Bei älteren Patientinnen ist keine Anpassung der Dosierung erforderlich. *Leber- und/oder Niereninsuffizienz:* Bei Patientinnen mit Niereninsuffizienz und einer Kreatinin-Clearance von > 30 ml/min ist keine Anpassung der Dosierung erforderlich. Eine Dosierungsempfehlung in Fällen von Niereninsuffizienz mit einer Kreatinin-Clearance von < 30 ml/min oder bei Patientinnen mit schwerer Leberinsuffizienz kann aufgrund zu geringer Daten nicht gegeben werden. Weitere Hinweise siehe Fachinformation. **Verschreibungspflichtig.**

Darreichungsformen und Packungsgrößen: 30 Filmtabletten (N1); 100 Filmtabletten (N3).
Stand: Mai 2003 (MS 11/2.2).
Novartis Pharma GmbH, 90327 Nürnberg. www.novartispharma.de

www.femara.de

NOVARTIS
ONCOLOGY

S23
Digitale Mammographie: Aktueller Stand

R. Schulz-Wendtland
Universität Erlangen-Nürnberg, Institut für Diagnostische Radiologie, Gynäkologische Radiologie

Die Vorteile der digitalen Mammographie sind überzeugend: Unabhängigkeit von Bildakquisition und Display, unabhängige Optimierung jeden einzelnen Schrittes, Dosisreduktion. Es existiert jedoch eine kontroverse Diskussion im Hinblick auf die Technologie sowie der diagnostischen Sicherheit in Bezug auf die fünf zur Zeit existierenden digitalen Mammographiesysteme, d.h. Ortsauflösung, DQE (effective quantum efficiency), Speichertiefe, Dynamikbereich und Dosis im Vergleich zur konventionellen Film-Folien-Mammographie:

1. a-Se (Lorad) (DR), Ortsauflösung 7,1 Lp/mm, DQE 0.65; Speichertiefe 12 bit/pixel; Dynamikbereich > 1000:1; Dosis (Luftkerma in mGy) < 15 mGy.
2. Charged Coupled Device (Lorad) (CCD), 12,5 Lp/mm; 0.55; 14 bit/pixel; > 1000:1; < 15.
3. Time-delay Charge Coupled Device (Fischer) (CCD), 10 (20) Lp/mm; 0.50; 12 bit/pixel; > 1000:1; < 15.
4. Photodiodes CsI (GE) (DR), 5 lp/mm; 0.42; 14 bit/pixel; > 1000:1; < 15.
5. Digital Luminescence Radiography (storage phosphor plate) (Fuji/Siemens) (CR), 10 lp/mm; 0.45; 10 bit/pixel; > 1000:1, < 15.
6. Screen-Film-Mammography (SFM), 12 – 15 Lp/mm; analog; 30: 1; < 15.

Alle Systeme werden vorgestellt und die wissenschaftlichen Ergebnisse diskutiert im Hinblick auf die «European Guidelines on Quality Criteria for Diagnostic Radiography Images». Die digitalen Möglichkeiten wie Monitor-Reading (Soft Copy Reading), Post-Processing, CAD, Telemammographie, Tomosynthese und die Integration in die Welt von PACS werden präsentiert.

S24
Der Stellenwert von CAD-Systemen

U. Aichinger, R. Schulz-Wendtland, W. Bautz
Institut für Diagnostische Radiologie, Friedrich-Alexander-Universität Erlangen-Nürnberg

Einleitung: Das Mammakarzinom ist die häufigste bösartige Erkrankung der Frau und war 1999 nach Schätzungen der IARC in Deutschland für 22,1% der Sterbefälle an bösartigen Neubildungen in der Altersgruppe zwischen 35 und 69 Jahren verantwortlich. Das Lebenszeitrisiko, an Brustkrebs zu erkranken, ist mit 13,8% am höchsten unter den weißen Frauen in den USA, in Europa wird es mit 10% angegeben.
Nachdem keine sicheren präventiven Maßnahmen bekannt sind, ist die Früherkennung der Erkrankung die einzige Möglichkeit, die Mortalität zu senken. Hier kommt der Mammographie die entscheidende Schlüsselrolle zu. In mehreren Studien konnte nachgewiesen werden, dass qualitätsgesichertes Mammographie-Screening die Sterblichkeit an Brustkrebs zu senken vermag. Dabei bleibt die Rate der übersehenen Mammakarzinome bei Radiologen mit 15–30% der retrospektiv erkennbaren Tumoren sehr hoch. Durch eine unabhängige Doppelbefundung kann die Sensitivität um bis zu 15% gesteigert werden und wird für das Mammographie-Screening nach den Europäischen Leitlinien generell empfohlen (20). Dies ist jedoch zeit- und kostenintensiv und in einem dezentralen Gesundheitssystem nur mit hohem personellen und logistischen Aufwand durchführbar.
Eine Alternative zum menschlichen Zweitbefunder stellen computergestützte Auswertesysteme dar, die seit der Erstbeschreibung durch Winsberg 1967 kontinuierlich weiterentwickelt wurden. Diese CAD(computer-aided detection)-Systeme führen eine automatische Bildanalyse durch und markieren suspekte Verdichtungsbezirke bzw. Mikroverkalkungen (MK) für den befundenden Radiologen.
CAD-Systeme: Derzeit sind mehrere Systeme kommerziell verfügbar, das System, mit dem die meisten Erfahrungen vorliegen ist der ImageChecker™ M 1000 (R2 Technology, Los Altos, USA) ein seit 1998 von der FDA für das Mammographie-Screeening und seit 4/2001 auch für diagnostische Mammographien zugelassenes System. Das System ist an über 200 Institutionen in den USA und Europa in die klinischen Routine eingebunden. Es besteht aus einem Filmdigitalisierer, einem Computer zur Bildverarbeitung und einem Anzeigerechner, der in einen Schaukasten implementiert ist. Alternativ zu diesem Alternator ist darüberhinaus eine Darstellung an einem Flachmonitor möglich (CheckMate™). Der ImageChecker kann auch in Verbindung mit volldigitalen Mammographiesystemen genutzt werden, eine Zulassung durch die FDA liegt vor. Weitere Systeme sind u.a. das Second Look™ (CADx Medical Systems, Quebec) und Mammex TR™ der Firma Scanis Inc. (Foster City, Kalifornien, USA)
Bildverarbeitung: Der Verarbeitungsprozess gliedert sich in Bildakquisition, Segmentation, Bildnachverarbeitung, Befunddetektion und -ausgabe.
Zur Bildaufnahme stehen die konventionelle Film-Folien- und die primär digitale Mammographie zur Verfügung. Konventionelle Bilder müssen vor der Bildverarbeitung sekundär digitalisiert werden. Dies geschieht mit hoch auflösenden Scannern, die Pixelgröße liegt bei den verfügbaren Systemen bei rund 50 µm, entsprechend einer Auflösung von 10 Linienpaaren pro mm. Der nächste Schritt ist eine Filterung zur Rauschunterdrückung und die Anwendung verschiedener Algorithmen zur Erkennung von Mikroverkalkungen und Herdbefunden.
Die Ergebnisdarstellung erfolgt dann auf Monitoren bzw. in Form eines Papierausdruckes, jeweils mit getrenntter Darstellung von Mikroverkalkungen und Herdbefunden durch unterschiedliche Symbole.
Klinische Anwendung: Unter CAD versteht man Computer assistierte Detektion bzw. Diagnose-Unterstützung in der Mammographiebeurteilung. Es liegen Ergebnisse zur computergestützten Befundklassifikation vor, diese stützen sich jedoch nicht auf prospektive Studien sondern auf kleine Datensets histologisch verifizierter Befunde mit retrospektiver Auswertung. Die Anwendung von CAD-Systemen als Zweitbefundung dient derzeit noch nicht zur Diagnosestellung, sondern potenziell suspekte Bereiche im Mammogramm zu markieren. Der Untersucher beurteilt die Mammographie ohne und dann mit Kenntnis der CAD-Auswertung, wobei die markierten Areale nochmals gezielt geprüft werden.
In mehreren retrospektiven und prospektiven Studien wurde der Nutzen von CAD-Systemen zur Zweitbefundung evaluiert.
Sensitivität: CAD-Systeme markieren Mikroverkalkungen und Herdbefunde unabhängig voneinander. Sowohl Architekturstörungen als auch sternförmige, unscharf begrenzte und spikulierte Läsionen werden als Herde gekennzeichnet.
Für die Detektion von Mikrokalk werden Sensitivitäten von 86–100%, für die von Herdbefunden nur mit Sensitivitäten zwischen 70% und 89% angegeben werden.
Ein weiterer Ansatz, CAD-Systeme zu testen, ist ihr Einsatz als Zweitbefunder und die Berechnung der Sensitivität des Untersuchers ohne bzw. in Kenntnis des CAD-Befundes. Die größte bisher publizierte prospektive Studie berichtet über 33% mehr detektierte DCIS und 8% mehr entdeckte kleine invasive Karzinome durch die CAD-Unterstützung.
Zusammenfassung: CAD-Systeme dienen der Detektion von suspekten Mikroverkalkungen und Herdbefunden, sie sind als Hilfsmittel für den Befunder anzusehen und sollen ihn nicht ersetzen. Mehrere Studien belegen den Nutzen solcher Systeme als Zweitmeinung für den Befunder, was insbesondere im Mammographiescreening zu einer erhöhten Sensitivität bei akzeptabler Spezifität führt, also in einer Population mit niedriger Karzinominzidenz die Früherkennung erhöht. Eine kritische Wertung der CAD-Ergebnisse ist obligat, da die derzeitigen Systeme eine hohen Rate falsch positiver Marker zeigen. Die Befundererfahrung ist nach wie vor der wichtigste Baustein in der Mammadiagnostik

S25
Digitale Mammographie: Zukunftsperspektiven

M. Funke
Abt. Diagnostische Radiologie, Georg-August-Universität Göttingen

Die digitale Mammographie erfährt derzeit ein großes Interesse in der klinischen Forschung sowie auch eine zunehmende Verbreitung im Bereich der Patientenversorgung. Sie basiert auf dem Einsatz eines digitalen Bildempfangssystem in Form von Festkörperdetektoren oder Speicherleuchtstofffolien anstelle der herkömmlichen Film-Folien-Kombination. Zu den Vorteilen dieser neuen Technik zählen bereits heute eine weitere

Verbesserung der Bildqualität, die Anwendung geeigneter digitaler Bildnachverarbeitungsprozeduren, das Potential zur Dosisreduktion sowie die Möglichkeiten der digitalen Bildübertragung und -archivierung. Für die Zukunft bietet die digitale Mammographie darüber hinaus ein erhebliches Innovationspotential. Als kurzfristige Entwicklungen seien an dieser Stelle computerassistierte Diagnosesysteme (CAD), die sich bereits im Stadium der klinischen Validierung befinden, die Telemammographie zur Implementierung des «double readings» und Einholung einer Expertenmeinung sowie die Erstellung von digitalen Referenzdatenbanken zu Weiterbildungs- und Zertifizierungszwecken genannt. Die mittelfristigen Entwicklungen sind durch die konsequente Ausnutzung der Computertechnologie gekennzeichnet. Die Erstellung von 3D-Mammogrammen auf der Basis der so genannten Tomosynthese kann die Detektion und Bewertung von Herdbefunden erleichtern. Durch den Einsatz intravenöser Kontrastmittel in Kombination mit Subtraktionsaufnahmen der Mamma lassen sich möglicherweise hypervaskularisierte Veränderungen auch in der Mammographie sicher erfassen. Die Bildsynthese von Mammogrammen und Mammasonogrammen bietet die Möglichkeit zur besseren Korrelation der jeweiligen Befunde. Und schließlich lassen neue, möglicherweise gewebsspezifischere Bildnachverarbeitungsalgorithmen eine exaktere Befundinterpretation erwarten.

S26

Digitale Mammographie – Klinische Relevanz

S. Krämer[1], R. Schulz-Wendtland[2]
[1]Universitäts-Frauenklinik Tübingen, Abteilung für Gynäkologie, HIGH-TECH-CLINIC Nürnberg; [2]Gynäkologische Radiologie, Institut für Diagnostische Radiologie, Friedrich-Alexander-Universität Erlangen-Nürnberg

Im Rahmen der Screening- oder kurativen Mammographie und der komplementären Mammadiagnostik stellt die konventionelle Film-Folien-Mammographie (FFM) die etablierte Basisuntersuchung dar. Die FFM hat hierbei besondere klinische Relevanz in Bezug auf Diagnosestellung, Diagnosesicherung mittels interventioneller Techniken und zur Planung von Resektionsgrenzen bei brusterhaltenden Operationen.
Lange Zeit existierten keine adäquaten digitalen Alternativen zur konventionellen Film-Folien-Mammographie. Der Grund hierfür lag an den hohen Anforderungen an die Bildqualität in der Mammographie. Im Rahmen der fortschreitenden Diskussion über den Einsatz der digitalen Mammographie sollen mögliche klinische Relevanzen dieser Methode diskutiert werden. Besondere Bedeutung kommt der *Filmnachbearbeitung* (Post-Processing) zu. Hierbei können insbesondere Mikrokalzifikationen nachträglich ohne zusätzliche weitere Röntgenaufnahmen herausgearbeitet werden. Ziel ist unter anderem die validere Mikrokalkstrukturanalyse mit nachfolgender BI-RADS-Klassifikation und die resultierende Indikationsstellung für interventionelle Techniken. Es bestehen jedoch unverändert Probleme in Bezug auf Unterschiede und Variabilität der Algorithmen. Das Ziel der *computerassistierten Diagnose* ist die Reduktion von falsch-negativen Befunden. Die bisher vorhandenen konventionellen Systeme basieren auf einer sekundären Digitalisierung von konventionellen Filmen – mit einem Informationsverlust von 20–25 % ist hier zu kalkulieren. Erste experimentelle Ansätze zur Anpassung computergestützter Bildanalyseverfahren an primär digitale Vollfeldmammographien existieren bereits.
Durch die *Telemammographie* bestünde die Möglichkeit einer generellen Doppelbefundung. Voraussetzung hierfür sind jedoch Netzverbindung mit ausreichend hoher Kapazität.
Die *Tomosynthese,* ein Verfahren zur Schichtuntersuchung der Brust, unterliegt zur Zeit ausschließlich experimentellen Untersuchung. Besondere Bedeutung könnte in Zukunft die auf Basis digitaler Mammographie gestützte *computerunterstützte Planung von Resektionsgrenzen* bei der brusterhaltenden Therapie sein mit dem Ziel der Vermeidung notwendiger Nachresektionen. Erste Anwendungsmöglichkeiten liefern uns die stereotaktischen Tischsysteme zur Vakuumbiopsie oder Exzisionsbiopsie. Die konkrete Beurteilung der klinischen Relevanz der digitalen Mammographie bleibt zunächst Studien vorbehalten.

S27

Prognose des Mammakarzinoms der jungen Frau

F. Jänicke
Universitätsfrauenklinik Hamburg-Eppendorf

Die Heterogenität der Befunde und klinischen Verläufe beim Mammakarzinom erfordert ausführliche Information über Biologie und Morphologie des Karzinoms als auch des Alters der Trägerin.
Biologie: Eine Vielzahl von Untersuchungen hat sich mit den prognostischen und prädiktiven Faktoren beim Brustkrebs der jungen Frau befasst. Generell kann festgestellt werden, dass ungünstige biologische Faktoren wie entdifferenzierte Karzinome (Grading III), negative Östrogen- und Progesteron-Rezeptoren als auch Expression des Onkogens Her-2/neu mit sinkendem Alter bei der Erstdiagnose häufiger nachweisbar sind. Dennoch bleibt auch in der multivariaten Analyse unter Berücksichtigung der oben genannten Faktoren das jüngere, *prämenopausale* Alter als zusätzlicher, unabhängiger negativer Prognosefaktor bestehen. Interessanterweise ist der Hormonrezeptor-Status, der in der Postmenopause als günstiger prognostischer Faktor gilt, bei der jungen prämenopausalen Patientin als negativer prognostischer Faktor wirksam.
Adjuvante Thrapie: Das oben genannte gilt insgesamt für unbehandelte Patientinnen: Bei adäquatem Einsatz der lange bei jungen Frauen vernachlässigten *endokrinen* adjuvanten Therapie (LH/RH-Agonisten, Tamoxifen) sowie adäquater zytostatischer Therapie kann der negative prognostische Einfluss des jugendlichen Alters kompensiert werden [Aebi et al: Lancet 2000;355:1869. Kroman et al: Br Med J 2000;320:471].
Genetik: Von Bedeutung ist, dass mit sinkendem Alter bei der Primärdiagnose der Anteil genetisch bedingter familiärer Karzinome zunimmt (BRCA-1/2). Bei der Therapieplanung ist hierbei zu beachten, dass das kontralaterale Mammakarzinom bei diesen Frauen etwa 4–7× häufiger auftritt als ohne Mutation.
Operation: Die brusterhaltende Therapie ist auch bei Frauen mit Mutation möglich. Generell ist Brusterhaltung bei jungen Frauen mit einem erhöhten intramammären Rezidiv-Risiko vergesellschaftet, zum Teil erklärbar mit häufiger extensiver intraduktaler Begleitkomponente dieser Tumoren. Bei jungen Frauen ist bei der Therapieplanung auch der möglicherweise noch vorhandene Kinderwunsch und der Einfluss der adjuvanten Chemotherapie auf die Ovarialfunktion zu berücksichtigen.

S28

Die adjuvante Chemotherapie in der Prämenopause

C. Jackisch
Klinik für Gynäkologie, gynäkologische Endokrinologie und Onkologie, Klinikum der Philipps-Universität Marburg

Zielsetzung: Identifikation optimaler Chemotherapie-Regime in der Prämenopause unter besonderer Berücksichtigung von Patientinnen unterhalb des 35. Lebensjahres. Lediglich 2% der Frauen sind bei Erstdiagnose jünger als 35 Jahre. **Material und Methoden:** Grundlage bilden die jüngsten Empfehlungen der nationalen und internationalen Konsensusempfehlungen sowie eine medline-Recherche der verfügbaren Literatur aus den vergangenen fünf Jahren. Angaben zur Inzidenz wurden von den nationalen Studiengruppen erbeten. **Ergebnisse:** Der alleinige Einsatz der Polychemotherapie in der Prämenopause führt zu einer relativen Risikoreduktion für das Überleben von 27% und des rezidivfreien Überlebens von 34% in der Altersgruppe 40–49 Jahre. Unterhalb des 40. Lebensjahres sogar 37% [EBCTCG 1998]. Innerhalb prämenopausaler Patientinnen ist die Prognose für Patientinnen unterhalb des 35. Lebensjahres, insbesondere mit positiven Steroidhormonrezeptoren, am ungünstigsten wenn sie ausschließlich chemotherapeutisch behandelt wurden. Subgruppenanalysen der IBCSG-VIII-Studie zeigte für Patientinnen < 40 Jahre einen Vorteil für den sequentiellen Einsatz von CMF"GnRH-Analoga gegenüber einer alleinigen CMF bzw. GnRH-Analoga-Therapie. Daten der ABCSG-Studie (CMF vs GnRH-Analoga+Tamoxifen) zeigen gar eine Überlegenheit der endokrinen Kombinationstherapie bei positivem Rezeptorstatus. In der Intergroup 101Studie (CAF vs. CAF+GnRH-Analoga vs. CAF+GnRH-Analoga+Tamoxifen) erzielt die chemoendokrine Therapie bessere Ergebnisse für das krankheitsfreie Überleben in dieser Altersgruppe. Für den sequenziellen Einsatz der Taxane (CALGB 9344: AC"Paclitaxel) beim nodal positiven Mammakarzinom konnten in besten

Resultate in der Prämenopause erzielt werden. **Schlussfolgerung:** Ergebnisse zahlreicher prospektiv randomisierter Studien belegen die schlechte Prognose von Brustkrebspatientinnen < 35. Lebensjahres. Der kombinierten chemoendokrinen Therapie bei Rezeptorpositivität ist der Vorzug zu geben. Das optimale chemotherapeutische Vorgehen ist nur indirekt aus den aktuellen klinischen Studien abzuleiten.

S32
S3-Leitlinie «Mammakarzinom»

R. Kreienberg
Universitäts-Frauenklinik und Poliklinik, Ulm

Für Sicherheit in Diagnose und Therapie von Brustkrebs
Erste evidenzbasierte Leitlinie zur Brustkrebs-Behandlung

Die Deutsche Krebsgesellschaft hat gemeinsam mit anderen medizinischen Fachgesellschaften eine evidenzbasierte Leitlinie «Diagnostik und Therapie des Mammakarzinoms der Frau» erarbeitet. Diese Leitlinie ist auf nationaler Ebene die erste Handlungsempfehlung, die die medizinische Versorgung der an Brustkrebs erkrankten Frauen mit größtmöglicher, wissenschaftlicher Absicherung festlegt. Bereits existierende evidenzbasierte Leitlinien anderer Länder sowie anerkannte internationale Kriterien wurden in die nationale Leitlinie eingearbeitet. Patientinnen waren mit ihren Selbsthilfeorganisationen in die Entscheidungsprozesse eingebunden.
Nach einer aufwändigen Erarbeitungszeit von vielen Monaten sind nun die Kernstatements der so genannten Stufe-3-Leitlinie erarbeitet worden. Diese Kernstatements müssen nach Bewertung der wissenschaftlichen Studienlage durch ein abschließendes Konsensusverfahren verabschiedet werden.
In der Bundesrepublik Deutschland erkranken jährlich etwa 46 000 Frauen an Brustkrebs. Brustkrebs ist damit die häufigste Krebserkrankung der Frau. Durch gezielte Maßnahmen der Qualitätssicherung und Bündelung von Kompetenzen kann eine hochwertige, medizinische Versorgung gewährleistet werden. Die nationale Leitlinie soll den Ärzten in Brustzentren und deren Umfeld helfen, die Diagnostik und Behandlung von Patientinnen mit Brustkrebs zu optimieren.
Für das so genannte «Disease-Management-Programm» oder «Chronikerprogramm Brustkrebs» erwartet die Deutsche Krebsgesellschaft mit der S3-Leitlinie eine Nachbesserung. Das vom Bundesministerium für Gesundheit erlassene strukturierte Behandlungsprogramm für Brustkrebs wird jeweils an die neueste Form der Leitlinien angepasst. Inhalte der S3-Leitlinie können jeweils zur Verbesserung in das Programm einfließen.
Die Leitlinie der Deutschen Krebsgesellschaft hat Vorbildfunktion für die in Zukunft zu erstellenden S3-Leitlinien der Krebsmedizin. Gemeinsam mit dem Ärztlichen Zentrum für Qualität in der Medizin (ÄZQ) und der Arbeitsgemeinschaft der Wissenschaftlichen Medizinischen Fachgesellschaften (AWMF) konnten besondere Erfahrungen für die Erarbeitung derartiger Leitlinien gewonnen werden.

S33
Palliative Therapie des Mammakarzinoms: Interventionelle Radiologie

T.J. Vogl, M. Mack, K. Eichler
Institut für Diagnostische und Interventionelle Radiologie, Uniklinik Frankfurt

Gerade in der palliativen Situation des Mammakarzinoms gewinnen minimalinvasive interventionelle Verfahren zunehmend an Bedeutung, wie die lokoregionale Chemotherapie mit den verschiedenen Einsatzgebieten, die Thermoablation unter Einsatz der Lasertherapie (LITT) oder Radiofrequenz (RF) sowie die perkutane Zementeinbringung zur Stabilisation von ossären Metastasen
Bei Patienten mit resektablen wie auch nicht resektablen Lebermetastasen müssen auf der Basis kurativer oder palliativer Therapiestrategien differenzierte onkologische Konzepte zum Einsatz kommen. Die laserinduzierte Thermotherapie unter MRT Steuerung zählt zu den thermoablativen Verfahren. Die Einschlusskriterien betreffen derzeit nicht resektable Lebermetastasen bis zu einer maximalen Größe von 5 cm und einer Anzahl bis zu 5 Tumorabsiedlungen in der Leber. Die Positionierung der Lasersonden erfolgt dabei mittels Sonographie, Computertomographie oder offener Magnetresonanztomographie. Die in vivo Temperaturmessung mittels MRT (Thermometrie) ermöglicht weiterhin die genaue Steuerung und Kontrolle der Laserbehandlung. Die Temperaturveränderung kann dabei online MR-tomographisch visualisiert werden. Die lokale Tumorkontrolle für das Vorliegen bei der Therapie von Lebermetastasen beträgt derzeit 97%, die Komplikationsrate (schwere Komplikationen) $\leq$ 0,5% (Patienten n= 232). Für den Indikationsbereich nicht resektabler Lebermetastasen werden kumulative Überlebensraten von bis zu 41,2 Monaten erzielt. Als weiteres palliatives oder auch neoadjuvantes Therapiekonzept kommt zum Einsatz die transarteriellle Chemoperfusion und Chemoembolisation von Lebermetastasen. In der rein palliativen Situation dient die lokoregionale Chemotherapie dazu, einen intrahepatischen Progress zu verhindern und Druck- sowie lokale Symptome durch die Lebermetastasen zu reduzieren.
Bei Vorliegen lokalisierter Lungenmetastasen kommen prinzipiell auch lokal ablative Verfahren in Frage. Bei Vorliegen von Kompressionssyndromen z.B. am Bronchialbaum kann auch durch lokal chemotherapeutische Maßnahmen eine Palliation versucht werden

S35
Bisphosphonate zur Therapie des Mammakarzinoms – was ist Standard?

I.J. Diel
CGG-Klinik, Mannheim

Therapieziele beim metastasierten Mammakarzinom sind die Linderung tumorbedingter Beschwerden und der langfristige Erhalt der körperlichen Leistungsfähigkeit und der Lebensqualität. Bisphosphonate sind seit vielen Jahren integraler Bestandteil der Behandlung des ossär metastasierten Mammakarzinoms. Sie erfüllen exakt die oben genannten Therapieanforderungen durch die Reduktion so genannter skelettaler Komplikationen. Dazu zählen an erster Stelle Knochenschmerzen, pathologische Frakturen und die Hyperkälzämie, aber auch radiotherapeutische und chirurgische Interventionen. Sowohl oral kontinuierlich verabreichte, wie auch intravenöse Bisphosphonate senken die Rate der skelettalen Ereignisse um etwa 30%. Obwohl die Wirksamkeit in der Prävention von Komplikationen vergleichbar ist, sollten bei akuten Ereignissen, wie der Hyperkalzämie, intravenöse Medikamente bevorzugt werden (Clodronat, Pamidronat, Ibandronat, Zoledronat). Bisphosphonate werden insbesondere in Regionen mit gesteigertem Knochenumsatz eingebaut und entfalten ihre Wirkung durch die Zerstörung der Osteoklasten durch Apoptoseinduktion. Möglicherweise existiert auch ein direkter zytotoxischer Effekt auf Tumorzellen in der Nähe der Knochenmatrix. Verbesserungen der Überlebenszeit von Patientinnen mit ossär metastasiertem Mammakarzinom durch Bisphosphonate sind ausschließlich in Subgruppen nachgewiesen worden. In der adjuvanten Situation gibt es allerdings Hinweise, dass durch die orale Gabe von Clodronat die Mortalität gesenkt wird. Eine dritte Indikation beim Mammakarzinom stellt die Prävention und Behandlung der Tumortherapie-induzierten Osteoporose dar. Bisphosphonate verhindern einen Knochenmasseverlust, der sowohl bei der Chemotherapie, als auch bei der endokrinen Therapie (GnRH-Analoga, Aromatasehemmer) auftritt. Bisphosphonate haben ein extrem günstiges Nebenwirkungsspektrum und sind daher ideale Wirkstoffe in der Onkologie. Die häufigsten Komplikationen oraler Bisphosphonate sind Diarrhö, Gastritis und (selten) Oesophagitis. Bei den intravenösen Bisphosphonaten sieht man gehäuft Akute-Phase-Reaktionen und bei unsachgemäßer Anwendung sehr selten Nierenschäden.

S36
Interventionelle Schmerztherapie beim Mammakarzinom

R. Thoma
Krankenhaus der Missions-Benediktinerinnen von Tutzing e. V., Tutzing

Interventionelle Maßnahmen zur Therapie von Tumorschmerzen werden in den letzten Jahren wegen Optimierung der Therapie mit oralen retardierten Opioiden, der konsequenteren Anwendung des WHO-Stufen-

schemas und der Entwicklung flüssiger retardierter und transdermaler Präparate viel seltener eingesetzt. Auch im Finalstadium haben 84% der Patientinnen erträgliche Schmerzen. 7% der Patientinnen allerdings haben sowohl im Verlauf der Therapie als auch im Finalstadium starke bis sehr starke Schmerzen [1], die rechtzeitig eine interventionelle Therapie benötigen.

Neben der kontinuierlichen subkutanen oder intravenösen Applikation von Opioiden mittels tragbarer Medikamentenpumpen ist das häufigste Verfahren die rückenmarksnahe Anwendung von Medikamenten. Die erste randomisierte Studie zur intrathekalen Therapie bei Karzinomschmerzen mittels implantierten Medikamentenpumpen zeigt im Vergleich zur medikamentösen Therapie nach WHO-Schema eine deutlich bessere Schmerzreduktion, eine verminderte Medikamententoxizität und sogar Hinweise auf eine verbesserte Überlebensrate [2]. Beim Mammakarzinom kommen auch neurodestruktive Verfahren wie die perkutan durchführbare Radiofrequenz-Thermoläsion oder die chemischen Neurolyse mit Erfolg zum Einsatz [3].

Die interventionelle Therapie erfordert eine ausführliche Diagnostik und eine genaue Beachtung der Pathophysiologie des Schmerzgeschehens. Ein multidisziplinäres Setting bei Indikationsstellung, Führung und Betreuung des Patienten ist von großem Vorteil. Bei fehlendem Erfolg enteraler oder transdermaler Analgetikatherapie, bei regionaler Schmerzsymptomatik, bei neuropathischen Schmerzen, die nicht auf eine medikamentöse Therapie ansprechen, oder bei nicht beherrschbaren Nebenwirkungen oraler oder parenteraler Therapie sollten die Patientinnen rechtzeitig einem interventionellen Schmerztherapeuten vorgestellt werden [4].

Literatur

1 Zech D, et al: Pain 1995;63:65–76.
2 Smith TJ, et al: J Clin Oncol 2002;20:4040–4049.
3 Foster JMG: ME J Anesth 1995;12:521–529.
4 Maeyaert J: 2. EFIC-Kongress, Barcelona 1997.

S37

Diagnostische Qualitätssicherung bei Mammasonographie und Mammographie

V.F. Duda
Arbeitsbereich: Senologische Diagnostik, Klinikum der Philipps-Universität Marburg

Von der Methode unabhängig lässt sich die Qualitätssicherung bei Mammasonographie und Mammographie in Struktur-, Prozess- und Ergebnis-Qualitätsmerkmale gliedern.

Die Strukturqualität umfasst die Geräte selbst, aber auch die Untersucher sowie die Untersuchung. Um die Vergleichbarkeit der Ergebnisse entsprechender Untersuchungen zu garantieren, müssen die Geräte festgelegten Mindestanforderungen genügen, die anhand von Phantomtests durchgeführt werden sollten (MedGV, RöV, European Guidelines, Empfehlungen der Fachgesellschaften, S-3-Leitlinie). Die Untersucher müssen sich kontinuierlichen Überprüfungen ihres Kenntnisstandes unterziehen (CME, § 135 SGB V), die u.a. ihre Fähigkeiten zur standardisierten Durchführung der Untersuchungen dokumentieren (§ 135 SGB V, PGMI, S-3 LL, DMP).

Bei der Prozessqualität geht es zum einen um die Verfügbarkeit der Methoden für einen zeitnahen und flächendeckenden Einsatz. Zum anderen muss eine vergleichbare Klassifizierung der Untersuchungsergebnisse gewährleistet sein (§ 135 SGB V in Anlehnung an die BI-RADS Fünferklassifikation des ACR für die Mammographie und analoge Beurteilung bei der Sonographie).

Die Ergebnisqualität bezieht sich auf die Sensitivitäts- und Spezifitätswerte der Untersuchungen, die idealerweise über 90% liegen sollten (§ 135 SBG V).

Die S-3-Leitlinie Brustkrebsfrüherkennung gibt eine ganze Reihe von Qualitätsindikatoren vor, die den drei Kategorien zugeordnet werden können. Es bleibt abzuwarten in wie weit die bislang ergriffenen Maßnahmen zur Qualitätssicherung in der Mammadiagnostik in der Lage sein werden, valide Daten zu liefern, die eine fristgerechte Überarbeitung der S-3-Leitlinie ermöglichen (AWMF, BQS).

S38

Diagnostische Qualitätssicherung bei der MRT der Mamma

U. Fischer
Diagnostisches Brustzentrum Göttingen (BZG), Göttingen

Zielsetzung: Optimierung und Standardisierung der Qualität der KM-gestützten MR Mammographie. **Material und Methoden:** Es wird der Einfluss verschiedener Faktoren auf die Qualität der KM-gestützten MR-Mammographie geprüft. Hierzu zählen neben technischen Faktoren insbesondere Aspekte der Methodik (z.B. Indikationsstellung, 2D/3D, KM-Dosis und Applikation, Schichtführung, Kompressorium ja/nein, Postprocessing) und der Bildinterpretation (z.B. Schwellenwertdiagnostik vs. multifaktorielles Auswerteprotokoll). Weitere Prüfgrößen betreffen die Evaluation in Abhängigkeit von externen Größen (z.B. Einfluss durch Vorinformationen, Erfahrungen des Auswerters). **Ergebnisse:** Die geprüften Faktoren führen zu einer unterschiedlichen Beeinflussung der diagnostischen Qualität der MR-Mammographie. So resultiert aus einer ungeeigneten Indikation, der fehlenden Nutzung eines Kompressoriums, den Verzicht auf ein Postprocessing sowie Schwellenwertanalysen eine deutliche Qualitätsminderung, während andere Faktoren die diagnostische Qualität nur unerheblich beeinflussen. **Zusammenfassung:** Die Qualität der KM-gestützten MR-Mammographie kann durch Beachtung bestimmter technischer und methodischer Faktoren sowie erwartungsgemäß durch eine hohe Expertise deutlich gesteigert werden.

S39

Diagnostische Qualitätssicherung in der interventionellen Mammadiagnostik

R. Schulz-Wendtland
Institut für Diagnostische Radiologie, Gynäkologische Radiologie, Universität Erlangen-Nürnberg

Die interventionellen Methoden in der Mammadiagnostik unterliegen höchsten Qualitätsanforderungen bzw. Standards. Die für uns jetzt schon bzw. in Zukunft verbindliche/n S3-Leitlinie Brustkrebs-Früherkennung in Deutschland (Stand 01. März 2002) der AWMS (Arbeitsgemeinschaft der Wissenschaftlichen Medizinischen Fachgesellschaften) (Manual II) und der EUSOMA (European Society of Mastology) – Guidelines [Perry NM: European Journal of Cancer 2001;37:159–172] werden vorgestellt. Diese bedürfen sicher der fortwährenden Diskussion und Überprüfung, doch sind sie auf wissenschaftlich fundierter Basis aufgebaut, um die interventionellen Methoden in der Mammadiagnostik flächendeckend auf hohem Niveau, allgemein verpflichtend, einzuführen.

S40

Ist das prätherapeutisch festgestellte multifokale Karzinom der Mamma ein diagnostisches Qualitätskriterium?

S. Leinung
ehem. Chirurgische Klinik I der Universität Leipzig,
aktuell Chirurgische Klinik II der Universität Leipzig

Zielsetzung: Die Qualität der Mammadiagnostik steht gerade in der Zeit der Einführung von Brustzentren und Screeningprogrammen in der Diskussion. Der präoperative Nachweis eines multifokalen Mammatumors hat entscheidende Konsequenz für die Planung der operativen Therapie. Die Analyse eines großen Patientinnenkollektivs soll die Aussagekraft der präoperativen bildgebenden Diagnostik in Bezug auf diesen Parameter untersuchen. **Methoden:** Vom 1.1.2000 bis 31.12.2000 beteiligten sich 84 chirurgische Einrichtungen an einer prospektiven multizentrischen Studie zur Erfassung von Primäroperationen eines Mammakarzinoms. 1416 Patientinnen wurden in die Studie eingebracht. Die Organisation und Leitung der Studie erfolgte durch die ehemalige Chirurgische Klinik I der Universität Leipzig unter der Schirmherrschaft der «Ostdeutsche Arbeitsgruppe für Leistungserfassung und Qualitätssicherung in der Chirurgie e.V.» in Zusammenarbeit mit dem Aninstitut für Qualitätssicherung in der operativen Medizin der Otto-von-Guericke-Universität Magdeburg. **Ergebnisse:** 90% der Patientinnen erhielten eine präoperative Mammographie, in der zu 84% ein eindeutiger Tumornachweis erfolgte. Eine

Mammasonographie wurde bei 78% der Patientinnen präoperativ durchgeführt, die zu 81% einen eindeutigen Tumornachweis erbrachte. Die MRT wurde bei 3% der Patientinnen eingesetzt, aber nur zu 56% eindeutig ein Karzinom nachgewiesen. Ein unilaterales multifokales Mammakarzinom lag bei 3.2% (n=45) der Patientinnen vor und stieg postoperativ nach der pathologischen Befundung auf 10.6% (n=150) der Patientinnen an. **Zusammenfassung:** Durch die präoperative bildgebende Diagnostik waren 30% (n=45) der multifokalen Karzinome bekannt. Der postoperative Zuwachs multifokaler Karzinome um 70% (n=105), verdeutlicht die unzureichende Leistungsfähigkeit der bildgebenden Diagnostik in dieser Fragestellung. Die Ergebnisse unterstreichen die Bedeutung einer weiten Tumorresektion mit Sicherheitsabstand und der subtilen histopathologischen Aufarbeitung der Präparate.

S41

Qualitätssicherung beim Mammakarzinom an Hand des Datensatzes der BQS

K. Döbler
BQS Bundesgeschäftsstelle Qualitätssicherung gGmbH, Düsseldorf, Deutschland

Die aktuellen Qualitätsziele und der aktuelle Datensatz für die externe verpflichtende Qualitätssicherung nach §137 SGB V im stationären Bereich werden vorgestellt.
Seit dem 1.1.2003 liegt der Fokus dieses Qualitätssicherungsverfahrens in der Betrachtung des Mammakarzinoms, wobei im Jahr 2003 nur für einen Teil der operativen Leistungen beim Mammakarzinom eine Dokumentationsverpflichtung besteht. Ab dem 1.1.2004 sollen alle relevanten operativen Leistungen zur Behandlung des Mammakarzinoms in die Betrachtung einbezogen werden.
Die Qualitätsziele betrachten sowohl Aspekte der Früherkennung, der Prozessqualität der stationären Behandlung wie auch der Ergebnisqualität. Die Qualitätsindikatoren orientieren sich sehr eng an aktuellen Leitlinien.
Die Entwicklung der Indikatoren erfolgte in einer interdisziplinären Expertengruppe, an der Vertreter der Chirurgie, der Gynäkologie und der Pathologie sowie der Deutschen Krebsgesellschaft und der Deutschen Gesellschaft für Senologie beteiligt waren. Die Indikatoren sind sowohl für einen externen Vergleich von Krankenhausergebnissen wie auch für das interne Qualitätsmanagement geeignet.
In einer Pilottestung wurde ein mittlerer Aufwand für die Dokumentation von zehn Minuten ermittelt.
Die interdisziplinäre Fachgruppe Mammachirurgie bei der BQS hat sich dafür ausgesprochen, einheitliche Maßstäbe für die Qualitätssicherung im ambulanten und stationären Sektor einzusetzen. Insbesondere mit Blick auf DMP-Programme soll vermieden werden, dass durch unterschiedliche Erfassungsinstrumente ein unnötig hoher Dokumentationsaufwand entsteht und ein Ergebnisvergleich be- oder verhindert wird.
Das bei der BQS entwickelte Verfahren ist als solcher Standard geeignet. Eine Weiterentwicklung zur weitergehenden Erfassung der Früherkennung und der Nachbehandlung ist mit begrenztem Aufwand möglich. Die Möglichkeit der Verknüpfung der Auswertungsergebnisse mit Daten aus Krebsregistern wird von der Fachgruppe angestrebt.

S42

Umsetzung der Qualitätssicherung in der operativen Therapie des Mammakarzinoms

P. Hohenberger, U. Liebeskind
Klinik für Chirurgie und Chirurgische Onkologie,Charite, Campus Berlin-Buch, Humboldt Universität Berlin

In der Therapie des Mammakarzinoms nimmt neben der Prozessqualität die Qualitätssicherung der operativen Therapie eine zentrale Position ein, da durch sie die vorhergehenden Bereiche der Diagnostik und Pathologie evaluiert werden und die Weichenstellung für adjuvante Maßnahmen erfolgt.
Die Krankenhausdiagnosestatistik 2001 zeigt, dass eine lineare Monokausalität zwischen OP-frequenz und perioperativer Letalität nicht nachgewiesen werden kann. Allerdings liegt die Letalität der Operationen bei Brustkrebs in Kliniken mit <50 Eingriffen annähernd dreimal so hoch wie in Kliniken, bei denen >150 Eingriffe vorgenommen werden. Die Datenbasis unterscheidet jedoch nicht, in welchem Stadium der operiert wird. Kliniken mit einem hohen Anteil von Palliativtherapie (Metastasenchirurgie) können nicht von denjenigen separiert werden, die überwiegend in der Primärtherapie tätig sind.
Für die chirurgische Primärtherapie des Mammakarzinoms ist eine mehrdimensionale Qualitätsanalyse gefordert: Neben der Dimension «Radikalität» (Sicherheitsabstände) stehen «Morbidität» (Wundinfekte) und «Langzeitfolgen» (Kosmesis, Lymphödem). Letzteres kann wohl nur über die Registrierung an einem Tumorzentrum erreicht werden.
Ziel muss es sein, diese Daten sowohl authentisch und ergonomisch zu erheben. Dies schließt eine sekundäre Bewertung nach Abschluss der stationären Behandlung auf Dokumentationsbögen aus. Gefordert ist somit eine EDV-gestützte Online-Dokumentation, bei der die Aspekte der Qualitätssicherung neben den allgemeinen Dokumentationspflichten des Operateurs und denen der Fallabrechnung gleichwertig erhoben werden und bereits existente Daten für die Qualitätssicherung genutzt werden.
Die in Zusammenarbeit der Fachgruppen Gynäkologie und Chirurgie bei der BQS entwickelten Module sind in der eigenen Erfahrung praktikabel und von geringem Zeitaufwand begleitet, und als wichtiger Schritt für die Qualitätssicherung der Chirurgie des Mammakarzinoms anzusehen.

S43

Wundinfektionen als Qualitätsindikator nach Eingriffen wegen Mammakarzinomen

P. Würl
ehemals Chirurgische Klinik I der Universität Leipzig, aktuell Chirurgische Klinik I der Universität Ulm, Ostdeutsche Arbeitsgruppe für Qualitätssicherung e.V. der Deutschen Gesellschaft für Chirurgie

Zielsetzung: Im Rahmen einer multizentrischen Beobachtungsstudie zur operativen Therapie des Mammakarzinoms sollten neben anderen Bereichen auch Fragen der Wundheilung untersucht werden. **Material und Methoden:** Innerhalb der prospektiven Qualitätssicherungsstudie «Mammakarzinom» der Ostdeutschen Arbeitsgruppe für Qualitätssicherung e.V. wurden im Zeitraum vom 01.01.2000 bis 31.12.2001 aus 84 chirurgischen Kliniken der neuen Bundesländer und Berlins 1416 Patientinnen mit einer Primäroperation wegen Mammakarzinom erfasst und bezüglich Wundheilungsstörungen 1391 Fälle ausgewertet. Als Wundheilungsstörung definierten wir jede spontane oder iatrogene Eröffnung der Wunde des Zuganges zur Mamma oder Axilla. **Ergebnisse:** Wundheilungsstörungen traten insgesamt mit einer Häufigkeit von 4.5% (n=63) auf. Faktoren wie erhöhtes kardiorespiratorisches Risiko, Stoffwechselstörungen, neoadjuvante Behandlungen, perioperative Antibiose oder die Form der operativen Therapie (Brusterhalt oder Ablatio) hatten keinen signifikanten Einfluss auf die Häufigkeit einer Wundheilungsstörung ($p > 0,05$). Einzig der postoperative Hb-Wert und die Transfusionsbedürftigkeit sowie die Liegedauer der Drainagen und das primäre T-Stadium zeigten eine signifikante Beziehung zur Frequenz von Wundheilungsstörungen ($p < 0,05$). Damit haben in unserer Analyse bis auf das T-Stadium vor allem Faktoren die überwiegend durch den Operateur beeinflusst werden einen signifikanten Einfluss auf die Rate an Wundheilungsstörungen. **Zusammenfassung:** Unsere Analyse ergab den Operateur als entscheidenden Einflussfaktor für das Risiko des Auftretens von Störungen der Wundheilung nach Resektion eines Mammakarzinoms. Somit stellt die Rate an Wundheilungsstörungen einen Indikator der operativen Behandlungsqualität des Mammakarzinoms dar.

S44

Intensitätsmodulierte Strahlentherapie IMRT – bereits etabliert?

F. Wenz, U. Tiefenbacher, F. Lohr
Universitätsklinikum Mannheim

In der Strahlentherapie ist das zu bestrahlende Zielvolumen oft um ein Organ herum angeordnet, das möglichst geschont werden muss. Dies ist in gewissem Umfang auch bei der Mamma der Fall, die mal mehr und mal weniger ausgeprägt seitlich um die Lunge herum zu liegen kommt. Es muss also eine möglichst hohe Konformalität angestrebt werden. Hierzu steht seit einiger Zeit die so genannte Intensitätsmodulierte Strahlentherapie (IMRT) zur Verfügung. Bei Linearbeschleunigern, die mit Lamellenkollimatoren (MLC) und spezieller Steuerungssoftware ausgerüstet sind, können mit dieser Technik komplexe und konkav geformte Dosisverteilungen erzeugt werden. Das Prinzip der IMRT besteht darin, durch Bestrahlung vieler kleiner Felder aus vielen Einstrahlrichtungen irreguläre Strahlintensitäten zu generieren, die in der dreidimensionalen Überlagerung eine konformale Dosisverteilung erzeugen. Es werden also sehr viel mehr Felder und Einstrahlrichtungen verwendet als bei der konventionellen Strahlentherapie. Der Vorteil der Technik kommt vor allem dann zum Tragen, wenn das Zielvolumen sehr komplex und konkav geformt ist. Eine wesentliche Voraussetzung ist jedoch die genaue Lokalisierung und Fixierung des Zielorgans. Dies ist bei der Mamma aufgrund der Atemexkursionen des Thorax schwierig und kann ggf. durch atemgetriggerte Bestrahlung erreicht werden. Weiterhin ist die IMRT deutlich zeitaufwendiger als die konventionelle Strahlentherapie und benötigt ca. 15 - 20 min tägliche Behandlungszeit. Darüber hinaus muss durch zahlreiche aufwendige Kontrollverfahren sichergestellt werden, dass diese komplexe Therapie mit der geforderten Präzision abläuft.

Planvergleichsstudien ergaben vorteilhafte Dosisverteilungen vor allem bei anatomischen Varianten wie Trichterbrust und bei Mitbestrahlung der Mammaria Interna Lymphknoten. Erste klinische Studien zeigten die Durchführbarkeit der Methode und erzielten sehr gute kosmetische Resultate.

S45

Quadranten-Radiotherapie bei günstigen Tumorformen

V. Strnad, O. Ott
Klinik für Strahlentherapie Friedrich-Alexander-Universität Erlangen-Nürnberg, Erlangen

Ziele: Evaluierung der Effektivität und der perioperativen Morbidität, Akut- und Spättoxizität, des kosmetischen Ergebnisses nach einer Quadranten-Radiotherapie nach brusterhaltender Operation. **Patienten und Methoden:** Die Ergebnisse von 12 aktuellen prospektiven Phase-I-II-Studien zur alleinigen Brachytherapie nach brusterhaltender Operation, mit definierten Einschlusskriterien wurden analysiert und mit den Ergebnissen der laufenden multizentrischen Deutsch-Österreichischen Phase-II-Studie verglichen. **Ergebnis:** Die Rezidivrate ist nach einer brusterhaltenden Operation und anschließender Brachytherapie äußerst gering: 0% bis 3%. Ein exzellentes oder gutes kosmetisches Ergebnis wurde bei 75% bis 100% der evaluierten Patientinnen gefunden, eine behandlungsbedürftige Fettgewebsnekrose bei 0–10% und Telangiektasien Grad 3 bei 0–5% der Patientinnen dokumentiert. Die ersten Analysen der Deutsch-Österreichischen Phase-II-Studie bestätigen die Ergebnisse der Effektivität, die Nebenwirkungsrate ist geringer, gute oder sehr Kosmetik wurde bei 93% der Patientinnen erreicht. **Schlussfolgerung:** Die alleinige interstitielle Brachytherapie (Quadranten-Radiotherapie) nach brusterhaltender Operation ist einfach durchführbar, die Effektivität ist sehr hoch und mit der traditionellen perkutanen Strahlentherapie vergleichbar. Akuttoxizität und Spättoxizität sind niedrig, das kosmetische Ergebnis bei 90–100% der Patientinnen gut/sehr gut.

S46

Techniken der Dosisaufsättigung – Elektronen versus interstitielle Radiotherapie

J. Hammer
Abt. Radio-Onkologie, Kh Barmherzige Schwestern Linz, Österreich

Zielsetzung: Negativ prognostische Kriterien erfordern eine zusätzliche Dosis im Operationsgebiet in Ergänzung zur Bestrahlung der gesamten Brust. Möglichkeiten: externe Teletherapie oder interstitielle Brachytherapie. In der Literatur wird kontrovers über die Methoden berichtet. **Materialien und Methoden:** Von 1984 bis 1995 wurden 1025 Patientinnen (pT1–2) behandelt. Gesamte Brust 45–50 Gy (1.8 Gy/d, 5×/Woche). Dosisaufsättigung: Gruppe A: 375 Patientinnen, externer Boost, oberflächlich liegende Tumor-Lokalisationen, Elektronen oder Photonen (BED 10 Gy); Gruppe B: 650 Patientinnen, interstitielle Implantation (Ir-192 HDR, BED 16 Gy), alle Lokalisationen. Lokale Kontrollrate, Überlebensparameter und kosmetisches Resultat (Benotung von 1 bis 4) wurden ausgewertet. Medianes follow up beträgt 7.4 Jahre (15.9-4.4). Die Techniken der Methoden werden dargestellt. **Ergebnisse:** 5-Jahres-Rezidivrate für pT1 2.1%, für pT2-Stadien 4.0% (10-Jahre: 5.9% und 8.4%). Sowohl für die lokale Kontrolle als auch für das Überleben ergaben sich keinerlei Signifikanzen. In Gruppe A veränderte sich die Kosmetik von 1 auf 1.08, in B auf 1.19 (n.s.). Nach 5 Jahren zeigten 83% der T1-Patientinnen der Gruppe A eine Benotung von 1 bis 2, 78.6% in Gruppe B. Bei den T2-Tumoren waren es 67.0% in A and 78.3% in B. **Zusammenfassung:** Bezüglich der Rezidivrate, der Überlebensparameter und des kosmetischen Resultats ergaben sich unter Berücksichtigung des Selektions-Bias zwischen den Gruppen keine Signifikanzen. Je größer das externe Boost-Volumen ist, desto ungünstiger wird die Kosmetik. Es wird empfohlen HDR-Implantationen nicht bei oberflächlich liegenden Tumor-Lokalisationen anzuwenden.

S47

Herz- und Lungenschonung durch moderne Planungstechniken

F. Kamprad
Klinik für Strahlentherapie, Universität Leipzig

Zielsetzung: Reduktion der Strahlendosis an den gesunden Umgebungsorganen Herz und Lunge durch die Anwendung komplexer Bestrahlungstechniken. **Material, Methodik:** Der kombinierte Einsatz von Zytostatika, Hormonpräparaten und hoch dosierter adjuvanter Strahlentherapie erhöht die Rate kontrollierter Mammakarzinome, gleichzeitig wird die Toleranzdosis von Herz und Lunge durch einige beim Mammakarzinom eingesetzte Zytostatika vermindert, so dass der Dosisminimierung an diesen Organen eine hohe Bedeutung bei der Vermeidung therapiebedingter Folgeschäden zukommt. Das Ausmaß der Schädigung an den Umgebungsorganen wird von den Faktoren Volumendosis, lokaler Gesamt- und Einzeldosis bestimmt. Simultane oder sequentielle Applikation von Gemzitabin führt zu einer Steigerung der radiogenen Pneumonitisrate. Die radiogene Kardiotoxizität wird durch anthrazyklinhaltige Chemotherapien beträchtlich verstärkt. Eine optimale Dosisverteilung im gesamten Herdgebiet entsprechend ICRU 50 bei gleichzeitiger maximaler Schonung von Herz und Lunge ist bei Verwendung der einfachen Tangentialfeld-Technik häufig nicht zu realisieren. Absorbtionsdifferenzen durch unterschiedliche Konfiguration des Thorax, variabler Dicke der durchstrahlten Körperregionen und wechselnde Gewebsdichte können durch 3D-geplante computergestützte Bestrahlungsplanung erkannt und durch komplexe Feldtechniken kompensiert werden. Die Kombination unterschiedlicher Photonenenergien mit Elektronenfeldern variabler Energie, der Einsatz von Feld-in-Feld-Techniken sowie intensitätsmodullierte Radiotherapie ermöglichen durch steile Dosisgradienten zu kritischen Organen eine weitgehende Schonung. **Zusammenfassung:** 3D konformierende Bestrahlungsplanung erlaubt trotz des komplexen Zielgebietes beim Mammakarzinom eine adäquate Bestrahlung der Herdregion ohne Gefährdung von Lunge und Herz durch Überschreiten der Toleranzdosis.

S49

Neoadjuvante Systemtherapie

J. Huober, D. Wallwiener
Universitäts-Frauenklinik Tübingen

Die präoperative Chemotherapie wird schon seit vielen Jahren in der Behandlung des inflammatorischen oder inoperablen primären Mammakarzinoms angewendet. Nachdem sich in randomisierten Studien bei Patientinnen mit operablem Mammakarzinom zeigte, dass im Vergleich zur adjuvanten Chemotherapie das zeitliche Verschieben der Operation durch eine zuvor erfolgte präoperative Chemotherapie keine Verschlechterung der Prognose bedingte, wurden zunehmend neoadjuvante Konzepte auch bei immer kleineren gut resezierbaren Tumoren eingesetzt. Vorteile einer primär systemischen Therapie sind die Wirksamkeit einer Therapie direkt überprüfen zu können (in vivo Sensitivitätstestung) und durch Verminderung des Tumorvolumens eine erhöhte Rate brusterhaltender Therapien. Weiterhin bietet die primär systemische Therapie die Möglichkeit molekularbiologische Faktoren durch Tumorbiopsien vor, nach und ggf. unter der Therapie zu bestimmen und mit dem klinischen Verlauf zu korrelieren. Offene Fragen stellen das operative Vorgehen bezüglich der Tumorgrenzen nach neoadjuvanter Therapie dar und das optimale Vorgehen bei Pat., bei denen kein Ansprechen unter neoadjuvanter Therapie zu verzeichnen ist.

S51

Primär systemische Therapie beim Mammakarzinom: Ergebnisse internationaler prospektiv, randomisierter Studien

W. Eiermann, G. Raab
Frauenklinik vom Roten Kreuz , München

Die primär systemische Therapie (PST) ist heute Standard beim lokal fortgeschrittenen und inflammatorischen Karzinom. Primäres Ziel ist dabei einen primär nicht operablen Tumor zum Schrumpfen zu bringen und damit brusterhaltend z.B. zu operieren.
Ob PST einen der adjuvanten Therapie vergleichbaren Effekt auf DFS und OS hat ist bisher nur in einer prospektiv random. Studie belegt (NSABP-B189 – 4×AC präop.vs. postop.).Es fand sich kein Unterschied.
Die Hinzunahme von Taxanen in die PST Protokolle wurde in zwei großen Protokollen überprüft: NSABP-B27 und ECTO. Zum Einsatz kamen Docetaxel bzw. Paclitacel prä- und postop.
Die wesentlichen Kriterien der Wirksamkeit sind in beiden Protokollen pCR und DFS bzw. OS. Die Ergebnisse der pCR liegen für beide Protokolle vor: ECTO (23%) und NSABP-B27 (25%).Beide präoperativen Therapieregime waren gut tolerabel. Therapieabbrüche waren selten. Die Rate an BET war fast zu verdoppeln. Im Vergleich zu NSABP-B18 führte die Hinzunahme eines Taxans zur PST mind. zu einer Verdoppelung der pCR Rate.
Bemerkenswert dabei im ECTO-Protokoll die pCR Rate von 45% in der rezeptornegativen Gruppe. Der Rezeptorstatus also der wichtigste prädiktive Faktor für eine pCR.
Ob die Hinzunahme der Taxane zur PST einen Einfluss hat auf DFS und OS kann noch nicht abgeschätzt werden und bedarf weiterer Nachbeobachtung. Insofern kann der Rückschluss aus der NSABP-B18 Studie (adjuvant gleiche Wirkung wie neoadjuvant) noch nicht gezogen werden.
Die ASCO-Daten 2003 aus beiden Protokollen werden präsentiert.
Mit Unterstützung der «Michelangelo Foundation» und der Walter Schulz Stiftung.

S53

Physikalische Methoden zur Behandlung des Mammakarzinoms: Hyperthermie, Galvanotherapie

B. Burkhard
Medizinischer Dienst der Krankenversicherung in Bayern

Zu den «komplementären» Maßnahmen in der Onkologie gehören nicht nur eine Vielzahl verschiedener Präparate, Diäten und psychologischer Verfahren. Kliniken für «biologische» Krebstherapie, aber auch niedergelassene Ärzte und Heilpraktiker empfehlen Tumorpatienten zunehmend als weitere Komponenten einer polypragmatischen Offerte physikalische Methoden:
– Hyperthermie als Überwärmung des ganzen Körpers oder bestimmter Regionen. Die Variationen sind zahlreich (Technik der Geräte, angestrebte Temperatur, Dauer und Häufigkeit), die Kombinationsmöglichkeiten kaum zu überblicken (z.B. Fiebertherapie, Begleitmedikation).
– Galvanotherapie, auch ECT genannt, d.h. Electrical Cancer Therapy oder Elektrochemotherapie bei Kombination mit einem Zytostatikum.
Die Methoden und ihre Modifikationen werden kurz beschrieben und der jeweilige Stand der Erkenntnisse aufgezeigt. Anhand konkreter Einzelfälle werden Nutzen und Risiken für die Patientinnen abgewogen.

S54

Spezifische Immuntherapie beim Mammakarzinom: Aktueller Stand der klinischen Studien und ihre Wertigkeit

A. Mackensen
Abt. Hämatologie & Internistische Onkologie, Klinikum der Universität Regensburg

Das Mammakarzinom ist ein maligner Tumor, bei dem das Immunsystem in der Pathogenese und im Krankheitsverlauf eine bedeutende Rolle spielt: so kommt es bei einer begrenzten Anzahl von Patienten zu Remissionen nach Antikörper-Therapie mit Herceptin®, einem monoklonalen Antikörper gegen den Rezeptor von HER2. Die Charakterisierung tumorassoziierter Antigene (TAA), die von humanen T-Lymphozyten erkannt werden, hat die Möglichkeiten einer spezifischen Tumorimmuntherapie um ein Vielfaches erweitert. Mögliche Epitope, die von zytotoxischen T-Zellen erkannt werden, sind beim Mamma-Ca HER2/neu, MUC1, NY-ESO-1 und die Antigene der MAGE-Familie. Ein möglicher Ansatz besteht in der Vakzinierung mit professionellen antigenpräsentierenden Zellen, die mit Tumorantigenen beladen werden.. So wurden beim Mamma-Ca erste viel versprechende Ergebnisse in klinischen Studien mit *in vitro* generierten autologen dendritischen Zellen, die mit Tumorantigenen beladen wurden, erzielt. Es zeigte sich sowohl eine klinische Antitumorantwort als auch die Induktion einer tumorspezifischen Immunantwort. Ein weiterer interessanter immuntherapeutischer Ansatz besteht in der *In-vitro*-Induktion und -Expansion tumorspezifischer T-Zellen, die im Rahmen eines adoptiven T-Zell-Transfers dem Patienten retransfundiert werden.
Zusammengefasst legen diese ersten Immuntherapiestudien den Schluss nahe, dass durch *In-vitro-* oder *In-vivo*-Modulation des spezifischen Immunsystems bei Patienten mit metastasiertem Mamma-Ca eine klinische Antitumorantwort induziert werden kann.

S56

Progressionsmuster und Folgerungen für den Metastasierungsprozess und für klinisches Handeln

J. Engel[1], H. Sauer[2], D. Hölzel[1]
[1]Tumorregister München, IBE, Ludwig-Maximilians-Universität;
[2]Medizinische Klinik III, Klinikum Großhadern, Ludwig-Maximilians-Universität München

Hintergrund: Es war das Ziel der vorliegenden Analysen den Metastasierungsprozess zu untersuchen. **Methodik:** Die Daten des Tumorregisters München aus den Jahren 1978 bis 1996 wurden mit Verlaufsdaten von Lokalrezidiven (LR), Lymphknotenrezidiven (LNR) und Fernmetastasierung (MET) im Hinblick auf Überlebensraten und Überlebenszeiten analysiert. **Ergebnisse:** Bei einer medianen Beobachtungszeit von 9,4 Jahren wurden 3078 MET (davon 596 (4,8%) als M1), 1320 (10,6%) LR und 442 (3,6%) LNR dokumentiert. Das Überleben ab Diagnose zeigt eine starke Abhängigkeit von der pT-Kategorie (relatives 15-Jahres-Survival für pT1 77,6%, pT2 52,3%. pT3 31,4% und pT4 24,1%). Mit steigender pT-Kategorie steigt die Häufigkeit von positiven Lymphknoten, M1-Befunden und tumorspezifischer Mortalität, sowie die Zeit bis zur Metastasierung. Ab dem Zeitpunkt diagnostizierter MET ist das Überleben pT-unabhängig. Die Differenz der pT-abhängigen Überlebenszeiten kann daher als Lead-Time-Effekt erklärt werden und ist somit ein Charakteristikum der Früherkennung und nicht eine Eigenschaft des Tumorwachstums. MET, auch von kleinen Tumoren, werden vor Diagnosestellung des Primärtumors initiiert. Das Wachstum des Primärtumors und der MET sind dann zwei autonome Prozesse. Bei nahezu homogenem Metastasenwachstum kann die Zeit der Initialisierung auf 5,8 Jahre vor Diagnosestellung geschätzt werden. Zusätzlich kann von Lokalrezidiven eine sekundäre Metastasierung ausgelöst werden. Eine Exzessmortalität aufgrund von LR ist ca. 9,3 Jahre nach Diagnose zu erwarten.
Schlussfolgerungen: Das Metastasierungsmodell zeigt die Initialisierung der Metastasierung Jahre vor Diagnosestellung des Primärtumors. Es verdeutlicht die Bedeutung der Früherkennung, das Konzept der brusterhaltenden Therapie und die Möglichkeit sekundärer Metastasierung ausgehend vom Lokalrezidiv. Es betont den Nutzen einer optimalen lokalen Tumortherapie und die Grenzen der systemischen Therapie. Es hinterfragt die Axilladissektion oder auch die Bestrahlung der Lymphknoten.

Ebenso wird der Nutzen so genannter «Center of Excellence» in Frage gestellt. Die Übertragung auf solide Tumoren würde viele kontroverse Diskussionen klären.

S57

Stellenwert der palliativen operativen Therapie im Rahmen der Behandlung des metastasierten Mammakarzinoms

M. Friedrich
Universitäts-Frauenklinik des Universitätsklinikums Schleswig-Holstein Campus Lübeck, Lübeck

Trotz der adäquaten individualisierten Primärtherapie wird im weiteren Krankheitsverlauf bei einem Drittel der Mammakarzinompatientinnen eine Metastasierung auftreten. Das mediane Überleben bei einer viszeralen Metastasierung wird mit 11 bis 24 Monaten angegeben. Bis zu 5% aller betroffenen Patientinnen können ein Langzeitüberleben (> 10 Jahre) aufweisen. Die Prognose hängt insbesondere von der Metastasenlokalisation ab. Rationale für operative Interventionen bei viszeralen Metastasen sind u.a. die begrenzten Erfolge einer systemischen palliativen Therapie. Voraussetzungen für eine operative Intervention bei viszeraler Metastasierung sind: - isolierte Metastasierung in Lunge oder Leber, - komplette Resektion (R0) ist möglich, - guter Allgemeinzustand der Patientin.
Bei den meisten Studien zur pulmonalen Metastasektomie handelt es sich um retrospektive Studien mit fehlender Organspezifität bzgl. des Primärtumors. Die Morbiditätsrate wird mit 10% und die Mortalitätsrate mit unter 2% angegeben. Die mediane Überlebenszeit nach pulmonaler Metastasektomie schwankt zwischen 20 und 80 Monaten, die 5-Jahres-Überlebensraten zwischen 15% und 80%. Es muss allerdings berücksichtigt werden, dass nur in wenigen Studien spezifisch für das Mammakarzinom als Primärtumor eine Differenzierung nach Prognosefaktoren wie bspw. R0-Resektion, disease-free interval und Metastasenzahl erfolgte.
Die Wahrscheinlichkeit einer kurativen hepatischen Metastasektomie hängt von Faktoren wie der Anzahl der Metastasen, dem Zeitintervall zwischen Primärtherapie und Metastasierung und der Möglichkeit der R0-Resektion ab. Der Literaturüberblick macht deutlich, dass ein direkter Vergleich zwischen systemischer Therapie einerseits und operativer Intervention andererseits nicht vorliegt, und dass neben der geringen Patientenzahl eine ausgeprägte Selektionierung der behandelten Patienten erfolgte. Die Morbiditätsrate wird mit 31% und die Mortalitätsrate mit 3% angegeben. Die mediane Überlebenszeit nach hepatischer Metastasektomie lag zwischen 24 und 59 Monaten. Systemische Therapien wurden in der Regel angeschlossen.

S58

Bedeutung der symptom- und progressionsorientierten Therapie des metastasierten Mammakarzinoms

I. Bauerfeind, S. Kahlert, M. Untch
Klinik u. Poliklinik für Frauenheilkunde und Geburtshilfe, Klinikum der LMU München-Großhadern

Mit der Diagnose einer Metastasierung ist die Prognose einer Mammakarzinompatientin empfindlich beschränkt. Eine Heilung ist nur in Ausnahmefällen beobachtet worden. Im Gegensatz zu den meisten anderen Tumorerkrankungen ist aber die Lebenserwartung metastasierter Mammakarzinompatientinnen mit ca. 2 Jahren im Mittel deutlich länger und Verläufe über mehr als 5 Jahre sind nicht selten. Diese Situation hat sich in den letzten Jahrzehnten aber trotz vieler neuer Medikamente zur endokrinen und zytostatischen Therapie nicht geändert, eine Überlebensverlängerung konnte nicht beobachtet werden.
Bei symptomatischen Metastasen, insbesondere ossären Läsionen, Weichteilmetastasen und Pleurakarzinosen, kommt es aber häufig zu ausgeprägter Morbidität und eingeschränkter Lebensqualität trotz langsamer Kinetik. Auch die prognostisch ungünstigeren Metastasenlokalisationen, z.B. Leber, ZNS oder Lungenparenchym, führen in den meisten Fällen zunächst zu massiver Beschwerdesymptomatik mit Hospitalisierung.
Hauptziel der Therapie metastasierter Patientinnen ist daher die Linderung oder Verhinderung tumorbedingter Beschwerden und, sekundär, die Verlängerung der Progressionsfreiheit. Meistens gehen beide Ziele ineinander über, da eine gute Remission unter einer Therapie auch prädiktiv für eine lange Progressionsfreiheit ist.
Andererseits ist gerade wegen der langen Verläufe die therapieinduzierte Morbidität zu berücksichtigen. Hochpotente aber damit auch toxische Therapien lassen sich meist nicht langfristig durchführen.
Daher muss eine symptom- und progressionsorientierte Therapieführung versuchen, mit minimalem Aufwand und Toxizität für die Patientin eine möglichst ausreichende Symptomkontrolle zu erreichen. Bei gering symptomatischen Patientinnen liegt hier der Schwerpunkt der endokrinen Therapie und (bei rezeptornegativen oder endokrin austherapierten Patientinnen) in den gut verträglichen Monochemotherapien. Bei starker Symptomatik und vitaler Bedrohung müssen dagegen potente Therapien mit entsprechender Toxizität zumindest kurzfristig bis zu Remission eingesetzt werden, danach kann eine andere Form der Konsolidierung gewählt werden.

S59

Zur Bedeutung der Strahlentherapie und von Tamoxifen nach brusterhaltender Operation: Erste Ergebnisse einer randomisierten Studie bei Patientinnen mit niedrigem Rezidivrisiko

K.-J. Winzer, R. Sauer, W. Sauerbrei, H. Guski, E. Schneller, W. Jäger, M. Braun, J. Dunst, T. Liersch, M. Zedelius, K. Brunnert, H.-D. Aldinger, C. Schmoor, M. Schumacher für die German Breast Cancer Study Group (GBSG-V)*
*Klinik für Allgemein-, Viszeral-, Gefäß- und Thoraxchirurgie, Universitätsklinikum Charité der Humboldt-Universität zu Berlin

Zielsetzung: Untersuchung der Rolle der Strahlentherapie (RT) und von Tamoxifen (T) nach brusterhaltender Operation (BET) bei Patientinnen mit Mammakarzinom mit niedrigem Rezidivrisiko. **Materialien und Methoden:** Zwischen 1991 und 1998 wurden 347 Patientinnen (T1N0M0G 1–2, 45–75 Jahre, positiver Hormonrezeptorstatus, keine EIC) in eine randomisierte Studie mit einem 2*2-faktoriellen Design aufgenommen. Nach BET wurden sie einer von 4 Strategien zugeordnet (A: Beobachtung, B: RT, C: T, D: RT+T). Auf Wunsch konnte die Behandlung mit Tamoxifen (ja oder nein) von einer Klinik generell festgelegt werden. **Ergebnisse:** Nach medianem Follow-up von 5.9 Jahren sind 77 Ereignisse (Rezidiv, Fernmetastase, 2. Karzinom oder Tod ohne Rezidiv) aufgetreten. Die Ereignisrate in der Beobachtungsgruppe war etwa um den Faktor 3 höher als in den andern drei Gruppen, zwischen denen nur geringe Unterschiede bestanden. Vor allem die Rate der Lokalrezidive war deutlich erhöht. Bezüglich des Kriteriums Distant Disease Free Survival zeigen sich nur geringe Unterschiede zwischen den Therapiestrategien. **Zusammenfassung:** Auch in einem Kollektiv mit geringem Rezidivrisiko führt der Verzicht auf RT und auf Tamoxifen zu einem stark erhöhten Risiko für Lokalrezidive. Wegen der geringen Patientinnenzahl und des kurzen Follow-up ist die Aussagekraft der Ergebnisse bzgl. der langfristigen Auswirkungen eingeschränkt.

S60

Lokalrezidivrate nach brusterhaltender Operation – Übersicht der randomisierten Studien Strahlentherapie vs. keine Strahlentherapie

W. Sauerbrei, M. Schumacher
Institut für Medizinische Biometrie und Medizinische Informatik, Universitätsklinikum Freiburg

Bei Patientinnen mit niedrigem Rezidivrisiko wurde die Notwendigkeit einer zusätzlichen Strahlentherapie in mehreren randomisierten Studien untersucht. Niedriges Rezidivrisiko und damit die Einschlusskriterien wurden in den Studien unterschiedlich definiert. Teilweise wurden zusätzliche Therapien gegeben. Die wichtigsten Studien und ihre Ergebnisse werden dargestellt und diskutiert. Als Schwerpunkt betrachten wir die Lokalrezidivrate.

S61

Loko-regionäres Rezidiv des Mammakarzinoms – Indikation für eine adjuvante Pharmakotherapie?

S. Aebi
Institut für Medizinische Onkologie und Brust- & Tumorzentrum der Frauenklinik, Universitätsspital Inselspital, Bern

Nach konservativer Therapie des Mammakarzinoms und nach Mastektomie erleiden etwa ein Fünftel der Patientinnen ein lokales oder regionäres Rezidiv (LRR). 75% der LRR manifestieren sich innert 5 Jahren nach der Erstdiagnose. Prädiktoren des LRR umfassen Stadium bei Diagnose, Alter, Resektionsränder, und Radiotherapie; dazu kommt, dass die adjuvante Hormon- oder Chemotherapie das Risiko eines LRR vermindert.
Das LRR sagt eine ungünstige Prognose voraus und ist bei einem Drittel der Patientinnen bereits bei Diagnose mit Fernmetastasen vergesellschaftet; indessen scheint das LRR vorwiegend ein Prognoseindikator zu sein, denn die Metastasierungs- und Sterberate nach LRR ist hauptsächlich determiniert durch die Tumorcharakteristiken (Stadium, Differenzierungsgrad, etc.) bei der Erstdiagnose. Die Unterscheidung zwischen LRR und Zweitkarzinom nach konservativer Chirurgie ist schwierig; wo sie sich treffen lässt, ist die Prognose eines Zweitkarzinoms günstiger als die eines Rezidivs.
Die lokale Therapie des isolierten LRR ist wesentlich: eine radikale Resektion und – wo möglich – Radiotherapie sind anzustreben.
Bei Hormonrezeptor-positiven Tumoren vermindert Tamoxifen nach LRR das Risiko weiterer Lokalrezidive aber nicht das Sterberisiko. Der Nutzen einer «sekundär adjuvanten» Chemotherapie nach LRR ist unbekannt. Die randomisierte Studie BIG-01-02 vergleicht eine Standardtherapie des LRR (Chirurgie, Radiotherapie, Hormontherapie) mit derselben Behandlung und zusätzlicher Chemotherapie. Die Wahl der Chemotherapie ist dem Ermessen des behandelnden Arztes überlassen. Knapp 1000 Patientinnen sind erforderlich, um eine Reduktion des Rezidivrisikos nach 5 Jahren von 50% auf 40% mit einer Power von 80% nachzuweisen. Dieser Studie liegt eine Kollaboration folgender Gruppen zugrunde: IBCSG, GEIGAM, BOOG, NSABP, NCI Canada; weitere Gruppen und interessierte Zentren können an dieser Studie teilnehmen.

S63

Prognosefaktoren für das Lokalrezidiv und die Erkrankungsprogression des Mammakarzinoms

G. Kristiansen[1], H. Guski[1], M. Dietel[1], K.-J. Winzer[2]
[1]Institut für Pathologie, [2]Mammazentrum – Charité, Humboldt Universität, Berlin

Zielsetzung: Das Lokalrezidiv des Mammakarzinoms ist eng mit der metastatischen Erkrankunkungsprogression und einer Verkürzung der erkrankungsspezifischen Überlebenszeit korreliert und somit ein wichtiger prognostischer Faktor. Die 5-Jahres-Lokalrezidivrate wird in der Literatur mit 2–36% angegeben. Als konventionelle Prognoseparameter für das Auftreten eines Lokalrezidivs sind Schnittrandstatus, positiver Nodalstatus, Patientinnenalter, Tumorgröße (pT), Tumormultizentrizität, histologischer Tumorgrad, Gefäßinvasion, Menopausenstatus sowie die Therapieparameter Radio und Tamoxifengabe beschrieben. Problematisch bleibt allerdings die Prognoseabschätzung bei Patientinnen mit nodal negativen, kleinen Tumoren. Hier sind Urokinase Plasminogenaktivator (uPA) und sein Inhibitor (PAI-1) als molekulare Prognosemarker gut untersucht. Ein neues Kandidatengen zur prognostischen Abschätzung ist das Oberflächenmolekül CD24. **Materialien und Methoden:** Wir untersuchten 201 primäre Mammakarzinome mit einer mittleren Nachbeobachtungszeit von 53 Monaten immunhistochemisch auf ihre CD24-Expression und korrelierten diese Befunde mit klinischen Daten. **Ergebnisse:** 84,6% aller Mammakarzinome waren CD24-positiv und in univariater Analyse sowohl mit einer verkürzten progressionsfreien Zeit (5-Jahres-Progressionsrate: 88,3% *vs.* 57,0%, p=0.0008) als auch verkürztem Gesamtüberleben (5-Jahres-Überlebensrate: 91,9% *vs.* 83,8%, p=0.031) und einer höheren Lokalrezidivrate vergesellschaftet. In einer multivariaten Analyse waren CD24-Expression, histologischer Tumorgrad und Nodalstatus signifikante prognostische Parameter für eine verkürzte progressionsfreie Zeit. Für eine multivariate Analyse der Lokalrezidivrate ist die gegenwärtig vorliegende Fallzahl zu klein. **Zusammenfassung:** Diese Daten rechtfertigen eine weitere prospektive Validierung von CD24 als Prognosemarker des Mammakarzinoms.

S66

Surgical Procedures after Neoadjuvant Chemotherapy for Primary Breast Cancer

I.G. Bauerfeind
Ludwig-Maximilians-University Munich

Between 1998 and 2002, 680 pts with tumours > 3cm and/or inflammatory disease from 61 institutions were randomly assigned to receive either Arm A: dose dense chemotherapy with 3 × Epirubicin 150 mg/m^2 d1 q2w followed by 3 × Paclitaxel 250 mg/m^2 d1 q2w with G-CSF support or standard combination Arm B: 4 × Epirubicin/Paclitaxel 90/175 mg/m^2 d1 q3w followed by surgery. All pts received postoperatively 3 × CMF (500/40/600 mg/m^2 d1+8, q4w) followed by locoregional radiation. ER positive pts received Tam 20 mg/day for five years when postmenopausal and GnRh analogues for 2–3 years with Tam 20 mg for 5 years when premenopausal. In 75% of the pts mastectomy (MRM) was the proposed treatment of choice before PST. The procedures and management of surgery following PST were analysed in 452 pts. **Results:** Breast conserving therapy (BCS) was performed in 67% of the pts treated in Arm A versus 54% of Arm B (p = 0,0059). Re-excisions for unclear margins were necessary in 11% with no difference between the two arms. Before PST in 335 pts MRM was proposed and in 117 pts breast conserving therapy (BCT). After PST BCT was possible in 181/335 (54%) and 90/117 (77%), respectively. Most of the surgeons removed the tumour within the new margins. Immediate or delayed reconstruction was performed in 31% of all primary MRM and in 45% of secondary MRM. The BCT rates were 62% in tumours 3 to 4,9 cm, 26% in 5 to 7,9 cm and 3% in > 8 cm. In patients with inflammatory disease BCT was possible in 10/21 (48%) in arm A and 8/26 (31%) in arm B. PST was not associated with a higher complication rate than conventional primary surgery. **Conclusion:** Dose dense sequential PST with Paclitaxel and Epirubicin resulted in significantly higher BCT rates, even in advanced cases. The attempt to remove the tumour within the new, postchemotherapeutical margins is justified, but follow up data have to be analysed to detect the ipsilateral tumour recurrence rate. In 31–48% BCT was possible even in inflammatory disease. However, in a multicentric setting surgical procedures following PST are very heterogenous and will be described in detail.

S67

Accuracy of Sentinel Node Biopsy after Neoadjuvant Chemotherapy in Breast Cancer: Updated Results from NSABP B-27

E. Mamounas, A. Brown, R. Smith, T. Julian, B. Miller, S. Anderson, H. Bear, H. Theoret, L. Wickerham, N. Wolmark

Introduction: Sentinel node biopsy (SNB) is evolving as a possible alternative to axillary node dissection (AND) for axillary staging in breast cancer (BC) patients (pts). Limited experience exists, however, with SNB after neoadjuvant chemotherapy and small studies show variability in SN identification and false negative rates. **Methods:** A randomized trial (NSABP B-27) evaluated the efficacy of preoperative and postoperative docetaxel following preoperative doxorubicin/cyclophosphamide (AC) chemotherapy. Following neoadjuvant AC or AC-docetaxel pts underwent lumpectomy and AND or modified radical mastectomy. Without a set protocol, some participating surgeons performed SNB prior to completion AND providing the opportunity to evaluate the effectiveness of SNB in this setting. **Results:** The charts of 2411 pts, randomized between 01/96 and 12/00, were reviewed. Complete documentation was available in 2285 pts (95%). Of those, 420 pts (18%) had SNB. Lymphatic mapping was performed with radioisotope alone in 15%, lymphazurin blue alone in 30% or both in 54%. At least one SN was identified in 357 of the 420 pts (identification rate: 85%). The identification rate increased significantly with the use of radioisotope (either along: 90% or with lymphazurin:88%) vs. lymphazurin alone (77%, p-0.01). Seventeen pts did not have the required AND leaving 340 pts to evaluate the accuracy of SNB. The SN(s) was positive in 123 pts and was the only positive node(s) in 69 (56%). Of

the 217 negative SN pts, non-SNs were also negative in 202 and positive in 15 (7%). The SNB accurately predicted axillary node status in 96% of all pts (325 of 340), in 89% of all node-positive pts (123 of 138), in 98% of pts with pathologic complete response (pCR) in the breast (55 of 56) and in 95% of pts without pCR (244 of 256). **Conclusion:** These results are comparable with those obtained from studies evaluating SNB before systemic therapy and are encouraging since they suggest that the SN concept can be applicable and useful in BC pts after neoadjuvant chemotherapy.
(Supported by U10 CA12027, U 10 CA69651 and Aventis Pharmaceuticals)

S68

Pathohistologische Beurteilung nach neoadjuvanter Chemotherapie

A. Lebeau
Pathologisches Institut der Ludwig-Maximilians-Universität, München

Eine adäquate pathomorphologische Beurteilung von Operations-Präparaten nach neoadjuvanter Chemotherapie ist wichtig für die Abschätzung des Therapieerfolges. Die pathologische Komplettremission (pCR) ist der wichtigste Prognoseparameter für das Überleben von Patientinnen nach präoperativer Chemotherapie. Die Feststellung einer pCR setzt das vollständige Fehlen von Tumorzellen voraus – üblicherweise im Bereich von Primärtumor und axillären Lymphknoten. Der Nachweis residualer intraduktaler Tumorzellen schließt eine pCR im eigentlichen Sinne aus, auch wenn dies von einzelnen Autoren anders gehandhabt wird. So werteten Fisher et al. (1998) in der Veröffentlichung der Ergebnisse der NSABP B-18-Studie – ohne tumorbiologische oder durch Daten gesicherte Basis - auch Fälle mit intraduktalen Tumorresten (ypTis) als pCR.
Ziel der pathomorphologischen Beurteilung ist die Erfassung von Karzinomresten, ihre Lokalisation und Ausdehnung. Effekte der neoadjuvanten Chemotherapie sind Tumorzellnekrosen, zytopathisch-degenerative Veränderungen sowie resorptive Entzündungsreaktion und Fibrose. Die Erfassung der Tumorgröße bzw. –ausdehnung kann durch ausgeprägte regressive Veränderungen beeinflusst werden. Die Chemotherapie kann zu hochgradig verminderter Tumorzellularität mit clusterartig aggregierten Tumorzellkomplexen und tumorfreien Fibrosezonen im ehemaligen Tumorgebiet führen. Hierdurch wird gelegentlich eine Multifokalität vorgetäuscht.
Bislang existieren keine internationalen Standards für die Aufarbeitung von Resektionspräparaten und Beurteilung der Tumorregression nach neoadjuvanter Chemotherapie. Unter Beachtung der genannten Probleme hat sich nach unserer Erfahrung ein Vorgehen bewährt, das sich an dem Procedere bei primär operativer Therapie orientiert. Hierbei ist auch bei Mastektomiepräparaten eine orientierte Entnahme notwendig, um gegebenenfalls die Größe der Läsion anhand der befallenen histologischen Schnittpräparate bestimmen zu können. Insbesondere wenn kein makroskopisch erkennbarer Herdbefund vorliegt, ist eine ausgedehntere Gewebeuntersuchung notwendig. Diese wird im Vortrag näher erläutert.

S70

Operative Therapie des Ductalen Carcinoma in situ. Möglichkeiten und Grenzen

N. Fersis
Brustklinik, Universitätsfrauenklinik Tübingen

Das Ductale carcinoma in situ (DCIS) ist bekanntlich eine heterogene Brusterkrankung, deren Diagnostik und Therapie derzeit im Mittelpunkt steht. Während in der früheren Jahren die DCIS-Veränderungen äußerst selten festgestellt wurden, werden sie heute Dank der verbesserten Früherkennung zunehmend diagnostiziert. Die ursprüngliche Einteilung entsprechend des histopathologischen Wachstumsmusters ging von einer präinvasiven Veränderung aus, so dass man vielen Patientinnen prophylaktisch eine Mastektomie angeraten hat. Die zunehmenden Erkenntnisse in der Pathomorphologie und die Feststellung, dass nicht alle Patientinnen mit DCIS an einem invasiven Mammakarzinom erkranken, eröffnet neue Therapieoptionen. Auch die Tatsache, dass okkulte Läsionen oder auch mikroinvasive Herde nebeneinander vorkommen können zwingt gerade beim DCIS zu einer besonderen Vorsicht und erweitert das Spektrum in der operativen Therapie. Die Maßnahmen der operativen Behandlung reichen heute von der einfachen Tumorentfernung bis hin zur kompletten Entfernung der Brustdrüse. Das Dilemma zwischen ausreichender Radikalität und ästhetischer Akzeptanz zwingt gerade hier neue operative Ansätze zu gehen. Onkoplastische Operationen haben an Bedeutung gewonnen und kommen in der Primärtherapie immer häufiger zur Anwendung. Die Lymphonodektomie hingegen hat bei dieser Erkrankung eine untergeordnete Bedeutung. Allerdings ist mit der Sentinel Node Biopsie ein neues Verfahren im intraoperativen Staging möglich, so dass auch beim DCIS diese Methode jetzt zum Teil empfohlen wird.

S73

Wie viel Evidenz-basierte Medizin brauchen Leitlinien?

W. Lorenz
Institut für Theoretische Chirurgie, Klinikum Lahnberge, Philipps-Universität Marburg und AWMF, Düsseldorf

Zielsetzung: Seit in der Entwicklung von medizinischen Praxisleitlinien (englisch: clinical practice guidelines) weltweit die tägliche Praxis die Theorien zu überwiegen beginnt, wird die Frage von den Machern immer öfter und immer dringender gestellt: Wie viel Evidenz-basierte Medizin (EBM) brauchen wir wirklich für eine einzelne Leitlinie? **Methoden:** Die Antwort ist mehr als eine wissenschaftliche: Organisationen streiten sich um die Perfektion, z.B. Cochrane versus NICE in England, Cochrane in Deutschland versus Deutsche Krebsgesellschaft und AWMF beim Mammakarzinom oder EBM Netzwerk und DEGAM versus ÄZQ und AWMF bei den nationalen Versorgungsleitlinien. **Ergebnisse:** Einige praktische Regeln können helfen: (1) Leitlinien unterstützen Entscheidungen. Nur wenn mehr Evidenz (Studien) zu einer anderen Entscheidung am Patienten führt, ist dieses «Mehr» auch angemessen (vgl. «Leberdiagnostik»), (2) Evidenz selbst in höchsten Evidenzklassen wird fragwürdig, wenn ein Paradigmenwechsel entsteht (eine randomisierte Studie (RCT) mit nachgewiesener Doppelverblindung kann eine Metaanalyse mit noch so vielen RCT's ablösen). Beispiel: Liegezeit bei Gallenchirurgie. Hier schlägt wissenschaftstheoretisch die Widerlegung durch (Popper), (3) Evidenz ist mit ein Teil der Systematik von Leitlinien. Outcome, Konsensus und logischer Ablauf sind ebenfalls wichtig. Evidenz muss deshalb eine Balance finden. **Zusammenfassung:** Ein von der AWMF entwickelter Algorithmus für Evidenzsuche, -analyse und -bewertung als Ergebnis der Problematik der Praxis wird vorgestellt.

S74

Brauchen Leitlinien Qualitätsindikatoren? Erfahrungen am Beispiel des Mammakarzinoms

M. Geraedts
Zusatzstudiengang Public Health, Klinikum der Heinrich-Heine-Universität Düsseldorf

Auf der Basis der Erkenntnis, dass die alleinige Publikation von Leitlinien noch kein Garant für eine Verbesserung der Gesundheitsversorgung ist, empfiehlt u. a. der Europarat die Planung und Umsetzung von Implementierungsstrategien für Leitlinien. Wichtiger Bestandteil dieser Strategien sind Qualitätsindikatoren, mit deren Hilfe die Leitlinienimplementierung in zweifacher Hinsicht evaluiert werden kann: Erstens helfen die Indikatoren dabei, die Anwendung der Leitlinien in der Versorgungspraxis zu überprüfen, indem der Anteil leitlinienkonform behandelter Patienten quantifiziert wird. Zweitens können die Effekte der Leitlinienanwendung analysiert werden, indem z.B. Veränderungen der Morbidität, Lebensqualität oder Mortalität untersucht werden. Weil ohne Evaluationen keine Aussagen zur Wirksamkeit von Leitlinien gemacht werden können, bilden Qualitätsindikatoren einen wesentlichen Bestandteil methodisch guter Leitlinien.
Wie für Leitlinien, so existieren zwischenzeitlich auch für Qualitätsindikatoren methodische Gütekriterien, die den Entwicklern von Qualitätsindikatoren als Orientierungsrahmen dienen können. Diese Gütekriterien umfassen vor allem die Verantwortlichkeit für die Entwicklung und deren Dokumentation, die Auswahl qualitätsrelevanter Versorgungsaspekte, die Formulierung und Auswahl von Indikatoren sowie deren empirische Testung. Nachdem sowohl für die S3-Leitlinie Brustkrebs-Früherkennung als

auch im Rahmen der externen Qualitätssicherungsmaßnahme nach § 137 SGB V zum Leistungsbereich «Mammakarzinom» Qualitätsindikatoren entwickelt wurden, müsste als nächster Schritt deren empirische Testung folgen. Da die dazu notwendigen Daten aus der Versorgungspraxis aber größtenteils fehlen, liegen bisher nur Erfahrungen für diejenigen Indikatoren zum Mammakarzinom vor, die seit längerem in der hessischen Qualitätssicherungsmaßnahme «operative Gynäkologie» eingesetzt wurden. Deren Überprüfung erbrachte Hinweise auf methodische Defizite, die – auch um die Akzeptanz der Qualitätssicherung zu steigern – dringlich behoben werden sollten.

S76

Neue Mechanismen der Therapieresistenz beim Mammakarzinom

H. Lage
Universitätsklinikum Charité, Institut für Pathologie, Humboldt-Universität zu Berlin

Trotz vergleichsweise guter Ansprechraten von Mammakarzinomen auf verschiedene Therapieregime, insbesondere chemotherapeutische Behandlungen, entwickeln ca. 50% der Patientinnen ein Rezidiv. Die wesentliche Ursache für das Scheitern einer erfolgreichen Behandlung sind unterschiedliche Formen der Therapieresistenz. Insbesondere pleiotrope Chemoresistenzen («Multidrug» Resistenz, MDR), stellen ein enormes klinisches Problem dar. Obgleich der Identifizierung von unterschiedlichen MDR verursachenden Mechanismen und der, z.B. im Falle des ABC-Transporters P-Glykoprotein (P-Gp) mannigfaltigen Untersuchungen der klinischen Relevanz derartiger Faktoren, gelten die MDR Mechanismen im Mammakarzinom bis heute als nicht geklärt. So konnten einige Studien zeigen, dass P-Gp durch eine Chemotherapie im Mammakarzinom induziert wird und dass P-Gp mit der Ansprechrate und der Gesamtüberlebensrate negativ korreliert; andere Untersuchungen konnten hingegen keinen Einfluss von P-Gp auf das klinische Verhalten zeigen. Nach Abschluss des humanen Genomprojekts, konnten insgesamt 48 verschiedene ABC-Transporterproteine identifiziert werden. Bei mindestens 12 dieser Transporter konnte experimentell belegt werden, dass sie zu Resistenzen beitragen können. Neben MRP1 («MDR protein 1»), erscheint BCRP («breast cancer resistance protein») als ein neues, viel versprechendes ABC-Transportprotein, das für die klinische Resistenz vom Mammakarzinom von Bedeutung sein könnte. BCRP konnte in einer Vielzahl von MDR-Zellinien mit Kreuzresistenzen gegenüber Anthrazyklinen, Mitoxantron, Topotecan und Methotrexat nachgewiesen werden. Erste Studien mit klinischem Untersuchungsmaterial legen nahe, dass eine verstärkte BCRP Expression mit klinischer MDR in akuter myeloischer Leukämie (AML) assoziiert ist. Weiter konnten erste Studien belegen, dass BCRP in verschiedenen Mammakarzinomen exprimiert wird. Bei Patientinnen, die ein auf Anthrazyklinen basierendes Therapieregime erhielten (5-Fluoruracil, Adriamycin/Epirubicin, Cyclophosphamid), konnte eine Korrelation zwischen BCRP-Expression und progressionsfreier Überlebenszeit nachgewiesen werden.

S77

Resistenz und sequenzielle Hormontherapie

P. Schmid, K. Possinger
Med. Klinik und Poliklinik, Campus Charite Mitte, Universitätsklinikum der Humboldtuniversität zu Berlin

Ein Teil der Mammakarzinomzellen sind in ihrem Wachstum Östrogenabhängig. Sie können durch Senkung der Östrogenspiegel, durch Hemmung der Östrogenwirkung am Rezeptor oder über eine Verringerung der Zahl der Östrogenrezeptoren therapeutisch beeinflusst werden. Trotz der Expression von Östrogen- und/oder Progesteronrezeptoren sind hormonelle Therapien bei etwa 50% der Patientinnen primär ineffektiv. Zudem entsteht bei einem Grossteil der zunächst Hormon-empfindlichen Tumore im Therapieverlauf eine Resistenz. Bei selektiven Östrogenrezeptor Modulatoren (SERM), die eine partielle agonistische Aktivität aufweisen, kann es dabei sogar zu einer Umkehrung der Wirkung kommen.

Die Hormonresistenz ist häufig multifaktoriell bedingt. Eine wichtige Rolle bei der Hormonresistenz scheint die differentielle Expression von koregulierenden Faktoren des Östrogen-Rezeptors zu spielen. Sowohl die verminderte Expression von Ko-Repressoren wie NCoR oder SMRT, als auch die verstärkte Expression von Ko-Aktivatoren wie AIB1 kann zur Ausbildung einer Hormonresistenz beitragen.

Die hormonelle Signalübertragung ist zudem über zahlreiche Querverbindungen mit anderen Wegen der zellulären Signaltransduktion vernetzt, insbesondere mit dem Pfad der Familiae der HER und der IGF-Rezeptoren. Die Östrogen-abhängige Transkription kann dabei die Expression von Liganden, Rezeptoren und Proteinen der intrazellulären Signaltransduktionskaskaden beeinflussen. Zudem ist eine direkte Aktivierung der Wachstumsfaktor-Rezeptoren über eine Interaktion mit dem Östrogenrezeptor möglich. Auf der anderen Seite können verschiedene Wachstumsfaktoren über eine Phosphorylierung die Aktivität des Östrogenrezeptors und koregulierender Faktoren modulieren. Durch die Östrogenrezeptor-Phosphorylierung kann dabei sowohl die Ligand-abhängige, als auch die Ligand unabhängige Transkription stimuliert werden. Diese Interaktionen können eine wichtige Rolle bei der Hormonresistenz spielen, wie z.B. für die Her2-Überexpression gezeigt werden konnte.

Mit dem zunehmenden Wissen über die Mechanismen der hormonelle Resistenz eröffnen sich neue Möglichkeiten der gezielten Resistenzmodulation. Durch sequentiellen Einsatz von reinen Antiöstrogenen wie Fulvestrant kann z.B. über eine Verringerung des zellulären Östrogenrezeptorgehalts die durch Phosphorylierung unter SERM entstandene konstitutive Aktivierung des Östrogenrezeptors umgangen werden. Die Beeinflussung des Netzwerks der zellulären Signaltransduktion z.B. über die Tyrosinkinase-Inhibitoren ZD1839 oder OSI-774 kann zudem die Phosphoylierung des Östrogenrezeptors und koregulierender Faktoren verhindern. In präklinischen Untersuchungen konnten mit diesen Ansätzen viel versprechende Ergebnisse erzielt werden. Klinische Untersuchungen laufen derzeit. Das Potential dieser neuen Kombinationen erscheint vielversprechend.

S78

Bedeutung der Topoisomerase-IIα-Expression für Prognose und Therapie des Mammakarzinoms

P. Rudolph
Institut für Pathologie, Universitätsklinikum Schleswig-Holstein, Campus Kiel

Die Topoisomerase IIα ist ein ubiquitäres Enzym mit multiplen vitalen Funktionen. Speziell ist sie unerlässlich für die Gentranskription, die DNS-Replikation und die Kondensation und Segregation mitotischer Chromosomen. Aufgrund dieser Eigenschaften ist die Topoisomerase-Expression eng mit dem Zellzyklus assoziiert. Dementsprechend wurde eine hohe Topoisomerase-IIα-Expression in Mammakarzinomen als prognostisch ungünstiger Faktor identifiziert.

Seit etlichen Jahren bereits ist die Topoisomerase Zielprotein unterschiedlicher Chemotherapeutika welche in kombinierten Schemata speziell bei der adjuvanten und neoadjuvanten Therapie fortgeschrittener Mammakarzinome eingesetzt werden. Da die Ansprechraten auf diese Therapien sehr unterschiedlich sind, ist es wünschenswert, Kriterien zu ermitteln anhand derer bereits bei Diagnosestellung der Therapieerfolg vorausgesagt werden kann. In-vitro-Untersuchungen haben gezeigt, dass die Chemosensitivität von Mammakarzinomzellen gegenüber Topoisomerase-Inhibitoren mit der zellulären Expression des Enzyms korreliert, welche wiederum durch Amplifikationen und Deletionen des kodierenden Gens moduliert werden kann.

Um diese Ergebnisse in vivo nachzuvollziehen untersuchten wir ein Kollektiv von 124 Patientinnen mit über 3 cm im Durchmesser großen primären Mammakarzinomen ohne Fernmetastasen. Die Patientinnen wurden mit sechs Zyklen einer kombinierten Chemotherapie mit dem Topoisomerase-IIα-Inhibitor Epirubizin behandelt. Die Bestimmung der Topoisomerase-IIα-Expression erfolgte durch Immunfärbung der prätherapeutischen Tumor-Stanzbiopsate mit dem monoklonalen Antikörper Ki-S7. Eine mammographisch ermittelte Reduktion des Tumorvolumens um 50% wurde als Ansprechen auf die Therapie gewertet. Es zeigte sich eine signifikante Korrelation zwischen Ansprechen auf die Therapie und einer Topoisomerase-Expression in mehr als 15% der Tumorzellen. Andere

prädiktive Faktoren für einen Therapieerfolg waren ein kleineres Tumorvolumen und eine Expression von Oestrogen-Rezeptoren. Aufgrund der zellzyklusabhängigen Expression der Topoisomerase IIα wurde auch der Ki-67 Index, gemessen mit dem Antikörper MIB-1, in einer multivariaten Analyse der prädiktiven Faktoren mit einbezogen. Dieser Faktor erreichte jedoch im Gegensatz zu dem Ki-S7 Index keine unabhängige Signifikanz.
Aus den Ergebnissen lässt sich folgern, dass die immunhistochemische Bestimmung der Topoisomerase-IIα-Expression in Mammakarzinomen eine Voraussage hinsichtlich des Ansprechens auf eine zytotoxische Therapie mit Topoisomerase-Inhibitoren erlaubt. Diese Aussage könnte durch zusätzliche Bestimmung von Resistenzmechanismen noch verfeinert werden. Der Einsatz monoklonaler Antikörper gegen die Topoisomerase IIα an diagnostischen Stanzbiopsien von Mammakarzinomen könnte somit ein wichtiges Hilfsmittel für Entscheidungen bezüglich einer adjuvanten Chemotherapie werden.

S79

Die DPD als Schlüsselenzym des 5-FU-Metabolismus: Ursache für Resistenz und Grad-IV-Toxizität

D. Lüftner, K. Possinger
Med. Klinik und Poliklinik, Campus Charite Mitte,
Universitätsklinikum der Humboldtuniversität zu Berlin

Fluoropyrimidine sind Bestandteil zahlreicher Standardtherapieformen für die adjuvante wie auch die palliative Behandlung des Mammakarzinoms. Dazu zählen Schemata wie CMF oder das FEC-Schema nach Levine genauso wie die Gabe von oralen 5-FU-Analoga wie Capecitabine (oder UFT, für welches allerdings die Zulassung in Deutschland für das Mammakarzinom noch nicht vorliegt).
Der Metabolismus von 5-FU ist grundsätzlich zugunsten des Abbaus verschoben, was bedeutet, dass a priori 85% der verabreichten Substanz aufgrund des raschen Katabolismus die Tumorzelle nicht erreichen können. Das Schrittmacherenzym für diesen Abbau ist die Dihydropyrimidindehydrogenase oder DPD. Sie katalysiert den Abbau von 5-FU zu Metaboliten wie beta-Alanin, was unter anderem für die Entstehung von typischen Nebenwirkungen der niedrig dosierten Langzeitexposition mit 5-FU wie dem hand-and-foot-Syndrom verantwortlich gemacht wird.
Die Expression der DPD unterliegt einer Gaußschen Normalverteilung, was eine hohe Variabilität der Expression und damit des Wirkspiegels einerseits, aber auch der Metabolite und damit der Toxizität andererseits mit sich bringt. Bei sehr niedriger Expression kann die Exposition gegenüber dem zytotoxischen Agens so erhöht werden, dass sich hämatologische – und nicht-hämatologische Toxizitäten der Grade III–IV ergeben, was die Mortalität unter einer 5-FU-haltigen Therapie mit determiniert. Andererseits wird bei einer sehr hohen DPD-Expression das Zytostatikum weg metabolisiert und kann keinen ausreichenden Wirkspiegel erreichen, was einer In-vivo-Resistenz entspricht.
Die Ursachen für die niedrige DPD-Expression besteht in der Exon-14-Skippingdeletion, bei der am Ende des Exons 14 ein Glutamin durch ein Adenin-Nukleotid ausgetauscht wird, was letztendlich zu einer kompletten Deletion des Exon 14 im translatierten DPD-Protein führt. Die Prävalenz der heterozygoten Form der Exon-14-Skippingdeletion liegt bei 1% der Bevölkerung, wobei die Prävalenz einer Grad-IV-Toxizität unter diesen Mutationsträgern bei 43% aller behandelten Patienten liegt. Andererseits liegt die Prävalenz der Mutation bei den Patienten mit Grad-IV-Toxizität nur bei ca. 30%, d.h. andere Ursachen bedingen die Mehrzahl der iatrogen schwer gefährdeten Patienten. Es ist auch zu beachten, dass ca. 2/3 der Patienten mit Grad-IV-Toxizität und Mutation nicht an den Nebenwirkungen versterben.
Ob die Empfehlung, vor Einleitung jeder 5-FU-haltigen Chemotherapie eine Testung auf die DPD-Exon-14-Deletion durchzuführen, aus medizinischer wie auch aus ökonomischen Gründen generalisiert werden soll, wird aktuell in den Fachgremien diskutiert. Bislang konnte keine übergreifende Einigung erzielt werden, allerdings wurde nunmehr erstmalig die Empfehlung zur Testung in die Produktinformation eines Folinsäure-Herstellers aufgenommen.

S82

Stadienverteilung im nationalen und internationalen Vergleich

K. Giersiepen
Bremer Institut für Präventionsforschung und Sozialmedizin (BIPS), Bremen

Zielsetzung: Für 2003 ist die flächendeckende Einführung des Mammographiescreenings für Frauen im Alter von 50–69 Jahren geplant. Der Anteil der jetzt schon durch opportunistische Mammographien im Frühstadium erkannten Karzinome ist nicht bekannt, näherungsweise kann er mit dem Anteil der Tumoren mit bis 10 mm (T1a,b nach TNM) bzw. bis 20 mm Durchmesser (T1) bei Diagnosestellung geschätzt werden. **Materialien und Methoden:** Die Daten aus deutschen Krebsregistern zur Tumorstadienverteilung bei Frauen im Alter von 50–69 Jahren mit einer Brustkrebsdiagnose in 1999 (einschließlich In-situ-Tumoren: ICD10: C50, D0.05) und der regionäre Lymphknotenbefall (N) bei invasiven Tumoren werden verglichen mit der Situation in Ländern mit etablierten Mammographie-Screening-Programmen. **Ergebnisse:** Der Anteil der Brusttumoren mit bis zu 10 mm Durchmesser betrug in Deutschland zwischen 12% und 23%. In den Niederlanden lag dieser Wert 1996 bei 25%. Der Anteil der Brusttumoren mit bis zu 20 mm Durchmesser betrug in Deutschland zwischen 44% und 59%, in den Niederlanden 64%, in den West-Midlands, GB, 1996–97 66%. Der Anteil der Brusttumoren ohne regionäre Metastasierung (N0) betrug in Deutschland im Median 53%, in den Niederlanden 60%.**Zusammenfassung:** Der Anteil kleiner Brusttumoren bei Diagnosestellung ist in Deutschland schon vor Beginn des organisierten Mammographiescreenings nicht zu vernachlässigen, liegt aber unter den in den Niederlanden bzw. den West-Midlands beobachteten Anteilen für kleine Brusttumoren. Der von einem organisierten Programm erwartete Nutzen sollte für die gesamte Screening- und Therapiekette bis hin zur Mortalität evaluiert werden und verglichen werden mit Regionen, in denen bis zur Einführung opportunistisches Screening praktiziert wurde bzw. wird.

S84

Facetten diagnostischer Möglichkeiten bildgebender Verfahren zur Klärung auffälliger Veränderungen des Drüsenkörpers der Brust

A. Rieber
Abteilung für Röntgendiagnostik und Nuklearmedizin,
Krankenhaus München Neuperlach

Zur Mammakarzinomdiagnostik kommen im wesentlichen 3 Verfahren zum Einsatz: Die Palpation, die Mammographie und der Ultraschall. Die Mamma-MRT hat sich zudem bei gezielten klinischen Fragestellungen (z.B. Rezidivdiagnostik, Tumordiagnostik bei axillären Lymphknotenmetastasen, Ausschluss/Nachweis der Multizentrizität) einen hohen Stellenwert in der Mammadiagnostik erobert.
Die Mammographie ist aufgrund ihrer hohen Verfügbarkeit, ihrem relativ geringem Aufwand und wegen ihrer guten Sensitivität bei zufrieden stellender Spezifität das wichtigste bildgebende Verfahren. Zudem ist es das einzige Verfahren, das zuverlässig Mikrokalzifikationen darstellen kann und damit mit einer ausreichenden diagnostischen Genauigkeit In-situ-Karzinome diagnostizieren lässt. Die mammographische Befundung sollte nach der BIRADS-Klassifikation erfolgen. Diese ist klar definiert und darauf ausgerichtet, eine klare und genaue Beschreibung der erhobenen Befunde zu ermöglichen und Zweideutigkeiten auszuschließen. Aus der Befundung wird eine klare Empfehlung abgeleitet, die auch die Empfehlung einer weiteren Bildgebung oder die Abklärung mittels bioptischer Verfahren mit einschließt. Alle anderen Verfahren wie szintigraphische Verfahren, die PET, die Thermographie, die Elastographie oder sonstige sind entweder aktuell Gegenstand klinischer Forschung (PET, Elastographie), spielen keine nennenswerte Rolle in der Routinediagnostik (Szintigraphie), haben nur einen sehr eingeschränkten Indikationskatalog (Galaktographie bei der pathologischen Sekretion) oder sind obsolet (Thermographie).
Es werden die wichtigsten diagnostischen bildgebenden Verfahren vorgestellt und anhand der jeweiligen Befundungskriterien die Möglichkeiten der nichtinvasiven differentialdiagnostischen Abklärung aufgezeigt.

S85
Minimal invasive Biopsien – Vorteile und Nachteile

H. Kronsbein
Institut für Pathologie, Klinikum Fulda

Bei der minimal invasiven Diagnostik von Mammatumoren sind nach der Entnahmetechnik sowie der davon abhängigen Qualität des Untersuchungsgutes und besonders nach dem Indikationsspektrum vier prinzipiell verschiedene Verfahren zu unterscheiden:
Zytologische Feinnadelpunktionen von soliden Tumoren haben sich (zumindest in Deutschland) nicht durchsetzen können, weil diese sowohl vom Punkteur wie vom Zytologen sehr viel Erfahrung erfordern und bei hoch differenzierten Karzinomen wegen fehlender zytologischer Atypien prinzipiell keine eindeutige Diagnose erlauben. Feinnadelpunktionen von Mammazysten sind dagegen technisch einfach und auch wegen des damit verbundenen therapeutischen Effektes bewährt.
Sonographisch gesteuerte Stanzbiopsien haben bei entsprechend abgrenzbaren Herden auch im Bereich von 1 cm Größe eine fast hundertprozentige Treffsicherheit, wenn der Punkteur trainiert und technisch optimal ausgerüstet ist. Das bei der Stanzung durch die hohe Geschwindigkeit (100 km/h) eintretende Gewebstrauma führt nicht nur zu lokalen Hämatomen sondern auch zu Dislokationen von tumorösen Mikrofragmenten, was besonders bei stromaarmen Tumoren wie muzinösen und papillären Karzinomen zu berücksichtigen ist. Die histo-technische Verarbeitung der gewöhnlich 1,5 cm mm dicken und bis 2 cm langen Gewebszylinder ist mit normalen aber auch zeitlich verkürzten Verfahren möglich, so dass nach 6 bis 24 Stunden eine definitive histologische Diagnose erfolgen kann. Kritisch zu hinterfragen bleibt, ob das Material für den gesamten Tumor repräsentativ ist, besonders bei negativen Befunden von therapierelevanten immunhistologischen Untersuchungen, die prinzipiell ohne Einschränkung möglich sind.
Radiologisch gesteuerte Vakuumsaugbiopsien dienen zur Diagnostik sonographisch und palpatorisch nicht abgrenzbarer Läsionen, die vornehmlich durch ihr Verkalkungsmuster tumorsuspekt sind. Der Aufwand der Gewebsentnahme ist methodisch und zeitlich höher als bei Stanzbiopsien. Durch geringe Änderungen der Lage einer einmal eingebrachten, seitlich gefensterten Hohlnadel können sukzessive multiple (15 bis 30) Gewebszylinder entnommen werden, die gewöhnlich 3 mm dick und bis 3 cm lang sind. Sie erlauben bei entsprechender Vorgehensweise eine exakte topische Zuordnung zu den benachbarten Entnahmestellen und eine mittels Präparatradiographie mögliche Ortung von Mikroverkalkungen, die bei der histologischen Aufarbeitung mit Stufenschnitten zu sichern sind. Derartig können kleinherdig gruppierte Mikroverkalkungen vollständig entfernt werden. Ziel der Maßnahme ist jedoch die Abklärung, wodurch die Kalzifikationen und Sklerosierungen entstanden sind, nicht eine «Entkalkung» einer Mammographie.
Mikrochirurgische Mammabiopsien mittels spezieller großkalibriger Instrumente sind geeignet, umschriebene Herde von gut 1 cm Größe im Ganzen komplett zu entfernen. Die Verfahren stehen damit im Grenzbereich zu übliche OP-Techniken, so dass Aufwand und Nutzen gegen diese abzuwägen sind.

S86
Offene Biopsie mit Schnellschnitt – Nachteile und Vorteile

K. Koretz, P. Möller
Institut für Pathologie der Universität Ulm

Zur histologischen Diagnosesicherung einer suspekten Mammaläsion gilt die Stanzbiopsie heute immer mehr als Methode der Wahl. Falls hiermit kein eindeutiges Ergebnis erzielt werden kann, ist die histologische Abklärung durch die Exstirpation des unklaren Befundes erforderlich. Ob eine intraoperative Diagnosesicherung durch den Schnellschnitt sinnvoll oder möglich ist, hängt von verschiedenen Faktoren ab.
Die intraoperative Schnellschnittuntersuchung an Gefrierschnitten ist qualitativ schlechter als die Paraffinschnittaufarbeitung und daher nur gerechtfertigt, wenn sich daraus Konsequenzen für das operative Vorgehen ergeben. Gründe für eine intraoperative Schnellschnittuntersuchung sind die sofortige histopathologische Diagnose, die Beurteilung der Tumorgröße, der Schnittrandsituation und eventuell die Gewinnung von Gewebsmaterial für nicht-paraffingängige Untersuchungen. Gründe gegen eine intraoperative Schnellschnittuntersuchung sind im allgemeinen nicht-palpable und makroskopisch nicht erkennbare Läsionen, zu kleine Biopsien und wenn Texturstörungen wegen technischer Insuffizienz drohen. Die diagnostische Aussagekraft des Schnellschnitts bezüglich der Treffsicherheit ist gemäß größerer Untersuchungsserien hoch. Die Frequenz nichteindeutiger Diagnosen, falsch-negativer Befunde, falsch-positiver Ergebnisse und die Überbewertung im Schnellschnitt hängt außer von Gewebsfaktoren von der diagnostischen Erfahrung des Pathologen ab. Der falschpositive Befund tritt am seltensten auf, die Rate geht in vielen Untersuchungsserien gegen Null.
In allen Fällen ohne eindeutige diagnostische Aussage muss das Paraffinschnittergebnis und eventuelle Zusatzuntersuchungen abgewartet und eventuell operativ zweizeitig vorgegangen werden. Durch die präoperativen Stanzbiopsien wird die Frequenz der Schnellschnitte bezüglich der Frage «Dignität» reduziert werden.

S88
Erfahrungen in Nordrhein-Westfalen

H.G. Bender
Frauenklinik, Medizinische Einrichtungen der Universität Düsseldorf

In der koordinierten Einrichtung von Brustzentren hat das Land Nordrhein-Westfalen eine gewisse Vorreiterrolle übernommen. Dies ist einerseits damit zu erklären, dass aufgrund lokaler Problemkonstellationen, andererseits aufgrund von einer Welle unkontrolliert sich selbst ernennender Brustzentren ein politischer Handlungsbedarf gesehen wurde.
Im nordrhein-westfälischen Gesundheitsministerium wurde daraufhin eine Arbeitsgruppe unter dem Gesamttitel «Konzertierte Aktion gegen den Brustkrebs» eingerichtet, in dem eine Unterarbeitsgruppe sich mit der Frage Definition und den Anforderungen an Brustzentren beschäftigte. In dem Abstimmungsprozess erwies es sich als ein Problem, dass von verschiedenen Seiten (Deutsche Krebsgesellschaft, Deutsche Gesellschaft für Senologie etc.) Konzepte zur gleichen Zielsetzung in Bearbeitung waren.
Ein nicht unbedingt förderlicher Druck kam in die Diskussion durch den Wahltermin September 2002, in dessen Vorfeld überraschenderweise ein bilaterales Vertragswerk zwischen KV und Kostenträgern präsentiert wurde ohne, dass die in den Arbeitsgruppen vorher empfohlene einheitliche Datenerhebung zur Qualitätssicherung und zur Steuerung des weiteren Etablierungsprozesses als Bestandteil erkennbar waren. Erst sekundär konnten erhebliche Anstrengungen verschiedener Seiten dazu führen, dass der stationäre Teil im Gesamtkonzept eine Berücksichtigung fand und dass auf sekundärem Weg auch eine einheitliche und durchgehende Datenerhebung zwischen Klinik und Praxis vorgesehen ist. Der kürzlich vorgenommene Start des DMP Mammakarzinom hat zusätzlichen Einfluss auf die Brustzentren Etablierung gehabt. Erste Erfahrungen werden während des Kongresses vorgestellt werden können.

S89
Brustzentren aus der Sicht der Kooperation für Transparenz und Qualität im Krankenhaus (KTQ®)

H.G. Krumpaszky, F. Stobrawa
Bundesärztekammer, Dezernat III, Qualitätssicherung, Köln

Sachstand KTQ®: Ziel von KTQ® ist, Krankenhäuser zu motivieren, das Qualitätsmanagement patienten- und mitarbeiterorientiert weiterzuentwickeln. Fast ein Drittel der offen formulierten Kriterien von KTQ® betreffen die Patientenorientierung. Zertifizierte Häuser gewährleisten durch einen standardisierter Qualitätsbericht Transparenz nach außen. Die Deutsche Krebsgesellschaft (DKG) und die Deutsche Gesellschaft für Senologie haben ein Zertifizierungsverfahren für «Brustzentren» entwickelt. Hierbei wurden konkrete Vorgaben entwickelt, welche erfüllt werden müssen, um das DKG/DGS Zertifikat zu erhalten. Aus Sicht der KTQ® ergeben sich folgende Einschätzungen: **Gemeinsamkeiten von KTQ® und DKG/DGS-Verfahren:** In beiden Verfahren steht die Patientenorientierung im Mittelpunkt der Bewertung. In beiden Verfahren wird eine erfolgreiche Selbstbewertung vor einer Fremdbewertung gefordert. In beiden Verfahren wird das Peer Prinzip verfolgt. Das Qualitätsmanagement wird von fachlich und beruflich gleichgestellten Visitoren (KTQ®) bzw. Fachexperten (DKG/DGS) bewertet. Beide Verfahren weisen eine an das Krankenhaus angepasste QM-Philosophie auf. **Unterschiede von KTQ® und DKG/DGS-Verfahren:** KTQ® sieht ausschließlich eine Zertifizierung für das ganze Haus vor, das DGK/DGS-Verfahren will eine «Qualitätsprüfung» für eine Einheit «Brustzentrum». Die KTQ® prüft übergreifende medizinische Sachverhalte (z.B. Orientierung der Behandlung an Leitlinien und Standards) aufgrund offen formulierter Kriterien. Das DKG/DGS Verfahren prüft die Einhaltung fest vorgegebener medizinischer «Standards» im Detail (z.B. Personalschlüssel). **Schlussfolgerungen:** Bei Würdigung der derzeit vorhandenen Informationen des DKG/DGS-Verfahrens sind mögliche Synergien zwischen KTQ® und DKG erkennbar: KTQ® prüft das Qualitätsmanagement des Krankenhauses auf globaler Ebene, das DKG/DGS-Verfahren untersucht die Qualität der Versorgung von Brustkrebspatientinnen. Für die praktische Arbeit wäre ein «Überleitungsschlüssel» zwischen den Verfahren hilfreich.

S93

Expression profiling changes treatment in breast cancer

B. Weigelt, L.J. van't Veer
The Netherlands Cancer Institute, Amsterdam, The Netherlands

Microarray gene expression profiling combined with advanced bio-informatics is beginning to show its power in delineating disease entities that are otherwise indistinguishable. This refinement in tumor classification allows a more accurate prediction of outcome of disease for patients that present with the same stage of disease based on conventional clinical and histopathological criteria. Gene activities determining the biological behaviour of the tumor may indeed be more likely to reflect the aggressiveness of the tumor than general parameters like tumor size, age of the patient, or even tumor grade. Therefore, the immediate clinical consequences are that treatment schemes can be tailored based on the gene activity patterns of the primary tumor.

We used gene expression profiling with DNA microarrays harboring 25.000 genes on 78 primary breast cancers of young lymph node negative patients to establish a signature, predictive for a short interval to distant metastases. This 'poor prognosis' signature consists of genes involved in cell cycle, invasion and angiogenesis. The prognosis signature is superior to currently available clinical and histo-pathological prognostic factors in predicting outcome of disease (OR=18 (95% CI 3.3-94), p<0.001, multivariate analysis). At present we have validated our findings of this poor prognosis profile on a large independent series of LN0 as well as LN+ (lymph node positive) young breast cancer patients (n=187). Preliminary analysis confirms that the profile is a strong factor in predicting outcome of disease for LN0 patients (OR=17). Furthermore, the profile is as powerful for LN+ patients (OR=12).

Nowadays, consensus guidelines in the management of breast cancer select up to 90% of lymph node negative young breast cancer patients for adjuvant systemic therapy (e.g., St Gallen). As 70–80% of these patients would have remained disease-free without this adjuvant treatment, these patients are 'overtreated'. Our 'poor prognosis' signature provides a novel strategy to accurately select patients who would benefit from adjuvant systemic therapy and can greatly reduce the number of patients that receive unnecessary treatment.

Furthermore, we used gene-expression profiling to show that human primary breast tumors are strikingly similar to the distant metastases of the same patient. Our findings suggest that metastatic capability in breast cancer is an inherent feature, and is not based on clonal selection.

S95

Microarray Technologie: Anwendungen in Frühdiagnose, Krankheitsprognose und Analyse des Behandlungserfolgs

J.D. Hoheisel
Abteilung für Funktionelle Genomanalyse,
Deutsches Krebsforschungszentrum (DKFZ), Heidelberg

Die Arbeiten der Abteilung Funktionelle Genomanalyse zielen auf die Entwicklung und unmittelbare Nutzung neuer Technologien zur funktionellen Analyse der zellulären Umsetzung genetischer Information und der Regulation dieser Vorgänge. Ein Schwerpunkt liegt im Gebiet der DNA-, Protein- und Peptid-Microarrays. Die Bestimmung der Expression aller Gene einer Zelle oder eines Gewebes ist dabei ein wichtiges Feld. Vergleichende Studien der Transkription und Proteinexpression aller Gene und der sich daraus ergebenden (phänotypischen) Konsequenzen sind im Gange und werden weiter vertieft. Gleichzeitig wird Chip-basierende Genotypisierung für Untersuchungen von Patienten- und Kontrollgruppen im Bereich Molekulare Epidemiologie sowie zur Charakterisierung pathogener Organismen und Viren genutzt. Ähnliche Verfahren erlauben auch Aussagen über epigenetische Veränderungen. Möglichkeiten und Probleme dieser und anderer Anwendungen werden diskutiert. (www.dkfz.de/funct_genome)

S96

Risk Assessment mittels Molecular Profiling: Ein prognostischer Algorithmus für das primäre Mammakarzinom ohne Nodalstatus

S. Eppenberger-Castori
Stiftung Tumorbank Basel, Riehen, Dept. Research,
University Clinics, Basel

Zielsetzung: Die Tumorbiologie beeinflusst die Veränderungen der histopathologischen und biomolekularen Profile während der Onkogenese, Progression und der Metastasierung. Das Ziel dieser retrospektiven Studie war abzuklären, ob spezifische tumorbiologische Faktoren eine klinisch, relevante prognostische Aussage erlauben ohne Nachweis des Nodal Status. **Materialien und Methoden:** Die tumorbiologischen Faktoren wurden mit verschiedenen quantitativen immunologischen Verfahren in frisch gefrorenen Tumorbiopsien von 600 Patientinnen gemessen. Die Resultate der Untersuchungen und die klinische Daten wurden mit klassischen statistischen Verfahren wie Cox und logistische Regressionen sowie mit Maschinellen Verfahren wie Klassifikationsbäume und Neuronale Netzwerke analysiert. **Ergebnisse:** Die erhaltenen Algorithmen zeigten, dass die Kombination von relevanten tumorbiologischen Faktoren Subpopulationen von Patientinnen mit sehr hohen und sehr niedrigen Risiken identifizieren kann. Die Genauigkeit und Aussagekraft der erhaltenen Modelle konnte durch die Berücksichtigung des Nodalstatus nicht zusätzlich verbessert werden. **Zusammenfassung:** Quantitative Bestimmungen der Protein-Expression von relevanten tumorbiologischen Faktoren erlauben Algorithmen herzustellen, die das Risiko einer Patientin mit Mammakarzinom sehr genau definiert. Diese Methode kann in Zukunft in Kombination mit dem Sentinel-Lymphknoten-Verfahren unnötige Axilla-Revision vermeiden, insbesondere bei Patientinnen mit einem niedrigen Risiko.

S97

Multicenter-Studie zur Sinnhaftigkeit stationärer onkologischer Rehabilitationsmassnahmen bei Brustkrebspatientinnen

J. Barth[1], A. Lübbe[2], D. Berger[3], H.O. Klein[3]
[1]Rehabilitationsklinik Nordfriesland, St. Peter-Ording;
[2]Cecilienklinik, Bad Lippspringe; [3]Arbeitsgemeinschaft für
Krebsbekämpfung im Lande Nordrhein-Westfalen, Bochum

Zielsetzung: Ziel der Studie war die Überprüfung der Effektivität einer fachspezifischen Rehabilitation unter stationären Bedingungen zu verschiedenen Messzeitpunkten während der Rehabilitation sowie eine katamnestische Nachuntersuchung nach 6 und 12 Monaten nach Ende der Rehabilitation mit Überprüfung medizinisch-funktioneller Daten und Parametern der Lebensqualität. **Patientinnen und Methoden:** 165 Frauen nach Akuttherapie eines Mamma-Ca im WHO-Stadium I–III mit einem Altersmedian von 55 Jahren wurden in die Studie eingeschlossen. Relevante krankheitsassoziierte Funktionsstörungen (Lymphödemrate und -ausmaß, Vorhandensein und Ausmaß von Einschränkungen der Schulterbeweglichkeit, Leistungseinschränkungen in der Fahrradergometerbelastbarkeit) wurden ebenso wie Lebensqualitätsparameter (EORTC-QLQ-C30, SF36) zu Beginn, während und am Ende des stationären Rehabilitationsaufenthaltes quantifiziert. Über standardisierte und validierte Fragebögen wurden die psychosozialen Parameter analysiert. Die Mindestaufenthaltsdauer der Patientinnen betrug 3 Wochen. Die Katamneseerhebungen erfolgten nach 6 und 12 Monaten. **Ergebnisse:** Die stationäre onkologische Rehabilitation führte zu einer deutlichen Besserung von Einschränkungen der Schulterbeweglichkeit; bei 24 von 63 Patientinnen konnten die Einschränkungen komplett beseitigt werden. Auch Lymphödeme ließen sich deutlich bessern, in 30% der Fälle war ein Lymphödem am Reha-Ende nicht mehr nachweisbar. Die Parameter der körperlichen Leistungsfähigkeit (WHO-Performance-Index) und die Ergometerleistung ließ sich signifikant steigern. Bei nahezu allen psychosozialen Parametern des QLQ-C-30 und der SF-36-Subskalen kam es zu signifikanten Besserungen am Reha-Ende, die sich auch in den Katamneseerhebungen als stabil erwiesen. **Zusammenfassung und Diskussion:**Diese prospektive, groß angelegte Studie konnte im Vergleich zum Ausgangspunkt eine über die Rehabilitationsdauer anhaltende, signifikante Verbesserung wichtiger funktioneller und lebensqualitätsassoziierter Parameter nachweisen.

S98

Zielorientierte Evaluation onkologischer Rehabilitationsmaßnahmen bei Brustkrebspatientinnen: Abschließende Ergebnisse der kontrollierten Vergleichsgruppenstudie ZESOR

H.H. Bartsch , M.T. Moser, J. Weis
Klinik für Tumorbiologie, Institut für Rehabilitationsforschung und Prävention, Freiburg

Hintergrund: Die Effektivität stationärer onkologischer Rehabilitationsprogramme im Hinblick auf die gesundheitsbezogene Lebensqualität sowie weiterer Zielparameter ist im deutschsprachigen Raum bisher noch nicht unter kontrollierten Bedingungen untersucht worden. Zwar konnten bisherige Studien kurz- und mittelfristige Effekte unter Verwendung von Eingruppen-Prä-Post-Designs identifizieren, katamnestische Nacherhebungen hinsichtlich der langfristigen Effekte stationärer Maßnahmen zeigen jedoch widersprüchliche Trends. Gründe dafür lagen z.T. in der Inhomogenität der Studienpopulationen, der mangelnden Kontrolle prognostischer Faktoren und dem Fehlen einer adäquaten Kontrollgruppe. Im Rahmen der ZESOR-Studie werden erstmalig im deutschsprachigen Raum die Effekte stationärer onkologischer Rehabilitation im Rahmen eines prospektiven Vergleichssgruppendesigns analysiert. **Patienten und Methoden:** In dem drei Messzeitpunkte (T1: Aufnahme, T2: Abschluss der Reha-Maßnahme bzw. 4 Wochen nach T1, T3: 12 Monate nach T2) umfassenden prospektiven Design wurden 351 Frauen mit erstdiagnostizierten, nicht-metastasierten Brustkrebserkrankungen im Rahmen ihres Rehabilitationsaufenthaltes (AHB) untersucht. Für die Vergleichsgruppe konnten 103 Frauen am Ende der Primärbehandlung rekrutiert werden, die im Untersuchungszeitraum keine stationäre Rehabilitation in Anspruch nahmen. Variablen der gesundheitsbezogene Lebensqualität (EORTC-QLQ-C30) dienten als primäre Zielkriterien. Darüber hinaus wurden die psychische Befindlichkeit (HADS), die Krankheitsverarbeitung (TSK) sowie die psychosoziale Integration als sekundäre Zielkriterien eingesetzt. Die Ergebnisse wurden hinsichtlich prognostischen Faktoren und Umfang der Interventionen (Dosis) statistisch kontrolliert und mit varianzanalytischen Modellen (MANCOVA) analysiert. Zur Interpretation der Effekte kamen verschiedene Ansätze zur Bestimmung klinisch bedeutsamer Veränderungen zur Anwendung: (1) Berechungen der Effektstärken, (2) Statistiken zur reliablen Veränderung, (3) Kreuzvalidierung mit direkten Veränderungsmaßen und (4) normative Vergleiche. Ebenso kamen Strategien zur zielorientierten Evaluation an homogenen Subgruppen von Patientinnen (hinsichtlich Rehabilitationszielen, Zielerreichung und Inanspruchnahmeprofilen) zum Einsatz. **Ergebnisse:** Im Verlauf der Rehabilitation zeigen sich statistisch gesicherte Verbesserungen in allen Funktionsskalen und in fast allen Symptomskalen des EORTC-Instrumentes (p <.03). Effektstärkenberechungen belegen große Effekte in den Bereichen emotionales Funktionsniveau und allgemeiner Gesundheitsstatus, während mittlere Effekte in den Bereichen körperliches, soziales sowie Rollenfunktionsniveau erreicht wurden. Darüber hinaus zeigte sich, dass die erzielten Verbesserungen im Funktionsstatus über den Katamnesezeitraum von 12 Monaten relativ stabil blieben. Die vorliegenden Ergebnisse wurden durch vergleichende Analysen zwischen der Gruppen der Reha-Inanspruchnehmerinnen und der Vergleichsgruppe hinsichtlich der spontanen Verbesserung der Symptomatik ohne begleitende Therapie- oder Reha-Maßnahmen multivariat überprüft. **Zusammenfassung:** Die vorliegenden Ergebnisse belegen die Effekte der stationären Rehabilitation bei einer Gruppe von Frauen mit kurativen Brustkrebserkrankungen unter kontrollierten Bedingungen und liefern eine realistische Schätzung der Effektivität onkologischer Rehabilitationsmaßnahmen. Als ein wichtiges Ergebnis der Studie werden abschließend die methodischen Anforderungen für die Planung und Durchführung kontrollierter Studiendesigns in der Rehabilitationsforschung diskutiert und vor dem Hintergrund der in dieser Studie gemachten Erfahrungen kritisch reflektiert.

S99

Progredienzangst – Bedeutung und therapeutische Möglichkeiten*

P. Herschbach[1], P. Berg[1], G. Duran[1], U. Engst-Hastreiter[2], G. Henrich[1], M. Keller[3], S. Waadt[1]
[1]Institut und Poliklinik für Psychosomatische Medizin, Psychotherapie und Medizinische Psychologie, Technische Universität München; [2]Rehabilitationsklinik Wendelstein, Rheumazentrum Bad Aibling; [3]Psychosoziale Nachsorgeeinrichtung, Chirurgische Uniklinik Heidelberg

Zielsetzung: Die Furcht vor einem negativen Krankheitsverlauf ist die zentrale emotionale Belastung von Tumorpatienten. Die differenzierte diagnostische Erfassung und Therapie dysfunktionaler Progredienzangst (PA) erfordert neue eigenständige Verfahrensweisen. Gegenstand dieses zweiphasigen 5-jährigen Forschungsprojekts ist die Entwicklung eines Tests zur Erfassung von PA sowie einer entsprechenden Therapie für Patienten mit rheumatischen und Tumorerkrankungen. **Materialien und Methoden:** Auf der Basis der Untersuchung von 900 Reha-Patienten der fraglichen Erkrankungen wurde der Progredienzangstfragebogen (PA-F) entwickelt. In der zweiten Projektphase wird eine spezifische Gruppenspychotherapie entwickelt und in einem multizentrischen prospektiven randomisierten Vergleichsgruppendesign mit 4 Messzeitpunkten evaluiert. **Ergebnisse:** Der PA-F ist ein valider und reliaber Test zur Erfassung von PA. Er umfasst 43 Items bzw. fünf Skalen: Affektive Reaktionen, Partnerschaft/Familie, Beruf und Autonomieverlust und Angstbewältigung. Die häufigsten Ängste der Ca-Patienten beziehen sich auf Kontrolluntersuchungen, auf drastische Therapiemaßnahmen und die Familie. Die Therapie wird in drei Rehabilitationskliniken in Gruppen mit ca. 8 Teilnehmern für eine Dauer von 4 Doppelstunden durchgeführt. Sie orientiert sich an den Prinzipien der kognitiven Verhaltenstherapie. Die Pat. werden mit Ihrer PA konfrontiert und erlernen konkrete Angstbewältigungstechniken im Alltag. Zum gegenwärtigen Zeitpunkt sind 174 (von 324) Patienten behandelt worden. **Zusammenfassung:** PA ist die zentrale emotionale Belastung von Tumorpatienten. Es handelt sich um ein eigenständiges spezifisches Phänomen, das zu seiner Behandlung eine spezifische Psychotherapie erfordert. Alles deutet zur Zeit darauf hin, dass die direktive Konfrontation mit den Angst-Kognitionen der erfolgversprechende Weg ist.

*gefördert vom Bundesministerium für Forschung und Bildung und der Deutschen Rentenversicherung

S100
Vorschlag einer Basisdokumentation zur Qualitätssicherung der Rehabilitation von Brustkrebspatientinnen

R. Schröck[1], *L. Schmid*[2]
[1]Paracelsusklinik, Scheidegg; [2]Humaine Schlossbergklinik, Oberstaufen

Bustkrebspatientinnen weisen häufig umfangreiche Krankheits- und Behandlungsfolgestörungen auf, die sich nach ICF (WHO, 2001) klassifizieren und auch kodieren lassen. Eine zielorientierte zeitnahe Rehabilitation kann diese zu Beginn und am Ende der Rehamaßnahme wie auch die Prozessqualität erfassen und somit die Basis einer Erfolgsevaluation stellen.
Außerhalb von Studien ist bislang keine standardisierte Vorgehensweise etabliert, so dass bei jährlich über 25000 stationären MCA-Rehamaßnahmen in der BRD trotz eines umfangreichen Qualitätssicherungsprogramms des VDR keine Möglichkeit statistischer Ergebnis-Überprüfungen besteht.
Mit kritischer Auswahl zahlreicher bisher in Studien verwendeter Fremd- und Selbstbeurteilungsskalen, der klinisch notwendigen onkologischen Basisdaten sowie der Erfassung der Patientinnenstruktur und Komorbidität sowie bereits vorhandener Instrumente interner und externer Qualitätssicherung wird ein für die klinische Praxis ökonomisch einsetzbares und allgemein verwendbares Basis-Dokumentationssystem vorgestellt. Dabei sollen bisher bekannte Prognose-Parameter für die berufliche Wiedereingliederung und die Aktivitäten des täglichen Lebens erfasst und breitflächig zur Auswertung kommen können.
Bei anteiliger Verwendung des Doku-Systems in der ambulanten Nachsorge könnten mangelnde Langzeitwirkungen und Gründe für evtl. Reha-Misserfolge erkannt und für die beabsichtigte Entwicklung geeigneter ambulanter Reha-Programme nutzbar gemacht werden.
Die Arbeitsgemeinschaft Rehabilitation und Nachsorge in der Deutschen Krebsgesellschaft (ARNS) erscheint als geeignetes Forum in Zusammenarbeit mit den Fachgesellschaften und Versicherungsträgern einen Einigungsprozess zu einer gemeinsamen Reha-Dokumentation für die große Anzahl von Brustkrebspatientinnen erreichen zu können. Dies gäbe auch die Möglichkeit, im DMP Brustkrebs der Rehabilitation den erforderlichen Stellenwert zukommen zu lassen, der bisher fehlt.
Die anschließende Panel-Diskussion gibt Gelegenheit für die vorgeschlagene Weiterentwicklung.

S103
Tumorbiologische Faktoren für Prognose und Prädiktion

N. Harbeck
Frauenklinik der Technischen Universität München

Risikoadaptierte Therapieführung mit Abwägung von Rezidivrisiko, Therapiebenefit und Nebenwirkungen wird angesichts der zunehmenden Inzidenz früher Mammakarzinome immer wichtiger. *Prognose*faktoren helfen, Krankheitsverlauf prospektiv abzuschätzen, *prädiktive* Faktoren helfen Therapieerfolg und Therapieansprechen vorherzusagen.
Der Lymphknotenstatus ist der wichtigste Prognosefaktor beim Mammakarzinom, weitere prognostische Hinweise geben die etablierten Faktoren Alter, Tumorgröße, Grading, histologischer Typ und Steroidhormonrezeptorsstatus (Östrogen-, Progesteronrezeptor).
Beim nodalnegativen Karzinom (> 50% aller Patientinnen), kommt es aufgrund aktueller Konsensusempfehlungen zur Überbehandlung. Über 90% dieser Patientinnen erhalten derzeit eine adjuvante Systemtherapie, obwohl etwa 70% bereits durch alleinige lokoregionäre Therapie geheilt sind. Zur genaueren Risikoabschätzung wurden zahlreiche tumorbiologische Faktoren vorgeschlagen. Auf höchstem Evidenzniveau konnten beim nodalnegativen Karzinom bisher nur die Invasionsfaktoren uPA/PAI-1 durch eine Metaanalyse und eine Therapiestudie validiert werden. Die uPA/PAI-1 Bestimmung erfolgt im Primärtumorgewebeextrakt mittels standardisierter, qualitätskontrollierter ELISAs. Diejenigen 50% der nodalnegativen Patientinnen mit niedrigem uPA/PAI-1 haben eine exzellente Prognose und benötigen keine adjuvante Chemotherapie. Patientinnen mit hohem uPA/PAI-1 haben ein hohes Rezidivrisiko und profitieren von adjuvanter Chemotherapie. Neue Daten deuten auch auf eine prädiktive Bedeutung hin mit signifikant höherem Benefit von adjuvanter Chemotherapie bei hohem uPA/PAI-1 als bei niedrigem uPA/PAI-1. Für Tumorzellnachweis im Knochenmark oder Proliferationsfaktoren gibt es keine internationale methodische Standardisierung und Qualitätssicherung; weitere neue Prognosefaktoren (z.B. RNA Microarrays, Cyclin E) sind derzeit Gegenstand der Forschung und eignen sich noch nicht für die klinische Therapieentscheidung.
Klinisch relevante prädiktive Faktoren sind Steroidhormonrezeptorstatus für Ansprechen auf endokrine Therapie, Menopausenstatus für endokrine Therapieart sowie HER2 für palliative Trastuzumab-Therapie. Weitere «neue» tumorbiologische prädiktive Faktoren sind derzeit nicht auf höchstem Evidenzniveau validiert.

S105
Medikamentöse und chirurgische Prävention

C. Nestle-Krämling
Universitäts-Frauenklinik, Heinrich-Heine-Universität Düsseldorf

Einleitung: Die familiäre Karzinomanamnese ist einer der stärksten Risikofaktoren für die Entwicklung eines Mammakarzinoms und der Nachweis einer BRCA-Mutation geht mit einem bis zu 9-fach erhöhten Risiko einher. Präventionsstrategien zur Risikoreduktion beinhalten im Wesentlichen die intensivierte Früherkennung, medikamentöse Prävention sowie die prophylaktische Chirurgie. Für die einzelnen Maßnahmen ist zwischen 50% durch medikamentöse Prävention bis 95% Risikoreduktion durch prophylaktische Chirurgie zu erwarten. **Methoden:** Es wurde die Auswahl präventiver Strategien innerhalb des Beratungkonzeptes des deutschen Konsortiums zum familiären Mamma- und Ovarialkarzinom erhoben. Die medikamentöse Prävention wird im Rahmen einer randomisierten Studie zum Einsatz von GnRH-Analoga in Kombination mit Bisphosphonaten gegenüber einem alleinigen Screening (GISS-Studie) untersucht. Ein intensiviertes Früherkennungskonzept wird allen Frauen, die sich gegen prophylaktische Chirurgie entscheiden empfohlen. **Ergebnisse:** In Deutschland liegt der Anteil der Frauen, die sich operativ-präventiven Maßnahmen unterziehen mit ca. 10% aller beratenen Frauen insgesamt niedrig. 72% waren bereits an einem Mammakarzinom erkrankt und hatten sich in 60% der Fälle nur zu einer prophylaktischen Ovarektomie entschlossen. Nur 52% der Frauen stammten aus BRCA-positiven Familien. Die Teilnahme an einer medikamentösen Prävention unter Studienbedingungen in (GISS-Studie) liegt mit insgesamt unter 50 eingeschleusten Patientinnen ebenfalls sehr niedrig. **Zusammenfassung:** Selbst in der Gruppe mit dem höchsten Mammakarzinomrisiko wird die prophylaktische Chirurgie als bisher nachgewiesen sicherste Option zur Prävention kaum wahrgenommen. Ebenfalls wenig akzeptiert wird derzeit noch die Möglichkeit einer medikamentösen Prävention im Sinne einer hormonellen Downregulation. Demgegenüber steht eine gute Akzeptanz für ein intensivierten Früherkennungsprogramms wobei die Daten zur Effizienz noch erarbeitet werden müssen.

S106
Klinische Besonderheiten hereditärer Karzinome

B. Kuschel
Frauenklinik der Technischen Universität München

1–5% aller Mammakarzinome werden mit autosomal dominant vererbten Keimbahnmutationen auf den Genen BRCA1 und BRCA2 in Verbindung gebracht. Vererbte Mutationen in anderen Tumorsuszeptibilitätsgenen wie p53, PTEN, ATM oder Mismatch-Repair-Genen werden für weniger als 1% aller Mammakarzinome verantwortlich gemacht. Hereditäre Mammakarzinome unterscheiden sich von sporadischen Fällen durch das frühere Erkrankungsalter, die höhere Prävalenz von bilateralen Manifestationen und einer größeren Anzahl von assoziierten Tumoren in den betroffenen Familien. Histologie, Morphologie und Metastasierungsmuster verhalten sich bei hereditären und sporadischen Mammakarzinomen ähnlich. BRCA1 assoziierte Mammakarzinome sind histologisch oft undifferenzierter, überexprimieren das Tumorsuppressorprotein TP53, sind Her-2- und Hormonrezeptor-negativ. Daraus resultiert bei BRCA1-Mutationsträgerinnen ein aggressiveres Tumorwachstum und möglicherweise eine schlechtere Prognose. Medulläre Mammakarzinome kommen bei BRCA1-Mutationsträgerinnen häufiger vor. In dem Vortrag werden aktuelle Daten zu den klinischen Charakteristika hereditärer Karzinome dargestellt und ihre Konsequenzen im Hinblick auf Beratung, Prävention und Früherkennung diskutiert.

S107

Allgemeine Nutzen/Risiko-Beurteilung der Hormontherapie (HT)

A.O. Mueck
Schwerpunkt für Endokrinologie und Menopause, Universitäts-Frauenklinik, Tübingen

Die Women's Health Initiative (WHI), wurde abgebrochen, da sich unter der HT ein erhöhtes Risiko für Mammakarzinom (MCa) zeigte und andererseits keine Prävention von Herz-Kreislauferkrankungen (HK) erreicht wurde. Trotz erheblicher Mängel (z.B. Entblindung in 40%), hat die WHI eine allgemeine Diskussion zur HT ausgelöst. Eine Beurteilung muss jedoch auf Basis der gesamten Datenlage erfolgen. **Methodik:** Plazebokontrollierte Studien (Evidence level I, Ev-I) vorliegend zur Sekundär- (nicht Primär-) Prävention von HK wie WHI, HERS I, PHASE, WHISP, ESPRIT, WEST, EVTET, mit Surrogate-Endpunkten ERA, WAVE, EPAT, PHOREA und WAVE. Zu MCa keine Studie Ev-I mit mindestens 10jähriger Dauer, notwendig für Kausalzusammenhänge; wichtigste Datenbasis Oxford-Reanalyse von 51 Studien, d.h. Beobachtungsstudien (Ev-II). Für vasomotorische und urogenitale Beschwerden Ev-I, auch zur Osteoporose, Kolon- und Endometriumkarzinom. Ovarialkarzinom (OvCa) und M.Alzheimer nur nach Ev-II zu bewerten. **Ergebnisse:** Nutzen: vasomotorische und urogenitale Beschwerden sowie Prävention von Osteoporose und Kolonkarzinom. Nutzen auf Basis Ev-II für Primärprävention M. Alzheimer und HK, bestätigt auch durch experimentelle, nach Ev-I(!) durchgeführte Studien. Risiken: Venenthrombosen, initial Reinfarkte/Insulte bei vorliegender Arteriosklerose, ab 5.Jahr für MCa (Proliferation vorhandener Malignome), möglicherweise durch Gestagenzusatz verstärkt, keine erhöhte Mortalität, eher bessere Prognose. Risiko für ECa durch Gestagenzusatz vermieden, evtl. auch für OvCa.
Schlussfolgerung: Indikationen wurden reproduzierbar bestätigt; prognostisch relevante Risiken erfordern HT mit geringstmöglichen Dosierungen und individuelle, z.B. jährliche Therapieentscheidung. Aufklärung der Frauen sollte jedoch auch Mängel der Studien und Benennung der absoluten Risiken beinhalten, z.B. in der WHI Risiken jeweils für 0,1% der Behandelten pro Jahr.

S109

Hormon-Ersatztherapie und Brustkrebsrisiko – erste Ergebnisse einer Deutschen Fall-Kontroll-Studie

*GENICA Konsortium: «The Interdisciplinary Study **G**roup on Gene-**EN**vironment **I**nteraction and Breast **CA**ncer in Germany»*
Y. Ko[4], C. Baisch[4], H. Brauch[1], T. Brüning[2], U. Hamann[3], V. Harth[2], C. Justenhoven[1], M. Kappler[2], B. Pesch[2], C. Pierl[2], S. Rabstein[2]
[1]Dr. Margarete Fischer-Bosch-Institut für Clinical Pharmacology, Stuttgart; [2]Berufsgenossenschaftliches Forschungsinstitut für Arbeitsmedizin (BGFA), Bochum; [3]Deutsches Krebsforschungszentrum, Heidelberg, [4]Medizinische Universitäts- und Poliklinik, Bonn

Einleitung: Hormon-Ersatztherapie (HRT) postmenopausaler Frauen wird in Verbindung mit einem erhöhten Brustkrebsrisiko gebracht, jedoch fehlen deutsche Daten hierzu. Wegen der hohen Prävalenz der HRT und der überlappenden Altersverteilung von HRT und Auftreten von Brustkrebs, ist davon auszugehen, dass viele Tumoren der Brustdrüse unter eine laufenden HRT wachsen. Eines der Ziele unserer Studie ist die Schätzung des Brustkrebsrisikos unter HRT in zeitlichem Zusammenhang mit dem Auftreten von Brustkrebs und beeinflussenden Faktoren um Untergruppen mit erhöhtem Risiko zu erkennen. **Design und Methoden:** Ausgangssituation ist eine bevölkerungsbezogene deutsche Fall-Kontroll-Studie aus der Region Bonn, mit 691 inzidenten Bruskrebsfällen und 724 Kontrollen aus der Region, Häufigkeits-gematched nach Alter. Eine stratifizierte Analyse wurde für alle Frauen und Frauen mit natürlicher Menopause durchgeführt. Es wurden Odds Ratios (OR) und 95% Konfidenz-Intervalle (CI) für das Auftreten von Brustkrebs geschätzt. Eine Adjustierung wurde nach Alter und potentiellen Einflussgrößen (Confounder) mit Hilfe einer logistischen Regression durchgeführt. **Resultate:** Nahezu 70% aller Kontrollen im Alter zwischen 50 und 70 Jahren haben jemals eine Hormonersatztherapie eingenommen. Unter den HRT-nutzenden Fällen mit natürlicher Menopause, waren 50% Langzeit-Nutzende (10 und mehr Jahre) und 87% nahmen HRT bis zum Zeitpunkt der Diagnose Brustkrebs ein. Langzeit-HRT Einnahme war mit einem erhöhten Brustkrebsrisiko verbunden (OR 1.78, 95% CI 1.12–2.84) bei Frauen mit natürlicher Menopause, nicht in Frauen nach bilateraler Ovarektomie (OR 0.86, 95% CI 0.26–2.78). Bei Frauen mit natürlicher Menopause und Langzeit-Einnahme bis zur Diagnose Brustkrebs, war die HRT mit einem Risiko von 1.98 (95% CI 1.21–3.24) assoziiert. Die Einnahme von orale Kontrazeptiva war weder mit einem erhöhten Brustkrebsrisiko verbunden, noch mit einer Beeinflussung des HRT-Brustkrebs-Risikos. Viele Mammographien zeigten sich als Risikofaktor (OR 2.58; 95% CI 1.22–5.49, für 20+ Screens bis 2 Jahre vor dem Interview, in allen Frauen) und interagierten mit der HRT-Einnahme. Das Langzeit HRT Risiko in Frauen mit natürlicher Menopause und 10+ Mammographien ergab eine erhöhtes Risiko von OR 4.04 (95% CI 1.10–14.81). **Zusammenfassung:** Langzeit-HRT-Einnahme bei Frauen mit natürlicher Menopause, nicht bei Frauen mit operativ-bedingter Menopause, ist ein Risikofaktor für Brustkrebs. Das Risiko ist erhöht bei Frauen unter laufender HRT und bei Frauen mit häufigen Mammographien. Die Gründe für die häufigen Mammographien, z.B. Kontrollen von benignen Prozessen, HRT selbst usw. müssen noch weiter analysiert werden.
Gefördert durch das BMBF 01 KM 9975/5, /X und 0114

S110

Offene Fragen zu Mammakarzinom und HRT

W. Braendle
Poliklinik für gynäkologische Endokrinologie und Reproduktionsmedizin, Zentrum für Frauen-, Kinder- und Jugendmedizin, Universitätsklinikum Hamburg-Eppendorf

Das Risiko eines Mammakarzinoms korreliert mit der Anzahl der Zyklen, die eine Frau im Laufe ihres reproduktiven Lebens erlebt. Dabei liegt die Größenordnung in dem gleichen Bereich wie die Dauer einer postmenopausalen Hormonsubstitution mit Estrogenen und Gestagenen. Wahrscheinlich sind es nicht die Estrogene alleine, die bei langzeitiger zyklischer Einwirkung mit einer erhöhten Inzidenz an Mammakarzinomen einhergehen, sondern die zyklische oder kontinuierlich-kombinierte Substitution mit Estrogenen und Gestagenen. Aus der großen Re-Analyse der Collaborative Group on Hormonal Factors in Breast Cancer wissen wir, dass das relative Risiko einer Brustkrebsdiagnose um einen Faktor von 1,023 pro Anwendungsjahr erhöht ist. Die WHI-Studie fand eine erhöhte Inzidenz an Mammakarzinomen in der gleichen Größenordnung in der Gruppe der Frauen, die CEE plus Medroxyprogesteronacetat erhielten, dies wurde als Grund genannt, warum dieser Studienarm abgebrochen wurde. Der Studienarm mit der alleinigen Estrogen-Substitution wird hingegen weiter fortgeführt. Ob grundsätzlich alle zyklischen oder kontinuierlich kombinierten Substitutionen mit Gestagenen eine erhöhte Inzidenz an Mammakarzinomen zur Folge haben, ist bisher nicht hinreichend geklärt. Eine 2002 in Deutschland begonnene Studie, in der prospektiv 3.500 Frauen mit Mammakarzinomen und 7.000 Kontrollen erfasst werden sollen, geht ebenfalls dieser Frage nach. Diese Studie wird erstmals für Deutschland neue Kenntnisse hinsichtlich der Assoziation der Hormontherapie mit dem Brustkrebsrisiko erbringen, da hierzu vorliegende Erkenntnisse aus den Vereinigten Staaten bzw. Skandinavien hinsichtlich Präparatetyp, Ernährungsverhalten sowie anderer modifizierender Lebensstilfaktoren auf hiesige Verhältnisse möglicherweise nur bedingt übertragbar sind.

S112
Adjuvante Chemotherapie bei Patientinnen im Alter von über 70 Jahren

M. Kaufmann, S. Loibl
Universitätsfrauenklinik Frankfurt am Main

Die über 65jährigen sind die schnellst wachsende Altersgruppe in der Bevölkerung, so dass der Anteil der «Älteren» Patientinnen zunehmen wird. Da die älteren Studien häufig eine Altersgrenze bei 65 Jahren gesetzt haben, und diese Population generell in Studien unterrepräsentiert ist, liegen für die über 70jährigen wenig evidence basierte Daten vor. Die Pharmakologie verschiedener zytotoxischer Substanzen ist bei älteren Patientinnen verändert. Die Aktivität des Cytochrom P450 bei gesunden älteren Frauen ist um bis zu 30% erniedrigt, was für Substanzen, die über die Leber ausgeschieden werden, wichtig ist (Docetaxel, Vinorelbine, Anthrazykline). Bei renal eliminierten Substanzen ist eine gute Nierenfunktion wichtig, wobei zu beachten ist, dass die GFR ab dem 40. Lebensjahr um 1 ml/min pro Jahr sinkt.
Ca. 40% aller Mammakarzinome werden im Alter > 70 Jahren entdeckt. Jedoch werden deutlich weniger als 10% dieser Patientinnen mit einem Zytostatikum behandelt. Da die Karzinome der älteren Frau häufiger endokrin empfindlich sind, kann mit einer antiöstrogenen Therapie alleine häufig eine effektive und wenig toxische adjuvante Therapie durchgeführt werden. Dennoch sollte bei nodal-positiven Patientinnen, unter Berücksichtigung der Komorbiditäten und des Allgemeinzustandes eine adjuvante Chemotherapie in Erwägung werden, da die Lebenserwartung einer 70jährigen bei ca. 10 Jahren liegt. Auf der anderen Seite ergaben die Daten der EBCTCG 2000 für die über 70jährigen durch den Einsatz einer adjuvanten Chemotherapie nur eine nicht signifikante 7%ige Reduktion des Risikos, an der Erkrankung zu sterben. Zu bedenken ist aber, dass nur Daten von wenigen Patientinnen zur Verfügung stehen und daher die Aussagekraft limitiert ist. Aktuell in St. Gallen vorgestellte Daten von Albain zur Therapie nodal-positiver, rezeptorpositiver Patientinnen ergab einen signifikanten Benefit für die Sequenz anthrazyklinhaltige Chemotherapie und Tamoxifen (10-Jahres-Gesamtüberleben: Tam vs CAFT vs CAF-T 60 & vs 62% vs 68% p=0,03). In der Studie war 1/3 der Patientinnen älter als 65 Jahre. Die CALBG führt aktuell eine Studie bei den über 65jährigen durch in der CMF×6 oder Adriamycin ×4 mit einer 6monatigen oralen Therapie mit Capecitabine verglichen wird, durch.
Es werden mehr und bessere Daten für die Patientin über 70 Jahre benötigt. Bis diese vorliegen, sollte eine individuelle Nutzen-Risiko-Analyse anhand des Tumorstadiums, der Lebenserwartung, der Begleiterkrankungen und der zu erwartenden Toxizität der Therapie erfolgen.

S113
Welche palliative Chemotherapie bei Patientinnen im Alter von über 70 Jahren?

U. Wedding
Klinik und Poliklinik für Innere Medizin II, Friedrich Schiller Universität Jena

Die Inzidenz- und Mortalitätsrate des Mammakarzinoms zeigt einen deutlichen altersabhängigen Anstieg. Alte Patientinnen sind in klinischen Studien zur Chemotherapie des fortgeschrittenen Mammakarzinoms deutlich unterrepräsentiert. 70 Jahre als Altersgrenze für Therapieentscheidungen zu wählen ist willkürlich. Vielmehr muss bei Patientinnen in fortgeschrittenem Alter eine systematische Erfassung von alterstypischen Veränderungen erfolgen. Dies geschieht im «geriatrisch-onkologischen Assessment». Die hierin erfassten Veränderungen entgehen einer klinischen Routineuntersuchung häufig. Sie sind aber in ähnlicher Weise prognostisch relevant, wie sehr viel exakter untersuchte und in Therapiealgorithmen integrierte Charakteristika der Erkrankung. Auch ermöglichen sie es, die zu erwartende Toxizität und Therapieabbruchrate im Rahmen einer zytostatischen Therapie besser bestimmen zu können, als dies anhand des chronologischen Alter möglich ist.
Prinzipiell gilt, dass auch bei über 70jährigen Patientinnen eine Chemotherapie sicher durchgeführt werden kann, dass für dosisintensive Protokolle mit Kombinationschemotherapien von einer erhöhten Toxizität, insbesondere einer erhöhten Myelotoxizität, auszugehen ist, dass Kombinationschemotherapien aber im Rahmen palliativer Behandlungskonzepte, die auf Lebensverlängerung, Verlängerung der symptomfreien Zeit, Symptomkontrolle, Erhalt und Wiederherstellung der Lebensqualität ausgerichtet sind, in den meisten Fällen allerdings nicht erforderlich sind. Die Auswahl geeigneter Substanzen kann sich daher am individuellen Risikoprofil der Patientin orientieren, dass mit Hilfe des Assessments erfasst werden kann. Entsprechende Studienergebnisse werden dargestellt. Alter ist kein Grund Patientinnen nicht in klinischen Studien zu behandeln. Oft willkürlich festgelegte obere Altersgrenzen sind als Diskriminierung abzulehnen. In Zukunft sollten ältere Patientinnen verstärkt innerhalb klinischer Studien behandelt werden, nur so ist eine Verbesserung der Behandlungssituation zu erzielen.

S115
Qualitätssicherung der pathomorphologischen Diagnostik und Qualitätsindikatoren

A. Lebeau
Pathologisches Institut der Ludwig-Maximilians-Universität, München

In der interdisziplinären Versorgung von Patientinnen mit Mammakarzinom ist es die Aufgabe des Pathologen jene Parameter zu begutachten, die letztlich entscheidend sind für die Planung einer individuell angemessenen Therapie. Es empfiehlt sich, sich hierbei an vorhandenen Leitlinien zu orientieren, die auf die Durchführung notwendiger und sinnvoller Untersuchungen ausgerichtet sind. Derzeit liegt eine «Anleitung Mammapathologie» vor, die als Teil des Manuals II zur Stufe-3-Leitlinien-Konsensuskonferenz zur Brustkrebsfrüherkennung in Deutschland (Bonn 28.2.–1.3.2002) im Internet publiziert wurde (http://www.senologie.org/download/Leitlinien_Man_II_170202.pdf).
Eine exakte, leitliniengerechte Bearbeitung und pathomorphologische Begutachtung ist aber nur möglich, wenn die Operationspräparate bestimmte Voraussetzungen erfüllen. Hierzu zählen die exakte topographische Markierung der Präparate durch den Operateur und die Übersendung an den Pathologen ohne vorherige Gewebsentnahmen.
Die pathomorphologische Begutachtung folgender Kriterien ist für die lokale und/oder systemische Therapie des Mammakarzinoms relevant: a) Histologischer Typ (modifiziert nach WHO; Rosen und Obermann, 1993; wird derzeit aktualisiert); b) Grading (DCIS: gemäß «Consensus Conference on the Classification of DCIS», Philadelphia 1997; invasive Karzinome: nach Elston und Ellis, 1991); c) Tumorgröße (DCIS und invasive Karzinome); d) pTNM-Klassifikation (UICC, 2002); e) Peritumorale Gefäßinvasion; f) Vorliegen weiterer Tumorherde (Multifokalität/Multizentrizität [multiple Tumoren]; nach Faverly et al., 1994); g) R-Klassifikation (nach UICC, 2002) und Sicherheitsabstände in metrischen Maßen (DCIS und invasive Karzinome); h) Hormonrezeptor-Status (invasive Karzinome: mind. Angabe Prozentsatz ER- und PgR-positiver Zellkerne; Angabe des Immunreaktiven Scores nach Remmele und Stegner, 1987, empfohlen); i) gegebenenfalls weitere: z. B.HER 2/neu Status (Immunhistochemie, ggf. ergänzt durch FISH).
Im Vortrag wird die standardisierte pathomorphologische Begutachtung dieser Qualitätsindikatoren näher erläutert.

S116
Qualitätssicherung im interdisziplinären Team – Aufgaben des Pathologen

T. Decker[1], U. Kettritz[2], G. Morack[3]
[1]Pathologisches Institut, [2]Institut für Röntgendiagnostik, [3]Frauenklinik, Mamma-Zentrum, HELIOS-Klinikum Berlin

Der Pathologe gehört nach den Guidelines der EUSOMA zum Kernteam eines Mamma-Zentrums. Neben der reinen morphologischen Diagnostik beteiligt er sich hier an den interdisziplinären Aufgaben: *sichere Abklärung* verdächtigter Befunde, präoperative *Therapieplanung* bei Karzinomen, *intra- und postoperative Diagnostik* sowie *Qualitätssicherung*. Die Qualitätssicherung (QS) erfolgt interdisziplinär. QS in der Pathologie eines Mamma-Zentrums umfasst daher auch QS für alle beteiligten Disziplinen.
Qualitätssichernde Maßnahmen betreffen sämtliche geschilderten Phasen.

Für die *präoperative* Phase sind Qualitätsparameter: die benötigte Zeit zur Erstellung des histologischen Befundes, die Rate der im interdisziplinären Team diskutierten Patientinnen, die Rate der histologischen Befunde ohne Korrelat zur Bildgebung, die Sensitivität, die Spezifität, der positive prädiktive Wert, der negative prädiktive Wert, die Rate falsch negativer und falsch positiver Fälle.
Intraoperativ werden überprüft: die Übereinstimmung der Größe des Exzisats mit der präoperativen Planung, Einschnitte oder Fragmentierung der Operationsapparate, des Abstandes zwischen Tumor/Mikrokalkareal und Drahtmarkierung, die makroskopischen Abstände des Tumors zu den 6 Resektionsrändern bzw. die Abstände von Mikrokalk zu den Resektionsrändern im Präparatradiogramm. Bei Unterschreiten der präoperativen Planung kann sofort intraoperativ reagiert werden. Schnellschnittindikationen sind extrem seltene Ausnahmen.
Postoperativ werden präoperative Planungsdaten mit den Parametern des Operationspräparates verglichen. (Größe der invasiven und des intraduktalen Tumorkomponente, Kerngrad, Invasionsrisikos beim DCIS). Alle Fälle mit Indikation zur Nachresektion und sekundärer Mastektomie werden auf mögliche Vermeidbarkeit hinanalysiert.
Unter der Voraussetzung *kompletter Information* zu Klinik und Bildgebung, auf der Basis eines Protokolls für alle beteiligten Disziplinen mit *Dokumentation* sowie regelmäßiger interdisziplinärer *prä- und postoperativen Meetings* kann der Pathologe als Mitglied des interdisziplinären Mamma-Teams optimal an diagnostischen und therapeutische Entscheidungen mitwirkten.

S117
Quality management in breast screening pathology

C. Wells
St. Bartholomew's Hospital, London

Introduction: High quality breast pathology is crucial to the success of a breast screening programme. The benefits of breast cancer screening may be lessened by over or under diagnosis of breast lesions, by failure to identify mammographic lesions correctly within specimens and by failure to ensure adequacy of excision. It is essential that laboratories reporting on breast specimens from an organised mass screening programme have the appropriate equipment and expertise to perform this task. In the NHS Breast Screening Programme in the UK, pathology quality assurance (QA) is given a high priority and comprises a number of complementary techniques which are designed to help laboratories achieve high standards rather than being regulatory punitive mechanisms. **Methods:** A number of methods are used to quality assure breast screening laboratories in the UK.
1. An audit visit by a multidisciplinary team initially yearly but now 3 yearly except where ongoing problems are identified. A survey of the workload of the laboratory and staffing levels are undertaken and an assessment of equipment, communication and processes within the laboratory is also done.
2. Assessment of the quality of preoperative diagnosis by cytology, needle core biopsy and both combined is underrtaken by a standard routine comparing the initial pre-operative diagnosis with the final histologixcal or follow-up outcome.
3. External quality assurance (EQA) of final histological diagnosis is performed by a National circulation of slides and central analysis.
Results: Examples of the reports and results will be demonstrated. Evidence of increasing concordance on final diagnosis with participation in the EQA scheme will also be demonstrated. **Conclusions:** High quality breast pathology can be achieved in a National Screening Programme by a combination of methods. This process must be designed to help laboratories develop quality rather than being regulatory as cooperation with the QA process is vital.

S118
Quality assurance in the immunohistochemical assessment of therapeutic target molecules in breast cancer: New approaches and devices

H. Kreipe, R. von Wasielewski, M. Mengel
Institut für Pathologie der Medizinischen Hochschule Hannover

Individualisation and optimisation of risk-adapted therapy in breast cancer requires molecular profiling of individual cancer specimens. In tissues of heterologues cellular composition like mammary cancer prognostic markers and potential therapeutic target molecules are preferentially detected by in-situ techniques such as immunohistochemistry. The more therapy decisions are based on immunohistochemical findings the more histopathologists are confronted with the demand to establish standardised procedures that enable reproducible evaluation independent from the investigating laboratory. Quality assurance can be achieved by interlaboratory trials and regular application of adequate controls. We have performed two Germany-wide trials to test the reproducibility of immunohistochemical staining relevant in breast cancer (steroid hormone receptors, Ki-67 and HER2). A very high number of laboratories (172 and 140) became comparable for the first time because tissue microarrays enabled the distribution of almost identical areas from a high number of tumours. A questionnaire made methodological differences obvious and advice could be given to participants. German pathologists will establish these tissue-array based trials as a permanent institution in order to achieve a level of standardisation that otherwise could only be reached by centralisation. Furthermore, in order to assure staining quality in every individual immunohistochemical analysis we have developed an on-slide control with standardised samples. These are derived from small tissue arrays consisting of three to ten breast cancer cell lines with known expression levels of the target molecule of interest. Arrays can be added easily to every tissue section undergoing immunohistochemical analysis. Cell line derivation of the positive and negative controls guarantees for constant expression levels and a continuous supply with standardised material.

S120
Tumorzelldissemination: Nachweismethoden und prognostische Relevanz

K. Pantel
Institut für Tumorbiologie, UKE, Hamburg

Während sich mit der konventionellen Histopathologie bereits Mikrometastasen nachweisen lassen, entziehen sich einzelne, disseminierte Karzinomzellen weitgehend einer zytologisch eindeutigen Identifizierung. In den letzten 10 Jahren gelang es sensitivere Nachweisverfahren zu entwickeln, mit denen die Identifikation einzelner disseminierter Tumorzellen aufgrund qualitativer Merkmale in Organen fern vom Primärtumor möglich wurde. Da einige epitheliale Tumore (z. B. Prostata- und Mammakarzinome) bevorzugt Skelettmetastasen entwickeln, bietet es sich an, dieses relativ leicht zugängliche Kompartiment durch Beckenkammaspirationen direkt zu explorieren. Darüber hinaus ist der Markraum als ein Ort eines besonders intensiven Zellaustausches zwischen zirkulierendem Blut und mesenchymalem Interstitium anzusehen.
Obwohl mehrere klinische Studien die prognostische Relevanz disseminierter Tumorzellen insbesondere beim Mammakarzinom zeigen konnten, ist einer der wesentlichen Limitationen die geforderte hohe Spezifität der verwendeten Nachweismethode. So sind PCR-basierte molekulare Verfahren üblicherweise sensitiver als immunzytochemische Verfahren, weisen dagegen aber mehr Spezifitätsprobleme auf. Es ist daher notwendig, die kritischen methodischen Variablen zu standardisieren. In immunzytochemischen Verfahren haben sich Zytokeratine als Marker, die mit monoklonalen Antikörpern eindeutig nachweisbar sind, etabliert [z.B. Braun, Pantel et al: NEJM 2000;342:525–533]. Aufwendige molekulargenetische Untersuchungen weisen jedoch auf eine noch beträchtliche genetische Heterogenität der disseminierten Tumorzellen hin.
Die bisher publizierten Daten ermutigen zum Einsatz des Markers «disseminierte Tumorzellen» in klinischen Studien, um gezielter Patienten mit minimaler residualer Krebserkrankung adjuvant zu therapieren. Der wiederholte Messung von Tumorzellen im Blut und/oder Knochenmark im Sinne eines Therapiemonitoring könnte zudem einen wichtigen Beitrag zur frühzeitigen Abschätzung eines Therapieansprechens leisten.

S122
Tumorzellpersistenz nach adjuvanter Therapie

W. Janni[1], B. Rack[1], B. Strobl[1], D. Rjosk[1], C. Schindlbeck[1], H. Sommer[1], S. Braun[2], K. Pantel, K. Friese[1]
[1]I. Frauenklinik der LMU München; [2]Universitaetsklinikum fuer Frauenheilkunde, Leopold-Franzens-Universitaet, Innsbruck, Austria; [3]Institut für Tumorbiologie, Universitätsklinikum Hamburg-Eppendorf, Hamburg

Zielsetzung: Der Nachweis disseminierter Tumorzellen (DTC) im Knochenmark (KM) zum Zeitpunkt der Primärdiagnose eines Mammakarzinom weist auf ein erhöhtes Risiko für das spätere Auftreten von Fernmetastasen hin. Die vorliegende Studie untersuchte die Frage, ob die Untersuchung des KM im Rahmen der onkologischen Nachsorge eine Einschätzung des individuellen Rezidivrisikos ermöglicht. **Material und Methoden:** Im Zeitraum 1/1994 bis 1/2002 wurde an der I. Frauenklinik der LMU München bei 262 Patientinnen nach Diagnose und Primärtherapie eines Mammakarzinoms im Rahmen der onkologischen Nachsorge eine KM-Punktion im Bereich der Cristae iliacae in Lokalanästhesie durchgeführt. Der Nachweis disseminierter Tumorzellen im KM erfolgte anhand des Panzytokeratinantikörpers A45–B/B3 und der APAAP-Färbemethode mittels Durchlichtmikroskopie. Die mittlere Nachbeobachtungszeit betrug 60 Monate. **Ergebnisse:** Es wurden im Rahmen der Nachsorge bei 39 Patientinnen (17%) disseminierte Tumorzellen im KM detektiert. Die mittlere Überlebenszeit betrug 225 Monate (190–261 95% CI) bei Patientinnen mit einem negativem KM-Status und 94 Monate (79–110 95% CI) bei Patientinnen mit positiven KM-Status zum Zeitpunkt der Nachsorgeuntersuchung (P=0,069). In der multivariaten Cox-Regressions-Analyse für KM-Status, Tumorgröße, axillären Nodalstatus und histopathologisches Grading zeigte sich der KM-Status neben der primären Tumorgröße (P=0,022) als stärkster Prognosefaktor für das weitere Überleben (P=0,083). **Zusammenfassung:** Persistierende Tumorzellen im KM, die im Rahmen der onkologischen Nachsorge nachgewiesen werden, scheinen mit einer schlechteren Prognose assoziiert zu sein, und könnten zukünftig Ziel sekundär-adjuvanter Therapieansätze sein.

S123
Therapie der Tumorzelldissemination

I.J. Diel
CGG-Klinik, Mannheim

Der immunzytologische Nachweis disseminierter mikrometastatischer Tumorzellen im Knochenmark von Patientinnen mit Mammakarzinom wird europaweit seit vielen Jahren von mehreren Arbeitsgruppen durchgeführt und auf seine prognostische Wertigkeit untersucht. Trotz erheblicher methodologischer Unterschiede (Aufarbeitung, Antikörper etc.) kommen alle Publikationen mit großen Patientenzahlen und einer langen Nachbeobachtungszeit zu dem Ergebnis, dass Patientinnen mit Mikrometastasen ein schlechteres krankheitsfreies Intervall und eine kürzere Überlebenszeit aufweisen. Insofern könnte dieser neue Prognosefaktor hilfreich sein –in Kombination mit anderen- Patientinnen zu identifizieren, die keine adjuvante Therapie benötigen. Weitaus faszinierender ist aber die Aussicht die Mikrometastasen selbst zu behandeln. Letztendlich hat die Methode nur eine wirkliche Daseinsberechtigung wenn sie nicht unter prognostischen, sondern prädiktiven Aspekten betrachtet wird. Das heißt es müssen unbedingt Therapieformen erforscht werden, die diese potentiell metastatischen Zellen («dormant cells») eradizieren. Prinzipiell bieten sich immunologische und gentherapeutische Methoden an. Erste Studien mit dem 17-1A-Antikörper wurden eingestellt, nachdem die zunächst ermutigenden Ergebnisse bei colorectalen Karzinomen sich nicht reproduzieren ließen und das Medikament vom Markt genommen wurde. Auch ein Einsatz von Trastuzumab beim Nachweis HER2neu-positiver Zellen wäre denkbar, aber der anderer Antikörpern beim Nachweis entsprechender antigen-präsentierender Tumorzellen. Eine weitere Therapieoption bietet die adjuvante Behandlung mit Bisphosphonaten. In einer Studie bei Patientinnen mit primärem Mammakarzinom und Tumoreinzelzellen im Knochenmark konnte gezeigt werden das Bisphosphonate zu einer Reduktion subsequenter Knochenmetastasen und zu einer Senkung der Mortalität führten. Vermutlich stören Bisphosphonate die Kontaktaufnahme proliferierender Tumorzellen zur Knochenmatrix durch Hemmung der osteoklastären Aktivität. Obgleich inzwischen eine weitere Studie die Vorteile einer adjuvanten Clodronattherapie bestätigt hat, ist es nicht klar, ob Patientinnen mit Mikrometastasen mehr profitieren, weil dieser Prognosefaktor kein Einschlusskriterium in der zweiten Studie war.

S124
Immunologische Therapiekonzepte

V. Schirrmacher
DKFZ, Abteilung Zelluläre Immunologie, Heidelberg

Immunologische Therapiekonzepte zielen darauf, das Immunsystem gezielt einzusetzen zur Behandlung beispielsweise chronischer Infektionserkrankungen, Krebserkrankungen oder auch Autoimmunerkrankungen. Da viele dieser Erkrankungen im Alter gehäuft auftreten, erscheint es auch wichtig für die Senologie sich mit immunologischen Therapiekonzepten zu befassen. Wichtige Aspekte hierbei betreffen die Aufrechterhaltung von Immuntoleranz gegenüber Selbstantigenen und die Verbesserung einer gezielten Erkennung von Tumorantigenen oder Antigenen infektiöser Keime, sowie deren immunologische Kontrolle oder Elimination. Fortschritte der letzten Jahre berechtigen zu der Hoffnung, dass sich in Zukunft sowohl aktive wie auch passive Immuntherapien sich in Zukunft als effektive therapeutische Strategien erweisen werden. Einige wichtige Entwicklungen können nur stichwortartig erwähnt werden: DNA-Vakzine, dendritische Zellen als Antigen-präsentierende Zellen, Kostimulierung von T-Zellen, Zytokine, monoklonale Antikörper, Radioimmunkonjugate, Zelltherapie, Stammzellen, Gedächtnis-T-Zellen. Dieses soll an Beispielen aus der eigenen Arbeit verdeutlicht werden.

S125
Benigne Herdbefunde in der Mammasonographie

U. Krainick[1], G. Meyberg-Solomayer[1], S. Miller[2], K. Sotlar[3], N. Fersis[1], D. Wallwiener[1]
[1]Brustzentrum an der Universitäts-Frauenklinik Tübingen; [2]Radiologische Klinik Tübingen; [3]Institut für Pathologie Tübingen

Zielsetzung: Ziel der komplementären Mammadiagnostik ist die Differentialdiagnose maligner von benignen Mammaläsionen mit möglichst hoher Spezifität und Sensitivität. Je nach Alter der Patientin, Dichte der Brust und Risikosituation können benigne Befunde wie Fibroadenome, Papillome, Mastitiden, komplexe Zysten, Narben, Adenoseherde/Mastopathieknoten, Lipome oder intramammäre Lymphknoten differentialdiagnostische Probleme bereiten. Die Mammasonographie ist das wichtigste Verfahren in der Diagnostik des dichten Drüsenkörpers. Bei sonographisch unklaren Läsionen können Mikrobiopsien dazu beitragen, die Rate unnötiger offener Mamma-Probeexzisionen (PEs) zu senken. **Methoden:** Auswertung der am Brustzentrum Tübingen 2002 durchgeführten Mikrobiopsien und Mamma-PEs mit benigner Histologie. BI-RADS-analog wurden die sonographisch erhobenen Befunde in eine Skala von 1 bis 5 eingeordnet (1 = unauffällig, 2 = benigne, 3 = unklar, 4 = wahrscheinlich maligne, 5 = maligne). Konsequenzen: 1: Routinevorsorge, 2: verkürzte Kontrollintervalle: 6–12 Monate; 3: verkürzte Kontrollintervalle: 3–6 Monate, ggf. Mikrobiopsie; 4, 5: Mikrobiopsie. **Ergebnisse:** Es werden das Abklärungsprocedere, die Kontroll-Intervalle, die sonographischen Kriterien und die Klassifizierung benigner Mammaläsionen vorgestellt. **Zusammenfassung:** Die Mammasonographie als additives Verfahren zur Mammographie ist ein ausgezeichnetes Verfahren zur Differentialdiagnose mammograpischer Opazitäten (Zyste, Fibroadenom, Adenoseherd, Neoplasma). Bei unklaren Befunden kann die Bildgebung ggf. um die Magnetresonanztomographie erweitert werden, bzw. eine mikrobioptische Abklärung angestrebt werden, um die Rate unnötig offener Brustoperationen möglichst gering zu halten.

S126

Farbdopplersonographie in der Abklärung von Mammaläsionen

V.F. Duda
Arbeitsbereich Senologische Diagnostik, Klinikum der Philipps-Universität Marburg

Eine Reihe von mammadiagnostischen Verfahren beruht direkt oder indirekt auf Informationen über die Vaskularisation der Brust (Thermographie, cw-Doppler, pw-Doppler, Mamma-MRT). Während sie mehr oder weniger als eigenständige Verfahren gewertet werden können, ist die Farbdopplersonographie – ob zwei-, drei- oder vierdimensional – lediglich eine Ergänzung des B-Bildes. Dies bietet natürlich die Chance zum komplementären Einsatz der beiden Methoden, macht andererseits aber eine isolierte Bewertung des Farbdopplers unmöglich und sogar die Einschätzung seines Wertes als Zusatzinformation sehr schwierig.
Dadurch dass sich sowohl maligne als auch benigne Neubildungen zum Wachstum ab etwa 3 mm Größe der Induktion einer Neovaskularisation bedienen, ist eine Dignitätsvorhersage mittels Dopplersonographie nicht möglich. Die Analyse farbdopplersonographischer Informationen wird physikalisch durch die Hagen-Poisseuille-Gleichung über Newtonsche Flüssigkeiten, die dem Fahraeus-Lindqvist-Effekt zugrunde liegende Abhängigkeit des Strömungsleitwertes vom Durchmesser eines Gefäßes, die Prinzipien von Diffusion, Konvektion und Osmose sowie die in der Sterling-Gleichung zusammengefassten Druck- und Konzentrationsunterschiede beeinflusst.
Bei der Analyse der Systemorganisation eines Tumorgefäßbettes sind die drei Formen Sprossung (begünstigt durch hohe Fließgeschwindigkeiten), Erhaltung und Degeneration (begünstigt durch niedrige Fließgeschwindigkeiten) ebenso zu berücksichtigen wie die Druckwirkungen eines wachsenden Tumors auf seine Umgebung (Problem von Lamé und fehlende Anwendbarkeit des Hook´schen Gesetzes).
Trotz all dieser Schwierigkeiten ist es in jüngster Zeit gelungen Modelle zu entwickeln, mit deren Hilfe ein größeres Verständnis für die Tumorvaskularisation und die Wertigkeit entsprechender Messungen erreicht werden kann.

S127

Möglichkeiten und Grenzen der Axillasonographie

J.C. de Waal
Brustzentrum Dachau

Die Axillasonographie gehört obligatorisch zur Brustsonographie. Vor der Sonographie steht natürlich die Anamnese und klinische Untersuchung. Die Patientin wird liegend mit den Armen hinter dem Kopf verschränkt sonographiert und der Schallkopf wird zunächst parallel am Pectoralisrand gesetzt und die Axillärgefäße werden aufgesucht.. Der Schallkopf wird dann nach caudal geführt bis zum Winkel Thoraxwand und Latissimus dorsi, dann nach cranial zum Humeruskopf. Somit sind die Leitschienen für die Axilla das Axillargefäßbündel und der Humeruskopf. Lymphknoten sind dynamisch fast immer darstellbar als ovuläre Herde mit einem echoreichen Zentrum (LK-Hilus, Medulla) und einer echoarmen Rinde (enthält die Lymph. Follikel). Die Größe spielt keine große Rolle, sondern der Erhalt der normalen Architektur mit einer Rinde bis 3 mm ist wichtig. In der Regel sieht man ca. 20% der LK im Vergleich mit der Anzahl, die man bei einer Axilladissektion findet. Normal werden die LK der Axilla im Level I und II untersucht, auf Indikation in Level III, supra- oder infraclaviculär bzw. im Halsbereich. Beim Farbdoppler erkennt man eine zentrale Durchblutung bei unauffälligen LK. Sind die LK reaktiv verändert, die Rinde ist dann meistens zwischen 3 und 5 mm, zeigt sich weiterhin im Farbdoppler eine zentrale z.T. verstärkte Blutung. Lymphknoten mit einer Architekturstörung sind pathologisch. Ein homogen echoarmer Herd unabhängig von der Größe ist in der Axilla als malignitätsverdächtig (Birads V analog) einzustufen (Abb.1). Bei diesen malignen LK sieht man meistens eine periphere Durchblutung bzw. eine Gefäßarchitekturstörung im Farbdoppler. Nun die Grenzen: ein zentraler Hilus ist in 85% benigne, ein fehlender Hilus in 77% maligne. Ein erhaltener Cortex in 89% benigne und ein gestörter Cortex in 73% maligne. Eine L/B-Ratio >1,5(= ovaler LK) ist in 79% benigne und eine L/B-Ratio <1,5 (= runder LK) in 54% maligne. Bei den Multivarianzanalysen sind die Hilus/Kortexkriterien unabhängig und die Kriterien sind bei LK unter 1 cm wenig zuverlässig.

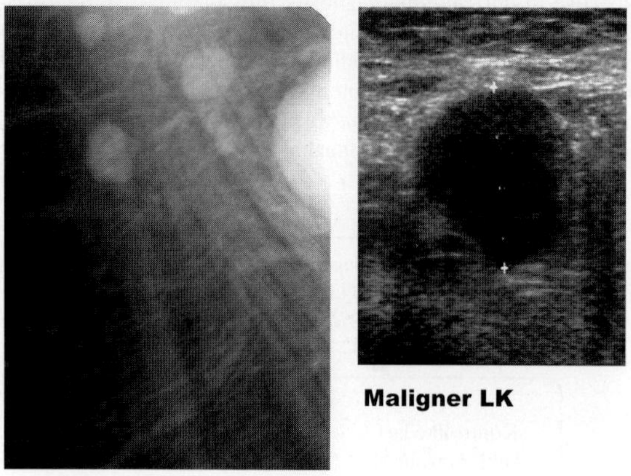

03.05.2003 de Waal Dachau 28

Aktueller Stand der LK - Diagnostik der Axilla (N1)

- **Klinik** PPW=78% Se=33-68 %
- **Sonographie** PPW=67% Se=62-90 %
  - Se pN1: LK=1: 32%; 2-3LK: 46%; 4-10LK: 91%; >10LK:100%
- **Mammographie** PPW=55% Se=20-70 %
- **CT** PPW=89% Se= 50 %
- **Szintigraphie** PPW=63% Se=57-91 %
- **MRT** PPW=50% Se=71-95 %
- **PET** PPW=53% Se=79-95 %
  - Se pT1: 33%; Se ab pT2: 94%.
  - Se pN1: LK=1: 25%; 2-5LK: 67% ; >6LK: 100%.

Adler 1997; Avril 1996; Choe 1997; Dershaw 1997; De Waal 1998; Fehr 1995; Frenz 1998; Perre 1997; Strauß 1998

03.05.2003 de Waal Dachau 38

Indikationen zur Axillasonographie: 1) auff. Tastbefund in der Axilla, 2) präoperativ beim auffälligen Mammabefund, 3) als Hilfe bei der Sentinel-LK-Dissektion. Auffällige LK können zusätzlich mit Draht markiert werden und die Präparatsonographie bestätigt intraoperativ deren Entfernung. Bei den diagnostischen Möglichkeiten schneidet die Axillasonographie mit einer mittleren Sensitivität von 80% (62–90%) nicht schlecht ab und kann somit als diagnostische Methode leicht eingesetzt werden.

S128

Mammasonographie in der Jugendgynäkologie

K. Bock[1], V.F. Duda[1], U.-S. Albert[1], K.-D. Schulz[1], R. Schulz-Wendtland[2], U. Wagner[1], K.-J. Klose[1]
[1]Senologische Diagnostik am Klinikum der Philipps-Universität Marburg; [2]Gynäkologische Radiologie am Institut für Diagnostische Radiologie der FAU Erlangen

Zielsetzung: Im Zuge eines wachsenden Bewusstsein für Brustgesundheit werden zunehmend auch Jugendliche zur Mammadiagnostik vorgestellt. In einer Spezialsprechstunde für Kinder- und Jugendgynäkologie des Zentrum für Frauenheilkunde und Geburtshilfe der Philipps-Universität Marburg beträgt der Anteil dieser Patientinnen derzeit rund 15%. Die klinische Diagnose ist bei auffälligen Inspektionsbefunden richtungsweisend. Apparative Diagnostik sollte in Anbetracht der möglichen Schäden ionisierender Strahlung möglichst vollkommen auf Röntgenuntersuchungen verzichten. Invasive Diagnostik sollte ebenfalls nur zurückhaltend eingesetzt werden, um keine iatrogenen Schädigungen des heranwachsenden Brustdrüsengewebes zu riskieren. Die Mammasonographie ist in dieser Altersgruppe als apparative Untersuchungsmethode der Wahl zu betrachten. **Material & Methoden:** Patientinnen im Alter bis 20 Jahre werden seit 1997 zur weiterführenden Diagnostik vorgestellt und fachärztlich-jugendgynäkologisch klinisch untersucht. Ausgewertet werden kann ein Kollektiv von 54 Patientinnen, deren Daten zur vollständigen Analyse zur Verfügung stehen. Die standardisierte Mammasonographie wird ausschließlich von 2 erfahrenen Gynäkologen mit spezieller Weiterbildung und Expertise in der Mammadiagnostik durchgeführt. Standard-B-Bild-Sonographien werden dabei mit Lineartransducern von 7,5–13MHz durchgeführt. In ausgewählten Fällen können zusätzliche Panorama-Sonographien (Siescape®) der gesamten Mamma angefertigt werden. Sofern die weiterführende, histologische Abklärung indiziert werden muss, erfolgt eine Hochgeschwindigkeitsstanzbiopsie (14 G).

Ergebnisse:

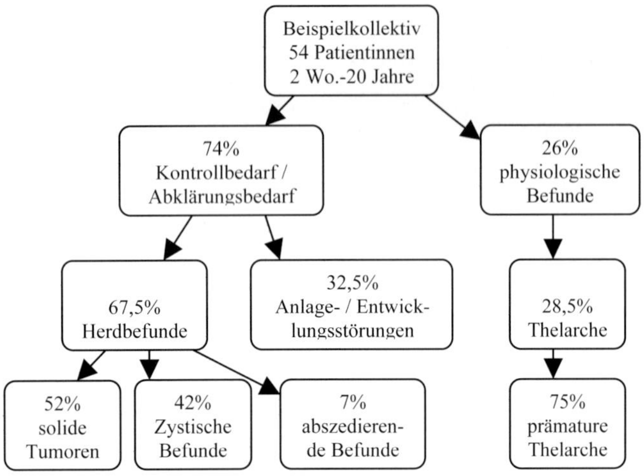

Zusammenfassung: Die zeitnah einsetzbare Mammasonographie im Kindes- und Jugendalter findet hohe Akzeptanz. Suffiziente Kenntnisse der Physiologie der Brustentwicklung vorausgesetzt, kann durch Kombination von Mammasonographie und klinischer Untersuchung die Diagnose rasch gestellt werden. Im Falle solider Herdbefunde der Brust ist die weiterführende minimal invasive Diagnostik zu erwägen, auch wenn Malignität bei Mammabefunden in dieser Altersgruppe außerordentlich selten ist.

S129

Welche Vorteile bringt die 3D-Sonographie in der nicht-invasiven Mammadiagnostik?

G.C. Meyberg-Solomayer, E.-F. Solomayer, A. Bergmann, U. Krainick, B. Smyrzek-Gargya, D. Wallwiener
Universitäts-Frauenklinik Tübingen

Fragestellung: In der vorliegenden prospektiven Studie wurde präoperativ ein Kollektiv von 66 Patientinnen mit Mammaläsionen (42 maligne, 24 benigne) mittels 2D- und 3D-Sonographie untersucht und beide Verfahren miteinander verglichen. Es sollte festgestellt werden, welche diagnostischen Vorteile sich durch die Anwendung der 3D-Sonographie ergeben. **Methode:** Sämtliche Mammatumoren wurden zunächst mit der konventionellen 2D-Sonographie untersucht, dann mittels speziellem 3D-Schallkopf (Voluson 750 GE) Volumenaufnahmen durchgeführt. Der Volumenblock wurde mittels Schnittbildanalyse systematisch untersucht, wobei besonderer Wert auf die Beurteilung der konventionell sonographisch nicht darstellbaren 3. Ebene (Koronarebene) gelegt wurde. Darüber hinaus wurde die 3D-Oberflächendarstellung bzgl. ihres Benefits untersucht. Bei sämtlichen Mammaläsionen wurde jeweils eine Volumetrie durchgeführt und den aus der 2D-Sonographie konventionell errechneten Daten gegenübergestellt. Es wurde die Korrelation zwischen beiden Verfahren untersucht. Es erfolgte ein Vergleich mit der postoperativen Diagnose. **Ergebnisse:** Die aus der Mammographie bekannte strahlige Umgebungsreaktion zeigte sich in der Koronarebene deutlich eindrucksvoller als in den beiden konventionellen Schnittebenen (Längs-, Querschnitt). Bei der Darstellung der Infiltrationszone zeigte sich die 3D-Sonographie der konventionellen Sonographie überlegen. In 17 von 39 Fällen, in denen in der 2D- Sonographie keine Infiltrationszone darstellbar war, ermöglichte die Ergänzung durch die 3D-Darstellung eine bessere Einschätzung der Befunde (43,6%). Bei unklarer 2D-Eingruppierung bzgl. der Infiltrationszone brachte die 3D-Koronarebenendarstellung in 6 von 9 Fällen (66,6%) ebenfalls einen Benefit. Der Oberflächenmodus war bei der Darstellung von komplexen Strukturen, wie z.B. im Falle eines mehrknolligen Fibroadenoms von Vorteil. Die Volumetrie ergab eine hochsignifikante Korrelation zwischen der 2D- und 3D-Sonographie. **Schlussfolgerung:** Die 3D-Sonographie von Mammaläsionen kann in bestimmten, unklaren Fällen durch die Möglichkeit der Darstellung von zusätzlichen, konventionell sonographisch nicht realisierbaren Darstellungsmöglichkeiten die präoperative Dignitätsbeurteilung von Mammatumoren verbessern. Darüber hinaus lassen sich durch die 3D-Technologie genaue Volumenmessungen vornehmen und es ist eine lückenlose Dokumentation der gewonnenen Daten möglich.

S131

Pathologie des DCIS

T. Decker
Pathologisches Institut, Mamma-Zentrum, HELIOS-Klinikum Berlin

Die Entwicklung der bildgebenden Diagnostik hat zu einer Zunahme der Diagnose «intraduktales Karzinom» (DCIS) auf bis zu 20% aller Karzinome geführt. DCIS werden typischerweise mammographisch anhand klinisch und sonographisch okkulter Mikrokalzifikationen entdeckt. Die Option der brusterhaltenden Therapie sollte die präklinische nicht-invasive und nicht-metastasierende Läsion definitiv heilen. Sie stellt zusätzliche Anforderungen: Die nicht sicht- und tastbare Läsion soll möglichst in einer Sitzung komplett exzidiert werden.
Der Pathologe hat in Fällen mit DCIS vier Aufgaben: 1. Identifikation, 2. Klassifikation, 3. Größenbestimmung, 4. Erfassung der Resektionsrandbeziehungen.
DCIS sind in der Regel unizentrische Läsionen und sind deshalb an die Architektur eines der radiär angeordneten bis 25 Segmente der Brust gebunden. Beim intraduktalen Wachstum zeigen High-grade-DCIS seltener und dann kürzere intraduktale Diskontinuitäten als Non-high-grade-DCIS. Die überwiegende Mehrzahl dieser Lücken ist kürzer als 10 Millimeter. Nicht selten kommen sehr große segmentüberschreitende DCIS vor. Eine Erklärung sind duktale Anastomosen zwischen den sonst in Segmenten getrennten.
Zur *Identifikation* der Läsion über die Mikroverkalkungen benötigt der Pathologe die klinische Mammographie einschließlich Befund sowie die Präparatradiographie. Die *Klassifikation (Grading)* gibt Hinweise auf das Wachstumsverhalten des DCIS. Wegen der Diskrepanz zwischen Größe des Mikrokalkareals und tatsächlicher DCIS-Größe muss der Pathologe systematisch unter Berücksichtigung der segmentalen Architektur mehr Gewebe untersuchen. Die Untersuchung der *Resektionsränder* ermöglicht zum einen die Entscheidungen über die weitere Therapie, zum anderen die dreidimensionale Rekonstruktion zur *Größenbestimmung*.
Die Grundprinzipien der Ausbreitung von DCIS in der Brust bilden die Basis sowohl für die radiologische und pathologische Diagnostik als auch für die chirurgische und die Strahlentherapie.

S132

Bildgebende Diagnostik des In-situ-Karzinomes

C. Perlet, D. Kotsianos, M. Kessler
Institut für Klinische Radiologie, Klinikum Großhadern, LMU-München

Das lobuläre In-situ-Karzinom zeigt mit den üblichen diagnostischen Methoden lediglich uncharakteristische Veränderungen, die in der Regel nicht von normalem oder mastopathischem Drüsengewebe differenziert werden können.
Das DCIS zeigt in 60–80% Mikroverkalkungen. Die Methode der Wahl in der bildgebenden Diagnostik ist daher die Mammographie. Die Verkalkungen eines DCIS vom Komedo-Typ sind typischerweise polymorph, fein, länglich, z.T. mit charakteristischen y- oder v-förmigen Aufzweigungen, die der duktalen Anordnung im Sinne von Ausgussformen entsprechen. Bei DCIS vom Non-Komedo-Typ handelt es sich häufig um eher uncharakteristische monomorphe, feine, punktförmige bis granuläre Verkalkungen, die oft von Mikroverkalkungen benigner Veränderungen nicht bzw. sehr schwierig zu differenzieren sind. Die Mikroverkalkungen beim DCIS sind in der Regel gruppiert oder segmental angeordnet. In etwa 10% der Fälle sind bei den DCIS nur Verschattungen ohne suspekte

Mikroverkalkungen zu erwarten. Diese Verschattungen können ein vielfältiges Erscheinungsbild aufweisen. In etwa 6% der Fälle findet sich allerdings auch ein mammographisch unauffälliger Befund.
Die Sensitivität der Sonographie ist für In-situ-Karzinome sehr gering. Nur wenige In-situ-Karzinome zeigen charakteristische Herdbefunde. Häufiger sind dilatierte Gänge oder Strukturunruhen, die allerdings auch bei sehr vielen benignen Veränderungen auffallen. Etwa 50–80% der DCIS zeigen MR-mammographisch abklärungsbedürftige Kriterien. In etwa 10% aller Fälle zeigen DCIS keine KM-Anreicherung. Insgesamt ist die MR-Mammographie zur Abklärung mammographisch suspekter Mikroverkalkungen nicht indiziert, da bei fehlender oder geringer protrahierter KM-Aufnahme ein In-situ-Karzinom nicht sicher ausgeschlossen werden kann. Eine Möglichkeit zur histologischen Sicherung unklarer Befund ist die perkutane bildgebungsgestützte minimal invasive Biopsie.

S133
Operatives Management des DCIS und CLIS

A.H. Tulusan, M. Bühner
Frauenklinik Bayreuth, Akademisches Lehrkrankenhaus der Univ. Erlangen

DCIS ist eine sehr heterogene Erkrankung. Sie unterscheiden sich in ihrer pathomorphologischen Struktur, ihrem biologischen Verhalten, ihrem Malignitätsgrad und in ihrer Tumorausdehnung/-größe (Lagios). Während durch die Mastektomie eine fast 100%ige Heilung einer DCIS -Erkrankung erreicht werden kann, müssen bei einer brusterhaltenden Operation einige wichtige Kriterien erfüllt werden um eine niedrige Lokalrezidivrate zu erzielen. Die Van Nuys-Erfahrung [Silverstein et al.] und die Bayreuther prospektive Behandlungsergebnisse [Tulusan et al] des DCIS haben gezeigt, dass der freie Resektionsrand (free margins) der wichtigste prädiktive Faktor ist um eine niedrige Lokalrezidivrate zu bekommen. Die optimale freie Resektionsrandbreite ist 10 mm oder breiter. Die computergestützte Untersuchung von Ohtake zeigt die an den radiären Strukturen des Milchgangssystems nachfolgende Ausbreitung des DCIS. So ist die segmental-sektoriale Resektion des DCIS bzw. die Mikroverkalkungen als Fährte der DCIS-Erkrankung das chirurgische Operationskonzept bei der Planung der DCIS-Behandlung. Clips- und Tinten-markierungen der Ränder des Operationspräparates, Präparatradiographie und eine aufwendige systematische histopathologische Untersuchung sind notwendig, um die wichtigen bekannten prädiktiven Faktoren zu identifizieren. Einige DCIS-Konsensus-Konferenzen haben die Notwendigkeit solcher Maßnahmen hervorgehoben. Falsche Operationsplanung, fehlende Korrelation der mammographischen Befundes mit der histopathologischen Befundung und schlecht durchgeführte histopathologische Gewebeaufarbeitung sind häufig mit einer hohen Lokalrezidivrate verbunden, auch für DCIS mit kleiner Ausdehnung [Fisher, NSABP-B17] und können nicht immer mit einer zusätzlichen Bestrahlung verbessert werden.
Anders als beim DCIS wird der Stellenwert der CLIS-Diagnose noch unterschiedlich bewertet. CLIS kann sowohl nur Risikofaktor als auch Vorstufe des invasiven lobulären Karzinoms sein, allerdings mit einem wesentlich längeren In-situ-Stadium, vergleichbar mit dem DCIS mit niedrigem Malignitätsgrad. Sie kann auch wesentlich mehr durch die systemische Tamoxifengabe in ihrem Verlauf beeinfluss werden

S134
Hat die Strahlentherapie des In-situ-Karzinoms bei optimierter Chirurgie einen Stellenwert?

F. Würschmidt
Gemeinschaftspraxis für Radiologie & Radioonkologie, Hamburg

Für eine Therapieentscheidungen beim DCIS sind der Resektionsstatus, die Tumorgröße und die Pathohistologie von besonderer Bedeutung. Sie bilden den sog. Van-Nuys-Prognoseindex (VNPI). Bei einem VNPI von 3–4 betragen die rezidivfreien Überlebensraten (RFS) nach brusterhaltender Operation (BET) nach 8 Jahren 97% unabhängig von einer adjuvanten Strahlentherapie (RT). Eine Verbesserung des RFS durch RT findet sich bei VNPI 5–7 (85% vs 68% nach alleiniger Op). Sehr hohe Rezidivraten werden bei einem VNPI >7 auch mit RT berichtet, so dass in dieser Situation i.d.R. eine Ablatio simplex empfohlen wird. In den prospektiv-randomisierten Studien der NSABP und EORTC konnte jedoch keine Subgruppe definiert werden, die nicht von einer RT nach BET profitiert hätte. Bei knapper (1–2 mm) oder R+-Resektion sind relativ hohe Rezidivraten von 11–29% trotz RT beschrieben. Ebenso scheint junges Alter < 40 ein ungünstiger Prognoseparameter zu sein. Die Bedeutung des Nekroseanteils und des Gradings ist weniger eindeutig. Silverstein et al. [NEJM 1999] hoben in einer retrospektiven Studie die besondere Bedeutung des Resektionsstatus hervor. Bei R0 ≥10 mm betrug die Lokalrezidivrate unabhängig von einer adjuvanten RT nur 3%. Erst bei R0 < 1 mm konnte die RT die Lokalrezidivraten signifikant senken. In der Zusammenschau der Ergebnisse ist die RT nach BET bei Alter < 40 und knapper R0-Resektion auf jeden Fall indiziert. Die Dosis sollte mind. 50 Gy betragen. Der Stellenwert eines Boost ist unklar. Bei R0 ≥ 10 mm und Alter > 40 und gut differenziertem Tumor (und Noncomedo-Typ) kann wahrscheinlich auf eine RT nach BET verzichtet werden.

S135
Möglichkeiten der medikamentösen Therapie beziehungsweise Prophylaxe beim In-situ-Karzinom

M. Bühner
Frauenklinik, Klinikum Bayreuth

Über Jahrzehnte bestand die Therapie des duktalen Carcinoma in situ (DCIS) der Mamma in Operation und gegebenenfalls postoperativer Bestrahlung.
Die große randomisierte placebokontrollierte Studie (RPCT) der NSABP (NSABP-P1) bestätigte erstmals die Möglichkeit einer medikamentösen Prävention. Nach prophylaktischer Einnahme von Tamoxifen in einem Risikokollektiv fand sich gegenüber Placebo bei einer Nachbeobachtung von etwa 55 Monaten eine Reduktion invasiver Mammakarzinome um 49% und von DCIS um 50%. Die RPCT der NSABP B-24 zeigte bei histologisch gesichertem DCIS nach brusterhaltender Operation und postoperativer Bestrahlung unter adjuvanter systemischer Therapie mit Tamoxifen nach 7 Jahren Nachbeobachtung eine Reduktion invasiver ipsilateraler Karzinomrezidive um 47% gegenüber Placebo, die Rate von ipsilateralen In-situ-Rezidiven unterschied sich nicht. In beiden Studien zeigte sich ein Benefit nur bei positivem Östrogenrezeptor-positiven Tumoren, als wesentliche Nebenwirkung von Tamoxifen fand sich eine erhöhte Rate von Endometriumkarzinomen und thromboembolischen Ereignissen. Die randomisierte placebokontrollierte MORE-Studie (Multiple Outcomes of Raloxifene Evaluation) untersuchte primär den Effekt von Raloxifen auf die Entwicklung der Osteoporose bei postmenopausalen Frauen. Hier zeigte sich nach 4 Jahren eine Reduktion Östrogenrezeptor-positiver Mammakarzinome um 84% gegenüber Placebo. Die STAR-Studie (Study of Tamoxifen and Raloxifene) vergleicht deshalb randomisiert beide Substanzen hinsichtlich ihrer präventiven Effizienz und Nebenwirkungen. Der Aromatasehemmer Anastrozol zeigte sowohl in der metastasierten als auch adjuvanten Situation gegenüber Tamoxifen eine bessere Wirkung bei günstigerem Nebenwirkungsprofil. In der randomisierten IBIS-II-Studie wird zum einen seine präventive Wirksamkeit gegenüber Placebo untersucht zum anderen seine adjuvante Wirkung bei histologisch gesichertem DCIS gegenüber Tamoxifen.
Die neuen Substanzen versprechen bessere Wirksamkeit bei weniger Nebenwirkungen.

S136
Quality of Life of Breast Cancer Patients: Results of the EORTC trials

E. Greimel, A. Bottomley
Geburtshilflich-gynäkologische Universitätsklinik Graz; EORTC Quality of Life Unit, Brussels

In den letzten Jahren hat die Erfassung der Lebensqualität in klinisch-onkologischen Studien an Bedeutung gewonnen. Zur Beurteilung von Behandlungserfolgen werden nicht mehr ausschließlich objektive Parameter wie Überlebenszeiten oder Rezidivraten herangezogen, sondern zunehmend auch subjektive Kriterien der Lebensqualität. Die EORTC Quality of Life Group befasst sich seit mehr als zwei Jahrzehnten mit der

Erfassung der Lebensqualität in klinischen Studien. Diese Forschungsbemühungen spiegeln sich in den verschiedenen Studiengruppen wider.
In der EORTC Breast Cancer Group wurde in den letzten Jahren in insgesamt 10 klinischen Studien Lebensqualität als sekundäres Studienziel berücksichtigt: 5 Chemotherapiestudien, 3 operative Studien (Mastektomie versus brusterhaltende Therapie), 2 Hormonstudien. Die Ergebnisse der abgeschlossenen Studien werden vorgestellt und diskutiert, wobei auch auf die Schwierigkeiten bei der Umsetzung von Lebensqualitätsstudien eingegangen wird.
Weiters werden die von der EORTC Quality of Life Group erarbeiteten Leitlinien für Lebensqualitätsstudien vorgestellt, welche die Planung von Studienprotokollen im Bereich der Senologie erleichtern sollen. Obwohl heute mit standardisierten Fragebogen die methodischen Voraussetzungen zur Erfassung der Lebensqualität verfügbar sind, stellen solche Studien für den klinischen Alltag eine Herausforderung dar.
In Zusammenhang mit neuen Therapieformen wird sich aber in Zukunft die Frage nach der Lebensqualität von Mammakarzinom-Patientinnen in zunehmendem Maße stellen. Für die Beantwortung spezifischer Fragestellungen sind sorgfältig geplante klinische Studien erforderlich. Die Ergebnisse können für Therapieentscheidungen herangezogen werden und sollen letztlich einer Verbesserung der Versorgung von Brustkrebspatientinnen dienen.

S137

Lebensqualität bei Patientinnen mit Brustkrebs: Ergebnisse der Feldstudie München

J. Kerr, J. Engel
Tumorregister München, IBE, Ludwig-Maximillians-Universität München

Zielsetzung: Ziel der Feldstudie München – gefördert durch das BMG – war es, die Qualität der Versorgung zu belegen, gegebenenfalls zu unterstützen. Neben klinischen und therapeutischen Aspekten spielten hierbei die verschiedenen Dimensionen der Lebensqualität eine wichtige Rolle. **Material und Methoden:** Die Feldstudie München wurde in die bereits etablierten Strukturen des Tumorregisters des Tumorzentrums München integriert. Alle Frauen, die innerhalb von zwei Jahren (1996–1998) neu erkrankten, wurden in die Studie aufgenommen. Die klinischen und therapeutischen Daten wurden routinemäßig über das Tumorregister erfasst. Wenn eine Einverständniserklärung der Patientinnen vorlag, wurde den Patientinnen in regelmäßigen Abständen über einen Zeitraum von fünf Jahren auch ein Lebensqualitätsfragebogen zugeschickt. Kernstück dieses Erfassungsbogens war der EORTC QLQ-C30 (Quality of Life Questionnaire, Core Modul 30). Als multivariates Verfahren wurde die logistische Regression verwendet, um die Faktoren, welche die Lebensqualität bestimmen, zu ermitteln. **Ergebnisse:** 990 Patientinnen hatten auf die Befragung geantwortet. Armbeschwerden (eingeschränkte Beweglichkeit, Armschwellung), Kommunikationsprobleme (v.a. zwischen Arzt und Patientin), Komorbidität, Alter, Operationsmethode (brusterhaltende Therapie versus Mastektomie), Familienstand, Schulbildung und berufliche Tätigkeit beeinflussten unabhängig voneinander signifikant die verschiedenen Dimensionen der Lebensqualität. Die adjuvante Therapie, Versicherung (privat versus gesetzlich) und pT-Kategorie waren nicht signifikant im Modell. **Zusammenfassung:** Die Feldstudie München konnte zeigen, dass vor allem Armbeschwerden reduziert und Kommunikationsprobleme verbessert werden sollten, als die beiden stärksten Faktoren, welche die Lebensqualität beeinflussen. Darüber hinaus wurde der positive Einfluss einer brusterhaltenden Therapie auf die Lebensqualität von Brustkrebspatientinnen in allen Altersklassen belegt. Eine bevölkerungsbezogene Lebensqualitätserfassung ist innerhalb eines Tumorregisters möglich und im Sinne einer umfassenden Qualitätssicherung – zumindest auf Stichprobenbasis – auch notwendig.

S138

Zum Screening von psychosozialem Versorgungsbedarf

U. Koch
Institut und Poliklinik für Medizinische Psychologie, Universitätsklinikum Hamburg-Eppendorf

Studien an Brustkrebspatientinnen zur psychischen Komorbidität zeigen, dass ca. 25–30% aller Patientinnen im Krankheitsverlauf behandlungsbedürftige psychische Problemlagen aufweisen. Besonders häufige sind Angst- und depressive Reaktionen sowie Anpassungsstörungen. Auf der Ebene der körperlichen Beschwerden kommen Schmerz und Fatigue hinzu. Des Weiteren sind zu nennen Einschränkungen der Selbstakzeptanz, Probleme in der Kommunikation und Interaktionsprobleme mit Familienangehörigen.
Die Psychoonkologie hat in den letzten Jahren ein breites Spektrum von gut evaluierten Hilfsangeboten entwickelt. Da psychosoziale Spezialisten in der Versorgungspraxis nur in begrenzter Zahl zur Verfügung stehen, müssen im Interesse einer angemessenen Versorgung einerseits Ärzte und Pflegekräfte in ihrer psychologischen Kompetenz gestärkt werden, um auf psychische Bedürfnisse ihrer Patienten eingehen zu können. Andererseits müssen Methoden zur Verfügung gestellt werden, die es erlauben, mit begrenztem zeitlichen Aufwand die Patienten zu identifizieren, die ein besonderes psychisches Risiko aufweisen.
Nach einem knappen Überblick über den gegenwärtigen Stand der Forschung zur psychischen Komorbidität bei Brustkrebspatientinnen werden einige Strategien vorgestellt, wie mit Kurzformen international eingeführter Instrumente zur Erfassung psychischer Belastungen und zur Behandlungsbereitschaft ein solches Screening geleistet werden kann. Es soll gezeigt werden, dass sich solche Strategien in die Versorgungspraxis implementieren lassen und welche Konsequenzen sich daraus für die psychoonkologische Versorgung ergeben.

S139

Lebensqualität unter besonderer Berücksichtigung der Palliativmedizin

C. Bausewein
Interdisziplinäre Palliativmedizinische Einrichtung, Klinikum der Universität München – Großhadern

In der neuesten Definition beschreibt die WHO «Palliativmedizin als Ansatz zur Verbesserung der Lebensqualität von Patienten und ihren Angehörigen, die mit einer lebensbedrohlichen Erkrankung konfrontiert sind». Dabei gibt es auch in der Palliativmedizin keinen einheitlichen Konsens über den Begriff «Lebensqualität» oder die am besten geeigneten Messmethoden.
Gesundheitsbezogene Lebensqualität und individuelle Lebensqualität sind zwei wichtige Konstrukte in der Lebensqualitätmessung. Die gesundheitsbezogene Lebensqualität misst den Einfluss der Erkrankung und Symptome auf die Lebensumstände des Patienten. Die meisten Messinstrumente sind krankheitsspezifisch und geben in vorformulierten Fragebögen die Gewichtung einzelner Bereiche vor. Diese Skalen konzentrieren sich besonders auf den funktionellen Status, werden damit aber der Gesamtsituation der Patienten nicht gerecht. Psychosoziale und spirituelle Aspekte werden oft zu wenig beachtet.
Bei der Ermittlung der individuellen Lebensqualität wird davon ausgegangen, dass nur der Patient selbst bestimmen kann, was für ihn in der jeweiligen Lebenssituation Lebensqualität bedeutet. Die bekannteste Methode zur Ermittlung der individuellen Lebensqualität ist das SEIQoL-DW. Mit dieser Methode konnte bei Palliativpatienten gezeigt werden, dass es häufig keinen engen Zusammenhang zwischen der subjektiv empfundenen Lebensqualität und der Schwere einer Erkrankung oder den Symptomen gibt.
Es gibt keinen «Goldstandard» für die Erfassung der Lebensqualität in der Palliativmedizin. Krankheits- und symptombezogene Skalen sind für die Evaluierung von Maßnahmen zur Verbesserung der Symptomkontrolle besser geeignet, wohingegen für die Erfassung der Wirkung der palliativmedizinischen Betreuung unter Mitbeachtung der psychosozialen und spirituellen Aspekte die Messung der individuellen Lebensqualität vorzuziehen ist.

S140
Einfluss der Lebensweise auf die Inzidenz von Mammakarzinomen

U.R. Kleeberg
HOPA, Hamburg

Die Karzinogenese entwickelt sich in einer Kaskade von Interaktionen der gesunden Zelle mit exogenen Faktoren: Aus dem Kontakt mit dem [Co-] Karzinogen resultiert die Initiierung dysplastischen und schließlich neoplastischen Wachstums, sofern Reparaturvorgänge der verschiedenen Ebenen des Zellstoffwechsels versagen. Auch Proliferation und Metastasierung unterliegen exogenen Einflüssen. Diese, definiert durch die Lebensweise, lassen Prokarzinogene zu Karzinogenen werden, deren Einfluss durch das Zusammenwirken von Immunsystem, Wachstumsfaktoren und Hormonen moduliert, schließlich in eine irreversible Mutation zur Tumorzelle mündet.
Die Karzinominzidenz variiert signifikant zwischen verschiedenen Populationen und innerhalb ein und derselben mit den Lebensgewohnheiten. Dies zeigen Migrationsstudien.
Nach den Daten der UNESCO sind Lebensumstände zu 50–75% für das Karzinomrisiko verantwortlich, wobei die Ernährung mit 40–60%, das Rauchen mit 20–40%, Infekte mit 10–15%, Toxine mit 5–10% und Strahlung mit 5% hereditäre, genetische Faktoren, je nach Tumorentität von 5–50% überlagern.
Übergewicht, Ungleichgewicht zwischen Kalorienaufnahme und Abgabe, ein hoher Körpermassenindex sind die kritischen Faktoren bei der Entwicklung des Mammakarzinoms. Rauchen spielt eine eher untergeordnete Rolle, allenfalls als Kofaktor. Von Bedeutung ist der Alkoholkonsum: Ca. 10% der deutschen Frauen sind durch den Genuss von 20 g Alkohol und mehr täglich diesbezüglich gefährdet. Die Konservierung, Lagerung und Zubereitung von Fleisch und Fisch ist bezüglich des Mammakarzinomrisikos weniger relevant als der Kohlehydrat- und Fettstoffwechsel. Speziell ein erhöhtes Nüchterninsulin erwies sich tierexperimentell wie in epidemiologischen Untersuchungen als kritischer Risikofaktor.
Ca. 400 g Obst und Gemüse täglich können durch einen günstigen synergistischen Effekt einzelner Nahrungsfaktoren bei begrenzter Kalorienzufuhr das Karzinomrisiko mindern. Eine pharmakologisch dosierte Zufuhr einzelner Vitamine ist ineffektiv, Lykopene erweisen sich als protektiv.
Eine ausgewogene Ernährung kann verbunden mit körperlicher Aktivität nach zurückhaltenden Schätzungen der UNESCO das Mammakarzinomrisiko um 7%, sehr wahrscheinlich aber um bis zu 23% mindern.

S141
Reproduktion und Mammakarzinom

W. Braendle
Poliklinik für gynäkologische Endokrinologie und Reproduktionsmedizin, Zentrum für Frauen-, Kinder- und Jugendmedizin, Universitätsklinikum Hamburg-Eppendorf

Die Länge der reproduktiven Phasen geht mit einer höheren Inzidenz von Mammakarzinomen einher. Eine frühe Menarche sowie ein spätes Menopausenalter erhöhen das Risiko, an einem Mammakarzinom zu erkranken. Eine frühe erste Schwangerschaft stellt einen Schutzfaktor gegenüber der Entwicklung eines Mammakarzinoms dar. Die Mechanismen dieser Schutzwirkung können abgeleitet werden aus dem Einfluss der endokrinen Wirkung in der Schwangerschaft auf die endgültige Differenzierung der Brust.
Eine aufschlussreiche Analyse hat die Collaborative Group on Hormonal Factors in Breast Cancer jüngst durchgeführt. Es wurden die individuellen Daten von 47 epidemiologischen Studien in 30 Ländern reanalysiert, in denen 50.302 Frauen mit Mammakarzinom erfasst waren und 96.973 Frauen ohne diese Erkrankung. Analysiert wurden dabei die Zusammenhänge zwischen dem Auftreten eines Mammakarzinoms, der Zahl der Schwangerschaften und Stillzeiten. Daraus konnte abgeleitet werden, dass die Zunahme an Mammakarzinomen in den entwickelten Ländern während der letzten Jahrzehnte in direktem Zusammenhang mit der abnehmenden Zahl der Schwangerschaften und den verkürzten Stillzeiten besteht. In 29% der Fälle mit Mammakarzinomen fand sich zwar eine Schwangerschaft aber kein Stillen, demgegenüber in 21% bei den Kontrollen.
In Asien und Afrika betrug 1990 die Zahl der Mammakarzinome bis zum 70. Lebensjahr 1–2 pro 100 Frauen, mit Abnahme der Familiengröße nimmt aber seither die Zahl der Mammakarzinome erheblich zu.
Zusammenfassend lässt sich damit die Inzidenz von Mammakarzinomen in den entwickelten Ländern durch die Abnahme der Geburtenzahl und die Abnahme der Stillzeit erklären.

S144
Kernspintomographie der Mamma: Stellenwert der Kernspintomographie in der komplementären Mammadiagnostik und ihre klinische Relevanz

R. Schulz-Wendtland
Institut für Diagnostische Radiologie, Gynäkologische Radiologie, Universität Erlangen-Nürnberg

Die Kontrastmittel-MRT ist das sensitivste Ergänzungsverfahren zur Mammographie. Die Treffsicherheit ist abhängig von technischen Faktoren, den angewandten Befundungskriterien sowie von der Patientinnenselektion. Insgesamt kann von der Kontrastmittel-MRT, in der kombinierten Anwendung mit klinischer Untersuchung, Mammographie und Sonographie, eine Sensitivität von deutlich über 95% erreicht werden [Allgayer et al. 1995, Fischer et al. 2000, Heywang-Köbrunner et al. 1996, Kaiser 1992]. Die Spezifität liegt im Allgemeinen zwischen 30 und 90%, [Allgayer et al. 1995, Fischer et al. 2000, Heywang-Köbrunner et al. 1996, Öllinger et al. 1993, Kaiser 1992]. Voraussetzungen einer Kontrastmittel-MRT sind die Durchführung einer klinischen Untersuchung, Mammographie und Sonographie [Mitteilungsblätter Deutsche Röntgengesellschaft 1993, 1994, Mitteilungsblätter Deutsche Gesellschaft für Senologie 1997] gemäß dem ACR (American College of Radiology) mit entsprechender BI-RADS TM-Klassifikation. Die Indikationen der Kontrastmittel-MRT sind gemäß Deutschem Ärzteblatt 10/2000 reduziert auf:
1. DD: Narbe/Rezidiv bei operiertem Mammakarzinom,
2. Fokussuche bei histologisch nachgewiesenem axillären Lymphknotenbefall mit dem Hinweis auf ein Mammakarzinom bei negativer klinischer Untersuchung, Mammographie und Sonographie (CUP-Syndrom).
Darüber hinaus sind folgende Indikationen wissenschaftlich evaluiert :
1. Multifokalität/Multizentrizität bzw. kontralaterales Mammakarzinom bei diagnostiziertem Mammakarzinom,
2. DD: Fibroadenom/Karzinom bei der postmenopausalen Patientin,
3. Zustand nach Wiederaufbauplastik (Prothese),
4. Hochrisikopatientin, d.h. bei Trägerinnen einer nachgewiesener BRCA I/BRCA II-Mutation.
Es werden die wissenschaftlichen Ergebnisse im Hinblick der oben angeführten Indikationen vorgestellt und diskutiert.

S145
Kernspintomographie der Mamma – Kernspintomographische Befunde und ihre Abklärung

M. Müller-Schimpfle
Universität Tübingen

Die Kernspintomographie der Mamma ist ein hochsensitives Verfahren und dient neben der Differenzierung (Narbe/Rezidiv) dem Nachweis von Läsionen, die mit den radiologischen Standardverfahren (Mammographie, Ultraschall) nicht erkannt wurden. Da insbesondere bei ausschließlich kernspintomographisch erkannten Läsionen die Rate falsch-positiver Läsionen sehr variabel und abhängig von den verwendeten Beurteilungskriterien ist, sollten standardisierte Kriterien Verwendung finden. Ein in der letzten Zeit zunehmend etablierter Standard stellt der in Göttingen entwickelte MRM-Score (Götingen-Score) dar, der die Indikationsstellung zur MR-gestützten, diagnostischen Intervention bei einer ausschließlich MR-detektierbaren Brustläsion vereinheitlicht.
Der Score berücksichtigt die Kriterien Form, Begrenzung, Anreicherungsmuster, initialer Signalanstieg und postinitialer Signalverlauf. Je nach Vorhandensein charakteristischer Kriterien ergeben sich zwischen null und acht Scorepunkte.
In einer eigenen Studie an der Universität Tübingen wurde bei 179 MR-entdeckten Läsionen eine prospektive Klassierung entsprechend dem Göttingen-Score durchgeführt. Dabei gelang in 20/17.3/18.5/47.6/45.5%

der Läsionen mit 3/4/5/6/7 Punkten ein histologischer Malignomnachweis (n=20/52/54/42/11). Läsionen mit einem Score von 6 oder mehr Punkten waren signifikant häufiger maligne als Läsionen mit 3–5 Punkten (p<0.0001). Die relativ hohe positive Biopsie-Rate bei Göttingen-Score-3 hängt möglicherweise mit der Risikoanamnese der Patientinnen zusammen, da nur 20 Läsionen mit diesem Score histologisch evaluiert wurden, während die Prävalenz dieser Läsionen sehr hoch ist.
Somit kann BI-RADS-analog eine Läsion mit einem Score von 4–5 Punkten als suspekt und Biopsie-würdig (BI-RADS 4), und eine Läsion mit 6 Punkten und mehr als malignomsuspekt und adäquat zu behandeln (BI-RADS 5) betrachtet werden. Eine Läsion mit 3 Punkten sollte bei Hochrisiko-Patientinnen abgeklärt, ansonsten aber bis auf weiteres nur kontrolliert werden (BI-RADS 3).

S146

Consensus Statement of Sentinel Lymph Node in Breast Cancer Patients, the European View

E.J.T. Rutgers
EORTC Breast Cancer Group

From the ever growing published experience on the sentinel node procedure in breast cancer, it becomes clear that the sentinel node procedure is here to stay. In experienced hands, the sentinel node procedure offers the same staging opportunities as a full axillary clearance. From the last St. Gallen consensus discussion in March 2003, it was clear that sentinel node biopsy is considered standard for lymphatic staging in patients with invasive breast cancer < 3 cm, and no clinical involvement of ipsilateral axillary lymph nodes. It was also mentioned that if lymphoscintigraphy shows drainage to the internal mammary chain lymph nodes, these sentinel nodes could be removed as well, in order to more specifically indicate adjuvant radiotherapy of the internal mammary lymph node chain.
In the following fields, uncertainty still exist on the role of sentinel node biopsy as lymphatic staging procedure: in DCIS, in relation to upfront or neoadjuvant chemotherapy, in multifocal of larger (> 3 cm) breast cancers. In these situations, the role of sentinel node procedure is still unclear and the sentinel node procedure must be considered as experimental. Further, the finding of micrometastasis (< 0.2 mm) by immunohistochemistry staining in sentinel nodes poses the clinicians for difficult decisions. Does micrometastasis mean a worse prognosis for this patient and should this finding therefore be an indication for adjuvant systemic treatment? In general it is felt that micrometastasis only (< 0.2 mm) without further nodal involvement is of uncertain prognostic significance and these patients should be considered as node negative. Therefore, the indication for adjuvant systemic treatment should be based on the primary tumour characteristics. However, if micrometastasis are found in the sentinel node, in up to 10–20% of the patients more tumour positive non-sentinel nodes are found, if an axillary clearance is performed. For these patients, the information of finding tumour positive non-sentinel nodes may be of prognostic significance and may guide adjuvant systemic treatments, and elective treatment of the axilla is useful. Further, to date subgroups of patients who have micrometastasis in the sentinel node and in whom axillary treatment can safely be omitted, can not be identified. Therefore, it is generally felt that if micrometastasis are found in the sentinel node, further axillary treatment is indicated.
When can the sentinel node procedure be considered as standard?
- If a surgeon and his team can show a low false negative rate (< 5%): however, this is difficult to asses and requires a large number of patients.
- If a surgeon and his team can show a high identification rate of the sentinel node (over 90%): this is easy to asses.

The lowest false negative and highest identification rates are achieved when surgeons/gynaecologists do the following:
- Use the combined technique by preoperative lymphoscintigraphy, preoperative injection of patent blue dye and intraoperative use of blue dye and Gamma-probe.
- If the surgeon is experienced (learning phase of at least 20 procedures, performed by him or herself and a caseload of more than 6 procedures per month.
- Work within a multidisciplinary team with a good nuclear medicine department and pathologist.

From 2 large European studies it is clear when these criteria are met, the identification rate is high (ALMANAC trial: 96%, AMAROS trial: 98%). Both trials have an intensive audit and quality control programme, which has lead to this satisfactory figures.
In general, it can be stated that if the quality criteria are followed, the sentinel node procedure can be considered as standard for lymphatic mapping in invasive breast cancer.

S147

Pathohistologische Aufarbeitung der Sentinel: Möglichkeiten und Grenzen der Schnellschnittuntersuchung, Immunhistochemische Untersuchung

J. Lüttges
Institut für Allgemeine Pathologie, Universitätsklinikum Schleswig-Holstein, Campus Kiel

Zielsetzung: Die Morbidität von Patientinnen mit einem Mammakarzinom wird heutzutage wesentlich durch die Folgeleiden aus der Axilladissektion bestimmt. Daher wird vielfach, auch bereits außerhalb von Studien, die Technik der Sentinel-Biopsie durchgeführt, bei der auf eine komplette Axilladissektion verzichtet werden kann. Voraussetzung ist eine standardisierte und technisch optimierte Detektion und pathoanatomische Bearbeitung der Lymphknoten. **Material und Methoden:** 80 Axilladissektate wurden komplett (in den Jahren 1997–98) in histologischen Schnittstufen (100 µm Abstand) aufgearbeitet und alternierend immunhistochemisch (Standardmethode APAAP und ABC; Pan-Keratin Marker Lu5) gefärbt. Die Sentinel-Lymphknoten wurden bei einer Größe von über 1 cm halbiert und nur eine Hälfte zur Schnelluntersuchung verwendet. Ab 1999 wurde an 200 Patienten die Sentinel-Biopsie mit einer in Stufenschnitten und immunhistochemischen Aufarbeitung nur der Sentinel-Lk durchgeführt. **Ergebnisse:** Die Schnellschnittuntersuchung (3 hinter einander folgende Stufen) ergibt in 5% der Fälle technisch schwierig zu interpretierende Ergebnisse, so dass eine endgültige Diagnose der Paraffinaufarbeitung vorbehalten bleibt. In etwa 1% kommt es bei Schnellschnitt zu Materialverlust. Immunhistochemisch ließen sich zusätzlich in 10% der SN disseminierte Tumorzellen nachweisen, die in den Standardfärbungen nicht zu erkennen waren. Mikrometastasen fanden sich in 2% in den SN. Skip-Metastasen traten in 3% der Fälle auf. **Schlussfolgerung:** Eine subtile Aufarbeitung der SN Lymphknoten mit immunhistochemischen Färbungen und Stufenschnitten scheint erforderlich, auch wenn die Tumorzelldissemination nach der neuen TNM-Klassifikation (6. Auflage) weiterhin als N0 geführt wird mit dem Zusatz (IH+). Ihre Bedeutung für die Prognose ist nicht definitiv geklärt. Die Schnellschnittuntersuchung erscheint optional, bei schwierigem Material sollte auf sie verzichtet werden.

S148

Erfahrungen zur Validierung der Sentinellymphknotenuntersuchung beim Mammakarzinom

T. Kuehn
Frauenklinik und Projektgruppe interdisziplinäre Senologie, Gifhorn

Obwohl die Gleichwertigkeit der Sentinellymphknotenbiopsie mit der axillären Lymphonodektomie als diagnostischem und therapeutischen Standard für die Behandlung des Mammakarzinoms noch nicht endgültig durch prospektiv-randomisierte Studien abgesichert wurde, gilt die Einführung dieses minimal-invasiven Verfahrens weltweit als klinische Realität. In zahlreichen Uni- und Multizenterstudien konnte eine hohe Übereinstimmung zwischen dem histologischen Befund des Sentinel-Nodes und dem entgültigen Status der Axilla nachgewiesen werden. Mehrere Studien mit mehrjähriger Beobachtung zeigen zudem, dass bei Patientinnen, die lediglich eine Sentinel-Node-Biopsie erhalten hatten, äußerst geringe axilläre Rezidivraten auftraten. Diese Rate scheint sogar günstiger als bei dem konventionellen Verfahren der kompletten Axilladissektion zu liegen. Wenngleich die Sicherheit der Sentinel-Node-Biopsie als diagnostischer Methode kaum mehr bezweifelt wird, so ist das Verfahren dennoch in keiner Weise standardisiert. Günstige Erfolgsraten können nur bei einer funktionierenden interdisziplinären Zusammenarbeit erreicht werden. Von zahlreichen Autoren werden zudem erhebliche Lernphasen beschrieben. Die Ergebnisse der deutschen Validierungsstudie zeigt, dass weniger die Anzahl der durchgeführten Fälle als vielmehr die Qualität ihrer Durchführung mit den Falsch-Negativ-Raten korreliert. Vor einer Implementierung der Sentinel-Node-Biopsie in die klinische Routine müssen daher Fragen der Qualitätssicherung geklärt werden. Dabei kann Qualität nicht allein durch die Erfahrung einzelner Operateure definiert werden. Vielmehr muss das Indikationsspektrum festgelegt und die technische Durchführung sowie die histopathologische Aufarbeitung standardisiert werden. Instrumente zur Messung der Ergebnisqualität müssen entwickelt werden.

S149
KiSS – Klinische interdisziplinäre Sentinel-Studie. Prospektiv randomisierte kontrollierte Multizenter-Studie zur Untersuchung der Validität der Sentinel-Lymphknotenbiopsie-Technik und der Äquivalenz-Nachweis zwischen der alleinigen Sentinel-Biopsie und der konventionellen Axilladissektion bei histologisch negativen Sentinel-Lymphknoten beim Mammakarzinom

H. Ostertag, W. Jonat, stellvertretend für die deutsche KiSS-Studiengruppe
Klinik für Gynäkologie und Geburtshilfe, Universitätsklinikum Kiel

Fragestellung: Die Biopsie des Sentinel-Lymphknotens scheint als innovatives Diagnostikverfahren zum Staging des Mammakarzinom weltweit der Standard-Axilladisssektion den Rang abzulaufen. Im größeren Umfang in den USA, aber auch in vielen europäischen Länder wird dieses Verfahren zunehmend eingesetzt. Bis heute liegen jedoch ausschließlich Daten zur Detektion, Biopsie und Vorhersage für die nachgeschalteten axillären Lymphknoten vor. Es existieren keine prospektiv randomisierten Daten zur onkologischen Sicherheit der ausschließlichen Biopsie. Durch eine Metaanalyse von Orr, 1999, konnte neben der diagnostischen auch eine therapeutische Bedeutung der kompletten Axilladissektion beim palpablen Mammakarzinom gezeigt werden. Er konnte eine signifikanten Verbesserung des Überlebens um 5,4% durch die prophylaktische Axilladisssektion zeigen.
Methodik: Derzeit untersuchen lediglich zwei prospektiv randomisierte kontrollierte Multicenter Studien die Äquivalenz der ausschließlichen Sentinel-Biopsie zur Standard-Axilladissektion. In den USA ist dies die NSABP-B32-Studie, die ein fast identisches Protokoll wie die deutsche KiSStudie aufweist. Bei der deutschen «klinischen interdisziplinären Sentinel Studie» handelt es sich eine um dreistufige Studie. In der ersten Stufe müssen die teilnehmenden Zentren die Sentinel-Biopsie in der Klinik etablieren. Es wird die Durchführung und Dokumentation von mindestens 50 Biopsien mit anschließender Axilladissektion gefordert. Die Zielkriterien sind eine Detektion von mindestens 80% und maximal 2 falsch-negative innerhalb der letzten 30 Biopsien. Nach Auswertung der Ergebnisse können die Zentren an der Randomisationsphase teilnehmen. Hier werden Patientinnen mit histologisch nachgewiesenem invasiven Mammakarzinom bis 2,5 cm Durchmesser und klinisch wie sonographisch unauffälliger Axilla präoperativ randomisiert. Im Arm (A) wird immer eine Standard-Axilladissektion durchgeführt. Im Arm (B) erhalten die Patientinnen eine ausschließliche Sentinel-Biopsie. Primäres Studienziel ist die Rate der axillären Rezidive, sekundäre Ziele sind 5-Jahre rezidivfreies Überleben und 5-Jahres-Gesamtüberleben. Es sind 1912 Patientinnen einzubringen. Parallel wird an einem Teilkollektiv die Morbidität und die Lebensqualität mit dem EORTC-LQ-30-Fragebogen untersucht. Eingeschlossen werden über 18 Jahre alte Patientinnen mit histologisch gesichertem, unifokalen, unilateralen Mammakarzinom. Die Axilla muss klinisch und sonographisch nodal negativ sein. Es erfolgt eine präoperative 1:1-Randomisation in Beobachtung versus Axilladissektion bei tumorfreien Sentinellymphknoten. Stratifiziert wird nach Zentrum und Alter der Patientinnen. In der dritten Phase schließt sich ein 5jähriges Follow-Up mit regelmäßigen klinischen und sonographischen Kontrollen der Axilla an. Derzeit nehmen 130 Kliniken in der vorgeschalteten Trainingsphase teil. Es wurden bisher ca. 3500 Sentinel-Biopsien dokumentiert. Innerhalb der Randomisationsphase wurden von 22 Zentren bis April 2003 ca. 800 Patientinnen eingebracht. Die Studie wird von der Deutschen Krebshilfe e.V. gefördert. **Schlussfolgerung:** Bevor die Sentinel-Biopsie beim Mammakarzinom als Standard angesehen werden kann, müssen randomisierte Daten zur onkologischen Sicherheit vorliegen. Diese werden derzeit nur durch die NSABP-B32-Studie (USA) und durch die KiSStudie erhoben.

S150
Nuklearmedizinische Markierung der Sentinellymphknoten

R. Linke
Klinik und Poliklinik für Nuklearmedizin, Ludwig-Maximilians-Universität München

Die Sentinellymphknoten(SLN)-Biopsie ist ein minimal-invasives Verfahren, bei dem der axilläre Nodalstatus durch Entnahme eines oder weniger, lymphographisch dargestellter Lymphknoten bestimmt wird. Der SLN ist der erste Lymphknoten, der im lymphatischen Abstromgebiet eines Tumors liegt und im Falle einer lymphogenen Aussaat die höchste Wahrscheinlichkeit für einen metastatischen Befall aufweist. Der Vorgang der lymphogenen Aussaat wird durch Injektion einer lymphgängigen Substanz simuliert (‚lymphatic mapping'). Durch eine Partikelgröße von 50–200 nm kann eine stabile Retention dieser Substanz im Lymphknoten erreicht werden. Für ein Radiokolloid (z.B. Nanocoll) ist ein zu injizierendes Volumen von 0,5–1 ml und eine Aktivität von 20–30 MBq im 2-Tages-Protokoll ausreichend. Der Applikationsweg ist mitentscheidend für die Geschwindigkeit der lymphatischen Drainage, aber auch für die Darstellung axillärer und extra-axillärer SLN. Neben der intratumoralen Applikation sind eine peritumorale, subdermale, subkutane, periareoläre oder subareoläre Injektion möglich, wobei eine Kombination verschiedener Applikationswege zu bevorzugen ist, z.B. durch unterschiedlich platzierte Injektionsdepots von Farbstoff und Radiokolloid. Eine derartige Kombination weist nach bisherigen Erfahrungen die höchste SLN-Detektionsrate und Reproduzierbarkeit auf. Die falsch-negativ-Rate wird insbesondere durch die Selektion der Patientinnen beeinflusst, so sind eine klinisch/sonographisch positive Axilla oder große Tumoren eher ungünstig. Eine präoperative Lymphszintigraphie erleichtert die OP-Planung, da so die SLN-Lokalisation bereits präoperativ bekannt ist. Für die intraoperative Detektion des radioaktiv markierten SLN ist eine Gammasonde notwendig. Die Strahlenexposition durch den Einsatz von Radiokolloiden ist für Patienten und beteiligtes Personal sehr gering, so dass aus strahlenhygienischer Sicht keine speziellen Vorsichts- oder Überwachungsmaßnahmen notwendig sind.

S151
Schwangerschaft nach Mammakarzinom

T. Strowitzki
Frauenklinik, Universität Heidelberg

Das durchschnittliche Alter der Erstgebärenden in Deutschland liegt mittlerweile bei fast 30 Jahren. Obwohl nur 6 bis 7% der Mammakarzinomerkrankungen unter 40 Jahren auftreten, wird der Prozentsatz von Frauen, die nach erfolgter Behandlung eine Schwangerschaft anstreben, zunehmen. Hier entsteht erheblicher Beratungsbedarf, da die Patientinnen im Wissen um ihre hormonabhängige Erkrankung bzgl. einer Schwangerschaft verunsichert sind.
In mehreren Fallkontrollstudien konnte gezeigt werden, dass das relative Risiko bzgl. des Parameters Überleben für Frauen mit Schwangerschaft nach Mammakarzinom mit 0,2 bis 0,8 deutlich erniedrigt ist. Dies hatte auch Bestand bei Berücksichtigung von Alter, Stadium und Zeit seit Erkrankungsbeginn. Ein Vorteil zeigte sich auch bei nodalpositiven Patientinnen. Die Angaben basieren aber ausschließlich auf kleinen Fallzahlen und meist retrospektiv erhobenen Fallkontrollstudien.
In mehreren Studien wird ein signifikant niedrigeres Fünfjahresüberleben bei Frauen mit Schwangerschaftseintritt 6 Monate nach Mammakarzinom im Vergleich zu 5 Jahren berichtet. Meist wird ein Minimum von 2 Jahren Wartezeit empfohlen.
Mit einer Ausnahme zeigen retrospektive Studien auch einen günstigen Einfluss einer Schwangerschaft auf Metastasierungs- und Rezidivrate.
Die Ursache für den möglichen Vorteil auf das Überleben durch konsekutive Schwangerschaft ist nicht belegt. Eine Isoimmunisation durch gemeinsame Antigene auf Karzinomzellen und fetalen Zellen, z.B. MUC1, wird diskutiert.

Eine Mammakarzinomanamnese scheint weder in der Schwangerschaft noch in der Elternschaft für die Betroffenen im Vergleich zu gesunden Müttern ein zusätzlicher Stressor zu sein.
Zusammenfassend kann Patientinnen trotz der noch unzureichenden Datenlage nicht von einer Schwangerschaft abgeraten werden Ein «healthy mother»-Bias in den Studien ist nicht ausgeschlossen, prospektive Studien mit großen Fallzahlen fehlen.

S152
Brustkrebsdiagnostik in der Schwangerschaft

I. Schreer
Mammazentrum, Universitätsklinikum Schleswig-Holstein, Campus Kiel

Auch wenn heute in den Industrieländern das Alter der Frauen bei Schwangerschaft angestiegen ist, handelt es sich dennoch um eine junge Altersgruppe im Fall einer Brustkrebs-Erkrankung. Entsprechend gering ist die Inzidenz (1 bis 2% aller Mammakarzinome). Der Tumor wird in der Regel klinisch auffällig. Bereits hier besteht das Risiko einer Diagnoseverzögerung wegen differentialdiagnostischer Abgrenzungsprobleme zu schwangerschaftsphysiologischen Brustveränderungen. Auch benigne Tumoren, zum Beispiel Fibroadenome, zeigen während der Schwangerschaft eine Wachstumstendenz.
Erste bildgebende Untersuchungsmethode der symptomatischen Patientin ist die Sonografie. Heutige State-of-the-Art-Geräte erlauben die Charakterisierung eines Tumors in 93 bis 100% der Fälle. Standardisierte Befundcharakterisierung ist essentiell wegen der hohen Prävalenz benigner Tumoren in dieser jungen Altersgruppe. Bei hohem Malignitätsverdacht muss die Mammografie durchgeführt werden zur Darstellung der gesamten Brust, evtl. vorhandener Mikroverkalkungen und zur Untersuchung der Gegenseite. Schwangerschaft ist keine Kontraindikation für Mammografie.
Die histologische Befundbestätigung erfolgt mittels sonografisch gesteuerter Stanzbiopsie. Hier ist dem Risiko von verstärkter Blutung, Infektion oder der Ausbildung einer Milchfistel Rechnung zu tragen.

S153
Mammakarzinom in der Schwangerschaft – Möglichkeiten der Behandlung

S. Kahlert, I. Bauerfeind, M. Untch
Klinik u. Poliklinik für Frauenheilkunde und Geburtshilfe, Klinikum der LMU München-Großhadern

Als seltenes Ereignis existieren zur Therapie des Mammakarzinoms in der Schwangerschaft nur wenige und relativ kleine Studien.
Als Besonderheiten müssen bei allen Maßnahmen die potentiellen Gefahren für das Ungeborene, die veränderte mütterliche Physiologie und die psychologische und soziale Belastungssituation der Patientin berücksichtigt werden. Dazu kommt das eher fortgeschrittenere Tumorstadium mit Indikation für eine multimodale Therapie. Die einzelnen Therapieformen unterliegen dadurch gewissen Restriktionen:
Operationen sind in der Schwangerschaft ab dem 1. Trimenon durchführbar. Studien zeigen keine Teratogenität und nur gering erhöhte Abortraten. Häufig wird eine Mastektomie durchgeführt. Oft entspringt diese Strategie dem Wunsch, eine Strahlentherapie zu vermeiden. Prinzipielle Kontraindikationen zur Brusterhaltung existieren aber nicht.
Eine *Strahlentherapie* sollte erst nach der Geburt durchgeführt werden, da Spätfolgen für den Feten nicht kalkulierbar sind.
Eine *Chemotherapie* ist in der Schwangerschaft durchführbar. Nach Abschluss des 1. Trimenons treten kindliche Schädigungen selten auf (bis 2%). Dabei handelt es sich meistens um Wachstumsstörungen oder hämatologische Veränderungen. Langzeitbeobachtungen der Kinder stehen aber noch aus. Als Schema sollten EC oder FEC verwendet werden, Methotrexat ist streng kontraindiziert.
Hormontherapien sind bis zur Geburt zu verschieben. Für Tamoxifen sind Schädigungen der Feten beschrieben, ovarablative Therapien zeigten keine Wirkung in der Schwangerschaft.
Nach Erreichen einer ausreichenden Lungenreife kann der Patientin eine vorgezogene Entbindung angeboten werden, um Strahlentherapie und endokrine Therapie zu beginnen.
Aufgrund der besonderen Umstände sollte die Therapie und ihre Folgen sorgfältig mit der Patientin und den Angehörigen besprochen werden und die Therapie an Zentren mit der entsprechenden onkologischen und perinatologischen Kompetenz durchgeführt werden.

S154
Chances and Limits of Online-Documentation in Multicenter Trials: First Experiences of the 'PREPARE and TECHNO-Trial' (Preoperative Systemic Therapy in Patients with Primary Breast Cancer) – a Project of the AGO Study Group

B. Georges, M. Untch
Department of Gynecology and Obstetrics Großhadern of the Ludwig- Maximilians Universtiy of Munich

Due to increased availability and reliability, the internet nowadays is able to offer a secure and practicable means for paperless documentation and administration of clinical trials. Using the appropriate technology, the problems of response-time, data security and hard- and software requirements can be overcome.
Since we started our trials in June 2002, we are using the software system 'Crestech' for online documentation. There are now more than 70 participating sites with more than 200 users. The software programme is very user-friendly and self-explanatory, it can be used without prior training. There is only a on-site computer with internet access and a web browser required. No local software installation is necessary. This is the reason why all applying sites could participate in our trials.
Advantages of on-line documentation are evident:
- On-line randomisation is possible 24 hours a day, seven days a week without the need to adhere to official office hours of the coordination office.
- Data are available directly following data entry.
- Data can be checked for plausibility directly after data entry and queries can be resolved on-line.
- Trial progress can be monitored on-line at any time.
- Inclusion of new sites is possible at any time.

Our software provides an excellent communication platform between trial organisation and management and every single participating site. E.g. the trial manager (LKP) is notified by e-mail if a SAE is documented and can then take appropriate measures according to legal requirements.
On-line data access makes overall toxicity and safety data check up available at any time.
The software features secure data transfer via the internet using 128-bit SSL encryption. Users can log into the system using their individual username and password. Data access is controlled by the system: investigators and documentalists only have access to their patients and are the only users that can edit and change the patient's data. Monitors can view the data of all patients in the sites they are responsible for. Monitors can also handle queries and source data validation within the system. Study managers can view all patient data.
Administration of access rights is done by the security managers. Only two persons at the co-ordinating office are authorised as security managers.
For statistical analysis the data can be exported to external statistical software packages.
Limits of online documentation occur with the transfer of multimedia data as X-Ray images or other radiological information. Some problems may occur with very slow (< 28,800 bps) internet-connections and old internet browsers (e.g. Netscape before version 4.74).
In conclusion, the Crestech software is running without major problems for almost one year now and has proven to be a reliable, flexible and easy-to-use solution for on-line clinical trials.

S155
Möglichkeiten und Grenzen der klinischen Tumordokumentation im Intranet

H.-P. Sinn
Pathologisches Institut der Universität Heidelberg

Zielsetzung: Mit der klinischen Dokumentation maligner Tumorerkrankungen werden verschiedene wissenschaftliche Zielsetzungen verfolgt, dies sind insbesondere: Evaluierung der Therapieergebnisse, Durchführung klinischer Studien, Überprüfung neuer Prognosefaktoren und die Koordinierung der klinischen mit der experimentellen Tumorforschung. **Methoden:** Das System TumorWeb wurde entwickelt, um bestehende Restriktionen von Tumordokumentationssystemen und Standardsoftware zu überwinden. Insbesondere sollten keine starren Datenstrukturen oder Inhalte vorgegeben werden, die Unabhängigkeit vom Betriebssystem gewährleistet sein und eine Schnittstelle zu statistischer Standardsoftware bereitgestellt werden. Aufgrund der Schwerpunktsetzung auf wissenschaftlichen Fragestellungen steht die Anwendung durch den dokumentierenden Arzt im Vordergrund. **Ergebnisse:** Die Dateneingabe in TumorWeb erfolgt standardmäßig über dynamisch generierte HTML-Eingabemasken, die die benutzerspezifischen Tabellendefinitionen widerspiegeln. Diese werden aufgrund der Tabellenstruktur erzeugt und passen sich auf diese Weise wechselnden Inhalten an. Die statistische Auswertung der gespeicherten Daten kann mit Web-basierenden statistischen Tools erfolgen. TumorWeb enthält eine Upload- und Download-Funktion für digitale Bilder. Diese werden komprimiert in der Datenbank zusammen mit begleitenden Bildinformationen gespeichert und beim Upload und Download als kleines Vorschaubild angezeigt. Weitere HTML-Masken ermöglichen autorisierten Benutzern die direkte Bearbeitung der Datenbanktabellen mit SQL, die tabellarische Darstellung der Ergebnisse und Downloadfunktionen. Ferner konnten in dieses HTML-basierende System einfache Suchfunktionen und zahlreiche Hilfetexte integriert werden. **Zusammenfassung:** Für die Anwendung im Intranet haben sich HTML-basierende Tumordokumentationstools bewährt. Diese befinden sich seit 4 Jahren im produktiven Einsatz in der Universitäts-Frauenklinik Heidelberg.

S156
«Breastfile» – die EDV-Organisationshilfe für Brustzentren

G. Maiwald
Klinik für Brusterkrankungen, Behandlungszentrum Vogtareuth

Die kooperative Zusammenarbeit verschiedener Fachdisziplinen stellt in einem interdisziplinären Brustzentrum eine besondere Herausforderung dar. **Zielsetzung:** Zur Gewährleistung des reibungslosen Ablaufs der administrativen Begleitung der Patientenbehandlung sind eine EDV-gestützte Terminplanung, Online-Befundpräsenz, Vermeidung redundanter Datenerfassung, eine elektronische Patientenakte und eine kostengünstige individuelle Anpassbarkeit des Systems an die Bedürfnisse der Nutzer im Netzbetrieb wünschenswert. Es besteht nach kurzer Schulung verantwortlicher Mitarbeiter Unabhängigkeit von externen Softwareanbietern. **Methode und Ergebnisse:** Die Anforderungen an die Dokumentation steigen ständig. Hierzu zählen insbesondere die zusätzlichen Verschlüsselungsaufgaben im Vorfeld der DRG-Einführung, sowie die Herausforderung wirtschaftlich zu arbeiten. Dazu ist ein ständiges Feedback über die Belegung und OP-Auslastung im jahreszeitlichen Verlauf notwendig. Ferner waren zur Eröffnung des Brustzentrum insgesamt 98 Formulare in Gebrauch, die einen bedeutenden zeitlichen Ausfüllaufwand nach sich zogen. Mithilfe dieses EDV-gestützten Expertensystems wurde es möglich, 40 dieser Formulare elektronisch zu generieren. Ferner läuft das Breastfile-System auf der Basis von Filemaker Pro 5.0 in Windows- und Macintosh-Netzwerken gleichermaßen kompatibel. Die Befundpräsenz ist durch Einführung des Systems deutlich schneller und in der ganzen Abteilung verfügbar geworden. Bisher wurden 1050 stationäre und 1650 ambulante Patienten in dem System geführt.
In dem Brustzentrum wurden im Rahmen der ISO-Zertifizierung und Probezertifizierung durch die Deutsche Krebsgesellschaft 11/2001 weitere Abläufe in die Systematisierung mit einbezogen. Hier sind in erster Linie zu nennen: Erfassung adjuvanter Therapie bei Mamma-Ca, Evaluation der Patientenzufriedenheit, Fotodokumentation, Messung der Lebensqualität nach Spitzer und Beurteilung der Lieferanten durch systematisches Qualitätsmonitoring eingesetzter Produkte.
Das Breastfile-System stellt diese wertvolle administrative Hilfe für die Behandlungsverantwortlichen in unserem Brustzentrum dar.

S160
Physiologische Differenzierung in der weiblichen Brustdrüse und ihre Bedeutung für die genetischen Entwicklungswege des Mammakarzinoms

H. Bürger, W. Böcker
Gerhard-Domagk-Institut für Pathologie der Westfälischen Wilhelmsuniversität Münster

Zielsetzung: Die genetische Progression des invasiven Mammakarzinoms und seines unmittelbaren Vorläufers, dem duktalen In-situ-Karzinom vollzieht sich entlang unterschiedlicher paralleler zytogenetischer Entwicklungswege. Ein kürzlich von unserer Arbeitsgruppe postuliertes «Stammzellmodell» der physiologischen Mammaentwicklung konnte zeigen, dass verschiedene Zellpopulationen in der weiblichen Brustdrüse anhand ihres Zytokeratinmusters unterschieden werden können. Jede dieser Zellpopulationen ist somit als mögliche Ursprungszelle für ein Mammakarzinom zu betrachten. Ziel dieser Arbeit ist aufzuzeigen, dass sich diese verschiedenen Vorläuferzellen in zytogenetischen und immunhistochemischen Alterationsmustern in invasiven Mammakarzinomen widerspiegeln. **Material und Methoden:** 166 invasive, mittels CGH eingehend zytogenetisch charakterisierter Mammakarzinome aller Differenzierungsvarianten wurden immunhistochemisch für die Expression von 15 verschiedenen Antikörpern unter Verwendung eines sog. «tissue micro arrays» untersucht (Östrogen- und Progesteronrezeptor, p53, Ki-67, c-*erb*B2, Epidermaler Wachstumsfaktorrezeptor EGFR, Cycline A, D1, und E, bcl-2, p21, p27, Ck5/6, Ck8/18 und glattmuskuläres Aktin SMA). Die Erbgebnisse wurden konventionell und mittels einer biomathematischen Clusteranalyse ausgewertet. **Ergebnisse:** CK 5/6 positive Mammakarzinome zeigten eine generelle Negativität für die Östrogen- und Progesteronrezeptorexpression, wiesen eine hohe Proliferationsaktivität und spezifische Expressionsmuster für p53 und EGFR auf bei einem geringen Prozentsatz von 16q-Verlusten bei zugleich hohem Grad zytogenetischer Instabilität. Mit zunehmender Expression von Ck8/18 und abnehmender Expression von Ck5/6 stieg der Grad der Östrogenrezeptor-Expression, der chromosomalen 16q-Verluste als auch die Expression von c-*erb*B2, bei Verlust der Proliferationsaktivität (Ki-67, Cyclin A), der EGFR und der p53-Expression. **Zusammenfassung:** Wir betrachten unsere Ergebnisse als erste Hinweise darauf, dass verschiedene Subpopulationen in der weiblichen Brustdrüse existieren, die als putative Vorläuferzellen für verschiedene Subgruppen des invasiven Mammakarzinoms, mit spezifischen Proteinexpressions- und chromosomalen Alterationsmustern anzusehen sind.

S162
Überlagerung von Nebenwirkungen der Bestrahlung und Chemotherapie bei multimodalen Konzepten

K.A. Hartmann[1], S. Hunger[1], S. Krembel[1], J. Schütte[2]
[1]Klinik für Strahlentherapie und Radioonkologie,
[2]Klinik für Onkologie und Hämatologie, Marien-Hospital Düsseldorf

Zielsetzung: Sowohl bei der Primärbehandlung als auch im Stadium der Metastasierung wird die Mehrzahl der Mammakarzinompatientinnen kombiniert radiotherapeutisch und chemotherapeutisch behandelt. Aufgrund der zu erwartenden Früh- und Spättoxizitäten ist eine enge Abstimmung von Radiotherapie (RT) und Chemotherapie (CT) hinsichtlich Dosierung, zeitlicher und örtlicher Applikation (RT) erforderlich. **Materialien und Methoden:** Anhand der vorhandenen Literaturdaten werden für verschiedene Organsysteme und Gewebe (Haut, Herz, Lunge, Knochenmark, Nervensystem, etc.) Nebenwirkungshäufigkeiten und -schweregrade bei simultaner und sequentieller Radiotherapie dargestellt. **Ergebnisse:** Bei sequentieller Applikation von RT und CT treten seltener überlappende Nebenwirkungen auf. Für den Einsatz neuer zytostatischer Substanzen in Kombination mit RT ist die Datenlage zur Toxizität z.T. noch unsicher. **Zusammenfassung:** Bei der adjuvanten Behandlung des frühen Mammakarzinoms wird zur Vermeidung überlappender Toxizitäten meist ein sequentielles Vorgehen gewählt («CT vor RT»). Bei metastasierten Patientinnen ist zur Verkürzung der Behandlungszeit oder bei multilokulärer systemischer Progredienz für eine sichere simultane RT-CT eine enge Kooperation von Systemtherapeut und Radiotherapeut erforderlich.

S163

Simultane Radio-Chemotherapie: Potentielle und tatsächliche Indikationen

S. Semrau, R. Fietkau
Klinik und Poliklinik für Strahlentherapie Universität Rostock

Zielsetzung: Protokolle der simultanen Radiochemotherapie haben bei verschiedenen soliden Tumorentitäten (HNO-Tumoren, Rektum-, Bronchialkarzinom) unter dem Aspekt der verbesserten lokalen Kontrolle, des Funktionserhalts und einer Verbesserung der Prognose zunehmende Bedeutung erlangt. Die Rolle der RCT bei der Behandlung verschiedenster Stadien des Mammakarzinoms wird jedoch kontrovers diskutiert. **Pharmakologie:** Klassischer Zytostatika zielen mit einer Radiotherapie auf die Reduktion maligner Klone der Repopulierung ab und verbessern teilweise spezifische radiogene Wirkungen. Eine Kombination stellt deshalb ebenfalls eine Option beim Mammakarzinom dar. **Effektivität:** Weitreichende Erfahrungen im Rahmen der RCT liegen mit Taxanen, Platinsalzen, Mitomycin-C, Fluoropyrimidin-Derivaten vor. Neben diesen klassischen Zytostatika gibt es erste Beobachtungen mit Inhibitoren der Wachstumshemmung. Bisher konnte sich ein simultanes Vorgehen in unterschiedlichem Maße in spezifischen Tumorsituationen etablieren:

1. Salvagetherapie bei lokoregionärem, inoperablem Rezidiv: Der Zytostatikaeinsatz lässt sich wegen des hohen Risikos der okkulten oder bereits eingetretenen Metastasierung theoretisch gut begründen. Mehrere Phase-II-Studien zeigten hohe Raten der klinischen Remission von 60–90%.
2. Metastasenbestrahlung bei gleichzeitiger systemischer Therapie bei Patientinnen im Stadium IV: Eigene Erfahrungen belegen, dass eine systemisch wirksame Monotherapie nicht durch eine Bestrahlungsserie unterbrochen werden muss.
3. Adjuvante Therapie des Mammakarzinoms: Ergebnisse liegen mit CMF und Paclitaxel vor, wobei der Wert der therapiebedingten Morbidität und die Bedeutung gegenüber dem sequentiellen Vorgehen unterschiedlich beurteilt wird.
4. Neoadjuvante Therapieansätze bei lokal fortgeschrittenem, resektablem und nicht resektablem Mammakarzinom bestätigen die hohen Rate klinischer Tumorremissionen durch eine simultane RCT. Diese Sequenz ist auch vor dem Hintergrund der späteren OP durchführbar. Bisherige Phase-II-Studien offenbaren eine gute Prognose bezüglich lokaler Kontrolle und Überleben.

Zusammenfassung: Es gibt eine Rationale für die Integration einer simultanen RCT in die Therapiekonzepte des Mammakarzinoms. Mehrere Protokolle haben sich als durchführbar und effektiv erwiesen. Der Stellenwert im Vergleich zum sequentiellen Vorgehen sollte geprüft werden.

S164

Der optimale Zeitpunkt der Strahlentherapie im Rahmen von multimodalen Therapiekonzepten

B. Gerber
I. Frauenklinik der LMU München

Die Strahlentherapie stellt eine feste Behandlungsoption in der adjuvanten und palliativen Therapie des Mammakarzinoms dar. Da beim Mammakarzinom zunehmend primär rekonstruktive Eingriffe mit teilweise aufwendigen operationstechnischen Rekonstruktionen erfolgen, stellt sich die Frage nach der möglichen Verzögerung des Therapiebeginns infolge der Operation. Da endokrine und chemotherapeutische Therapien zunehmend häufiger beim Mammakarzinom eingesetzt werden, muss die Stellung der Strahlentherapie in der Therapiesequenz neu bestimmt werden.

Der Beginn der adjuvanten Radiatio nach brusterhaltender Therapie als auch nach Mastektomie später als 8 Wochen nach Operation führte zu einer Steigerung des Lokalrezidivrisikos auf 1,62 (95% CI 1,21-2,16) gegenüber dem frühzeitigeren Beginn. Ein signifikanter Zusammenhang (OR:1,22; 95% CI 0,94–1,59) zwischen dem Zeitpunkt des Beginns der Bestrahlung und dem Risiko für distante Metastasen konnte nicht nachgewiesen werden. Andererseits sind nach aktuellen Empfehlungen [St.Gallen 2003] Anthrazyklin-haltige Kombinationen Standard in der adjuvanten Systemtherapie, die wegen der Kardiotoxizität nicht simultan mit der Radiotherapie gegeben werden können. Entsprechend den aktuellen Empfehlungen soll die Strahlentherapie erst nach Abschluss der Chemotherapie erfolgen. Derzeit gibt es keine gesicherte Daten, die gegen die simultane Durchführung von endokriner Therapie und Bestrahlung sprechen. In der Behandlung des inflammatorischen Mammakarzinoms lassen sich die Remissionsraten mittels kombinierter Radiochemotherapie deutlich verbessern.

Patientinnen mit metastasierten Karzinomen könnten ebenfalls von einer Radiochemotherapie profitieren. Insbesondere inoperable cerebrale Metastasen könnten von einer kombinierten Therapie profitieren, wobei die simultane und sequentielle Therapie diskutiert wird. Symptomatische ossäre Metastasen werden heute vorzugsweise kombiniert endokrin, radiologisch und mit Bisphosphonaten behandelt. Die kombinierte Radiochemotherapie stellt bei hormon-unempfindlichen Tumoren oder fehlender Response auf eine endokrine Therapie und multilokulärer Metastasierung eine weitere Therapieoption dar. Umschriebene lokoregionäre Rezidive werden zunehmend simultan oder sequentiell systemisch und radiologisch therapiert.

S165

Der optimale Zeitpunkt der Strahlentherapie im Rahmen von multimodalen Therapiekonzepten – aus radioonkologischer Sicht

M.L. Sautter-Bihl
Klinik für Strahlentherapie, Städt. Klinikum Karlsruhe

Zielsetzung und Methode: Die Frage nach der optimalen zeitlichen Abfolge einer Radio- und Chemotherapie bei der multimodalen Therapie des Mammakarzinoms ist seit Jahren Gegenstand wissenschaftlicher Diskussionen. Bislang liegen diesbezüglich keine Literaturergebnisse vor, die die Vorteile unterschiedlicher Strategien soweit validiert hätten, dass daraus allgemeine Therapieempfehlungen resultieren könnten. In der vorliegenden Präsentation sollen Literaturdaten, rechnerische Modelle und grundsätzliche Überlegungen zur zeitlichen Abfolge von Strahlen- und Chemotherapie analysiert werden. **Ergebnisse:** Nur wenige Studien wurden bislang mit dem Ziel durchgeführt, den optimalen Zeitpunkt der Strahlentherapie zu klären. Als Tendenz scheint sich jedoch abzuzeichnen, dass ein verzögerter Beginn einer Chemotherapie das Risiko der Fernmetastasierung, ein längeres Intervall bis zur Strahlentherapie jedoch die Lokalrezidivrate erhöhen kann. Besonders bei positivem Lymphknotenstatus scheint die adjuvante Chemotherapie vor einer Bestrahlung ein besseres Gesamtüberleben zu erzielen als die umgekehrte Reihenfolge, während dies für nodal negative Patientinnen nicht in gleicher Weise zutrifft. Die simultane Strahlen-Chemo-Therapie hat den Vorteil, sowohl das Lokalrezidiv als auch das Metastasierungsrisiko zu minimieren, wobei über eine erhöhte Toxizität unterschiedliche Ergebnisse berichtet werden. Neoadjuvante Therapieschemata zeigen bislang ermutigende Ergebnisse; auf eine Radiatio sollte jedoch nicht verzichtet werden. **Zusammenfassung:** Bislang lässt sich aus den publizierten Daten keine eindeutige Therapieempfehlung zum günstigsten Zeitpunkt für eine Strahlentherapie im interdisziplinären Gesamtkonzept der Behandlung des Mammakarzinoms ableiten. Die vielfach praktizierte «Sandwich-Therapie» scheint jedoch einen Kompromiss darzustellen, der sich zumindest empirisch bewährt hat.

S167
Brustrekonfiguration nach unbefriedigender brusterhaltender Therapie

C.F. Bubb
Plastische Chirurgie, Landshut

Die Ausweitung der brusterhaltenden Therapie auch auf größere Tumordurchmesser bringt vermehrt «übergroße» Substanzdefekte an der Brust. Den resultierenden Deformitäten wird durch die Anlage von Parenchym-Verschiebeplastiken entgegen gewirkt. Mechanische und ischämische Nekrosen im Bereich der Drüsen, Fettlappen oder Gewebsschrumpfungen durch die Strahlentherapie verursachen oder verstärken doch noch unschöne Deformitäten.
Die Korrektur dieser unbefriedigenden Ergebnisse verlangt eine exakte Analyse der Deformität und der Belastbarkeit bzw. der Wunschvorstellung des Patienten. Eine Reihe plastisch-rekonstruktiver Operationstechniken steht zur Korrektur zur Verfügung.
Kleine, lokale Narbenlösungen bringen selten substantielle Verbesserungen. Chronische Wundheilungsstörungen, Implantat-Perforationen oder ausgeprägte Kapselfibrosen lassen von einer Implantateinlage eher abraten. Neben der pragmatischen, angleichenden Reduktionsplastik der gesunden Seite und der aggressiven Restmastektomie mit Sofortrekonstruktion durch Hautmuskellappen steht ein Spektrum kleiner und großer Nah- und Fern-, bzw. Fett-, Hautfett- und Hautmuskel-Lappen zur Verfügung. Unter diesen gilt es, den für den Patienten probaten Weg zu finden.

S168
Komplikationen nach onkoplastischen Operationen

B. Gerber, K. Friese
I. Frauenklinik der LMU München

Operative Eingriffe an der Brust sollten nur durch in der Mammachirurgie ausgebildete Ärzte erfolgen. Aus juristischen Gründen ist eine prä- und postoperative Fotodokumentation erforderlich. Eine perioperative Antibiotikaprophylaxe wird empfohlen.
Die Sofortrekonstruktion mit Prothesen ist relativ einfach und wohl auch deshalb weit verbreitet. Die kosmetischen Langzeitergebnisse sind zumeist nur unbefriedigend. In Voraussicht auf eine mögliche Strahlentherapie – auch nach Mastektomie – sollten Prothesen nicht implantiert werden, weil damit Komplikationen in zwei Drittel der Fälle vorprogrammiert sind.
Die Langzeitergebnisse der autologen Rekonstruktion (Latissimus-, TRAM-Flap) sind gegenüber den Prothesenrekonstruktionen deutlich besser, dafür ist die Operation aber auch anspruchsvoller. Lappenplastiken können im Zusammenhang mit der Brustamputation als Sofortrekonstruktion oder aber zur sekundären Rekonstruktion nach Abschluss der Primärtherapie eingesetzt werden. Bei der Indikationsstellung zu einer solchen Operation sollte der Operateur immer die Verhältnismäßigkeit der angewandten Techniken im Hinblick auf das zu erreichende Ziel berücksichtigen und den «einfachsten» Eingriff wählen. Zur Erreichung optimaler Ergebnisse ist die Patientin auf mögliche Angleichungsoperationen, Asymmetrien, Probleme im Heberbereich usw. hinzuweisen. Zur Vermeidung des nach Latissimus-Lappen-Plastik störend empfundenen Muskelwulstes unter dem Arm wird die Durchtrennung des sehnigen Muskelansatzes am Humerus empfohlen. Der Latissimus-Lappen gilt operationstechnisch mit weniger als 1% Lappennekrosen als sehr sicher. Die Indikation für einen TRAM-Flap (Transverser Rektus Abdominis-Muskellappen) ist besonders kritisch zu stellen. Der Vorteil der Gewinnung von «viel» körpereigenem Gewebe ist gegen mögliche Komplikationen abzuwägen. So resultieren partielle Lappennekrosen infolge Minderdurchblutung mit langwierigen Sekundärheilungen insbesondere bei falscher Indikationsstellung (Raucher, Adipositas) oder Verwendung von zuviel Lappengewebe. Zur Vermeidung von Lappennekrosen führen wir den sogenannten «extended delay» durch. Die SSM (Skin Sparing Mastectomy) bietet gegenüber der klassischen Mastektomie den Vorteil eines möglichst weitgehenden Erhaltes des originären Hautmantels und der unteren Umschlagsfalte. Unter Beachtung onkologischer Sicherheitsaspekte (Tumorlokalisation, intraduktale Tumorkomponente, Mamillenboden) kann die Brustwarze erhalten werden.

S169
Onkologische Sicherheit und ästhetische Möglichkeiten der mikrovaskulären Eigengewebs-Sofortrekonstruktion

G. Maiwald, A. Peek
Behandlungszentrum Vogtareuth

Fragestellung: In den letzten Jahren erhöhte sich die Nachfrage nach mikrochirurgischen Brustrekonstruktionen. Die Vorteile der Eigengewebsrekonstruktion ohne Fremdmaterial überzeugen seit langem und kompensieren den initial erhöhten Operationsaufwand. Durch periareoläre Schnittführungen lassen sich Mastektomien hautmantelerhaltend in Kombination mit einem Sofortaufbau durchführen, was zu ästhetisch günstigeren Ergebnissen als bei der Sekundärrekonstruktion führt. Haben derart behandelte Patientinnen mit erhöhten Komplikationen oder Tumorprogressionsrisiken zu rechnen? **Methode und Ergebnisse:** Die Indikation zum Sofortaufbau wurde individuell nach intensiver Beratung der Patientin gestellt. In Frage kamen nur das DCIS oder Mammakarzinome, deren tumorfreier Abstand zu Haut >1,5 cm betrug. Ferner galten eine absehbare Nachbestrahlung oder Chemotherapie bei cN1 oder cM1 als abzuwägendes Gegenargument. In der Klinik für Brusterkrankungen des Behandlungszentrum Vogtareuth wurden von 10/2000 bis 5/2003 im Zusammenhang mit der Entfernung der Brustdrüse 101 mikrochirurgische Rekonstruktionen durch einen freien TRAM-flap (n=14, 13,9%), DIEP-flap (n=73 72,2%) oder S-GAP flap (n=14, 13,9%) durchgeführt. Der Anteil an Sofortrekonstruktionen betrug N = 25 (24,8%). Die Lappenverlustrate lag bei 6 (6,25%), wobei diese ausschließlich auf sekundäre Rekonstruktionen entfielen. Im nachuntersuchten Krankengut konnte in der Gruppe der sofort rekonstruierten Patientinnen 2 × eine Progression des Tumorleidens (viszerale Metastasen) ermittelt werden. Die Gruppe der Sekundärrekonstruktionen zeigte ebenfalls 2 × eine Progression (ossäre Filiae). Ausgangsstadium war jeweils ein T2-Mammakarzinom. **Zusammenfassung:** In beiden Gruppen (Sofortaufbau vs. Sekundärrekonstruktion) konnten innerhalb von 2 Jahren keine signifikanten Unterschiede bezüglich der perioperativen Komplikationsrate bzw. Tumorprogression festgestellt werden. Langzeitresultate bleiben abzuwarten. Die mikrochirurgische Sofortrekonstruktion gilt nach Ablatio mammae bei DCIS und zentral sitzenden soliden Tumoren mit genügend Abstand zum Hautmantel als Methode der Wahl.

S170
Hautsparende Mastektomie und lappengestützte Sofortrekonstruktion – onkologische Grundlagen und operative Strategien

J.F.H. Gauwerky
Frauenklinik, Amper-Kliniken Dachau

Mit den Arbeiten von Veronesi und Fischer wurde die onkologische Sicherheit von brusterhaltenden Operationstechniken (BET) unter gewissen Voraussetzungen belegt. Eine Brustamputation ist so meistens (70–80%) nicht mehr notwendig. Die Frage des Brusterhaltes hängt wesentlich von dem notwendigen Resektionsvolumen ab, um eine «in sano»-Resektion (free margins) zu erzielen. So ist der Übergang von dem Brusterhalt zur Mastektomie fließend. Moderne onkoplastische Operationen können unterschiedliche Defekte in Form von lokalen (intramammären), regionalen Hautlappen oder auch Fernlappen ausgleichen.
Rekonstruktive Verfahren können sofort oder im Intervall, vor oder nach einer möglichen Chemo- oder Strahlentherapie erfolgen. Das Timing im Kontext mit anderen Therapieoptionen stellt heute einen wichtigen Diskussionspunkt dar.
Zur Rekonstruktion der Form und des Volumens nach partieller Mastektomie bieten sich in erster Linie die unten angeführten Verfahren zur kompletten Rekonstruktion an. So sollte diese Form der Rekonstruktion eher mit Zurückhaltung angewendet werden, zumal danach in jedem Fall eine Bestrahlung notwendig ist. Diese könnte nach kompletter Mastektomie und Rekonstruktion umgangen werden. In Einzelfällen kann die partielle Mastektomie mit autologer Latissimus-dorsi-Lappen-Rekonstruktion jedoch eine gute Option darstellen (Anwendung in ca. 5% aller brusterhaltenden Operationen).
In allen Fällen, in denen der Tumor so groß ist, dass nicht genügend Restbrust zur ästhetisch ansprechenden Formung belassen werden kann, ist eine Brustamputation ratsam. Diese stellt für die Patientin, möglicher-

weise auch für ihren Partner, eine große Belastung dar. So sollte in der Regel ein Wiederaufbau angeboten werden *(Sofortrekonstruktion)*. Vorteil der Sofortrekonstruktion ist die Möglichkeit der Anwendung hautsparender Operationstechniken («skin sparing mastectomy»), welche zu ästhetisch günstigeren Ergebnissen bei gleicher onkologischer Sicherheit führen.
Für diese Verfahren stehen in erster Linie das Gewebe vom Rücken («Latissimus-dorsi-Lappen») oder dem unteren Bauchbereich («TRAM-Lappen») zur Verfügung.
Ein wichtiger Aspekt dieser Techniken ist die Morbidität im Donorbereich. Diese betrifft die Narbenbildung, aber auch funktionelle Aspekte, welche insbesondere beim unteren «TRAM-Lappen» berücksichtigt werden müssen.
Der von Tansini (1906) erstmals beschriebene «Latissimus-dorsi-Lappen» und später von Olivari (1976), Bostwick (1978) und Maxwell (1979) wieder entdeckte Lappen gehört in seinen vielfältigen Anwendungsmöglichkeiten zum Standartrepertoire des Brustchirurgen. Er kann als reiner Muskellappen zur Volumenauffüllung im Rahmen einer BET oder zur Komplettrekonstruktion mit oder ohne Implantate genutzt werden.
Der «TRAM-Lappen» wurde in seinen verschiedensten Variationen von Hartrampf Ende der 80er Jahre entwickelt und stellt für die rekonstruktive Mammachirurgie eine wesentliche Bereicherung dar. Im unteren Abdominalbereich findet sich häufig reichlich Gewebe, welches als *unterer «TRAM-Lappen»* zur Brustrekonstruktion Verwendung findet. Die Blutversorgung erfolgt über Perforatoren entweder durch die epigastrica superior (gestielter «TRAM-Lappen») oder die epigastrica inferior (freier «TRAM-Lappen»). Gestielte Lappen sind technisch einfacher (kürzere OP-Zeiten), haben weniger Totalverluste aber erzeugen eine höhere Morbidität im Donorbereich als freie Lappen. Die Perfusion des Lappens ist bei Verwendung der epigastrica inferior naturgemäß besser, so dass bei freien Lappen größere Lappenanteile verwendet werden können. Eine Weiterentwicklung stellt der Perforatorlappen dar («DIEP-Lappen»). Doppelt gestielte Lappen sollten heute wegen der hohen Morbidität im Donorbereich nur in Einzelfällen Anwendung finden.

S171
Implantat-Sofortrekonstruktion der Brust

C.J. Gabka
Praxis für Plastische Chirurgie, München-Nymphenburg; Krankenhaus III.Orden, München-Nymphenburg

Zielsetzung: Die Sofortrekonstruktion der kleinen bis mittelgroßen Brust mit Silikonimplantaten hat sich als technisch einfaches und relativ sicheres rekonstruktives Verfahren etabliert. Nachteilig ist das zweizeitige Vorgehen mit Implantation einer Expanderprothese und späterem Implantatwechsel, sowie die lange über die Brust ziehende Mastektomienarbe. Durch eine modifizierte Operationstechnik kann in nur einer Sitzung ein günstiges Rekonstruktionsergebnis mit weitgehend narbenfreier Brusthaut erzielt werden. **Methoden:** Voraussetzung fur dieses Operationsverfahren ist die hautsparende oder die subkutane Mastektomie. Dadurch kann der Hautmantel der Brust (weitgehend) erhalten werden. Im Bereich der Submammarfalte erfolgt die Präparation des Pektoralismuskellappens, der Teile des Serratus und der Rektusfaszie umfasst und die muskuläre Abdeckung des Implantates gewährleistet. Aufgrund der kompletten Ablösung des Muskellappens muss dieser mit – im Bereich der Submammarfalte – transkutan eingebrachten Matratzennähten über dem Implantat fixiert werden. Dadurch wird das Implantat im Bereich der Hautinzision muskulär abgedeckt. Im unteren Brustpolbereich liegt das Implantat partiell subkutan. Die kreisrunde, periareoläre Hautinzision wird dann im Sinne einer Tabaksbeutelnaht gerafft und verschlossen. Über die abgeheilte, «periareoläre» Narbe wird später die Mamille durch Vollhauttransplantation und «nipple-sharing» rekonstruiert, so dass die Mastektomienarbe durch die Mamille komplett verdeckt ist. **Ergebnisse und Zusammenfassung:** Seit September 2000 wurden auf diese Weise 26 Patientinnen wegen Mammakarzinom in einer Sitzung mastektomiert und rekonstruiert. Die häufigste operationsbezogene Komplikation war eine Implantatlagerinfektion, die bei vier Patientinnen auftrat. Die erzielten Rekonstruktionsergebnisse sind befriedigend bis sehr gut. In keinem Fall trat eine Verzögerung der adjuvanten Therapiemaßnahmen auf. Bei drei Patientinnen erfolgte eine Nachbestrahlung der Brustwand. Ein Lokalrezidiv entwickelten zwei Patientinnen.

S172
Chemo-endokrine Interaktionen zur Optimierung des Therapieeffektes

H.J. Illiger
Klinik für Innere Medizin II, Oldenburg

Seit mehr als 25 Jahren wird in klinischen Studien versucht, durch Kombination von Hormontherapie mit Zytostatika in der palliativen Situation mehr Remissionen und in der adjuvanten Situation ein verlängertes Gesamtüberleben für Patienten mit Brustkrebs zu erreichen. Ein klares Bild über den Stellenwert chemo-endokriner Therapien haben wir bis heute nicht. Zu viele Studien mit unterschiedlichen Chemotherapieregimen simultan oder sequentiell mit Antioestrogenen in ganz unterschiedlichen Situationen ergaben widersprüchliche Ergebnisse. Mit zunehmenden Erkenntnissen über die Wirkung der verschiedenen Medikamente auf die Tumorzelle sowie begleitende Wirkungen auf Organ- und Gewebefunktionen sowie Regulationsmechanismen des normalen und pathologischen Wachstums wachsen Erkenntnisse über günstige und ungünstige Interaktionen der verschiedenen Substanzen. So wird verständlich, dass einzelne Kombinationen sinnvoll sind, während andere aber das jeweilige Ziel (mehr Remissionen oder mehr Heilungen) verfehlen müssen.
In einem Übersichtsreferat werden bekannte Arzneimittelinteraktionen der chemo-endokrinen Therapie dargestellt.
Die Erkenntnisse über die unterschiedliche Wirkung von Zytostatika in unterschiedlicher Applikationsweise und Dosierung eröffnen darüber hinaus neue Ansätze für eine Target-orientierte chemo-endokrine Therapie, die im Sinne einer so genannten metronomischen Therapie primär Regelungsmechanismen des pathologischen Wachstums beeinflusst. Grundlagen der metronomischen Therapie und erste Ergebnisse einer derartigen neuen chemo-endokrinen Therapie mit einem Aromataseinhibitor und einem alkylierenden Zytostatikum werden dargelegt.

S173
Radio-chemotherapeutische Interaktionen

C. Richter, J. Dunst
Klinik für Strahlentherapie, Martin-Luther-Universität Halle-Wittenberg

Hintergrund: In multidisziplinären Protokollen werden Bestrahlung und Chemotherapie zunehmend in Kombination eingesetzt. Für die lokale und systemische Wirkung spielen die Wahl der Medikamente und die Sequenz eine Rolle. **Methodik und Ergebnisse:** Chemo- und Strahlentherapie werden kombiniert, um sowohl die systemische als auch lokale Kontrolle zu verbessern (sog. *«räumliche Kooperation»*). Für beide Modalitäten gilt in der adjuvanten Therapie, dass sie umso erfolgreicher sind, je früher sie postoperativ eingesetzt werden. Ferner spielt die Intensität der Behandlung (bei der Strahlentherapie die Gesamtbehandlungszeit) eine Rolle. Wegen zum Teil überlappender Toxizitäten zwischen Bestrahlung und Chemotherapie (Kardiotoxizität durch Anthrazykline und Taxane, Haut- und Lungentoxizität) sind sequentielle Regime (also 4× AC, dann RT) oder Sandwich-Regime (z.B. 3× CMF, dann RT, dann 3× CMF) im Regelfall am günstigsten. Andererseits kann bei simultaner Applikation von Bestrahlung und Chemotherapie ein zusätzlicher strahlensensibilisierender Effekt genutzt werden (d.h. die lokale Wirkung der simultanen Kombination ist besser als die einfache Addition der Einzeleffekte beider Modalitäten, sog. Synergismus). Es ist sinnvoll, diese lokale Wirkungsverstärkung auszunutzen, wenn ein besonders hohes lokales Rückfallrisiko oder ein inoperabler Tumor bestehen und das lokale Risiko im Vordergrund steht (z.B. nicht resektables lokoregionäres Rezidiv, R1-2-Resektion bei M0). Bei simultaner Radiochemotherapie müssen die verwendeten Zytostatika dem Fraktionierungsregime der Bestrahlung in der Dosierung und Applikationsweise angepasst und sollten nach ihrer radiosensibilisierenden Wirkung ausgewählt werden. Diese Regime eignen sich auch für die palliative Therapie von symptomatischen Metastasen. **Schlussfolgerungen:** Bei einer Kombination von Strahlen- und Chemotherapie muss das Behandlungsziel klar definiert und die Wahl der Medikamente und Sequenz diesem angepasst werden.

S174
Pharmakologische Grundlagen von Arzneimittelinteraktionen

H.D. Peters

Die (nicht nur) in der Onkologie angewendeten Regime basieren auf einer Reihe von therapeutisch relevanten Überlegungen. Diese umfassen z.B. die Zellkinetik, die Pharmakokinetik und biochemisch-pharmakologische Variablen (z.T. prädiktiv in In-vitro-Tests definiert). Ferner sind eine Reihe anderer Größen wie eine parallel verabreichte supportive Therapie (z.B. die Schmerzkontrolle) oder eine Ko-Medikation von anderen zugrunde liegenden Erkrankungen zu berücksichtigen. Viele der oft älteren Tumorpatienten erhalten somit – gleichzeitig oder in kurzen Zeitintervallen versetzt – eine größere Anzahl von Arzneimitteln (oft bis zu 10 oder mehr Pharmaka mit exponentiell wachsender Zunahme von klinisch relevanten bzw. zu vernachlässigenden Interaktionen), die sich z.B. durch metabolische Aktivierung oder Antagonismus gegenseitig beeinflussen. Spezifische Interaktionen (vorteilhafte und störende) sind unter dem Aspekt von Wirksamkeit und Toxizität zu analysieren.
Neben den pharmakodynamischen Interaktionen (oft Intensivierung der bekannten Toxizitäten von Zytostatika/anderen Pharmaka in verschiedenen Organsystemen), sind die pharmakokinetischen Interaktionen im Rahmen der Absorption, der Organverteilung eines Pharmakons, der Metabolisierung und der Elimination von zentralem Rang. Pharmakodynamische und pharmakokinetische Interaktionen bedingen einander und werden nur aus denk-ökonomischen Erwägungen getrennt.
Von zentraler Bedeutung im Rahmen der Metabolisierung sind distinkte hepatische Subsets von CYP-P450-Isoenzymen (CYP3A4, CYP2B6, CYP2C), die an der Aktivierung und Inaktivierung von Zytostatika und anderen Pharmaka beteiligt sind. Besonders das im Referat betrachtete Isoenzym CYP3A4, welches 65% der Aktivität der CYP-P450-Isoenzyme repräsentiert, moduliert durch Bildung von P450-spezifischen Hemmstoffen bzw. -Induktoren den Metabolismus der Arzneimittel und definiert damit die therapeutische Aktivität und die Toxizität der bei den Patienten angewendeten Arzneimittel.

S175
Klinik der Arzneimittelinteraktionen – Aspekte der täglichen Praxis

U.R. Kleeberg
HOPA, Hamburg

Die Pharmakogenetik variiert von Patient zu Patient, auch innerhalb einheitlicher Populationen. Sie bestimmt die Aktivität der Transportmechanismen (P-Glykoprotein), der Pharmakokinetik und Pharmakodynamik. Arzneimittel konkurrieren als Substrate um zelluläre Aufnahme- wie Eliminationsprozesse sowie bei ihrem enzymatischen Abbau. Dabei spielen die Cytochrom-P-Oxydasen für den Stoffwechsel von Medikamenten eine entscheidende Rolle.
Pharmaka, die um dieselbe Bindung an Cyp-1 A2 oder Cyp-2 D6 oder Cyp-3 A konkurrieren beeinflussen sich gegenseitig sowohl im Sinne einer Wirkungsminderung als auch -verstärkung.
Klinisch relevante Beispiele sind Interaktionen von *Setronen* mit einer Vielzahl von Zytostatika, Kardiaka, Psychopharmaka usw.. Sie können z.B. die AUC von Cisplatin oder Cyclophosphamid signifikant vermindern. Das kardiotoxische Potential von Setronen spielt insbesondere bei der Interaktion mit Kardiaka, die die QT-Zeit verlängern, eine Rolle, wobei Herzrhythmusstörungen (Torsade de pointes) Patienten mit weiteren endogenen oder exogenen Risikofaktoren gefährden. Der Einsatz hoch dosierter *Kortikosteroide* lähmt die Aktivität von T-Zellen und Makrophagen und bedarf stets einer kritischen Abwägung von Vor- und Nachteilen. In der Schmerztherapie spielen pharmakokinetische Interaktionen der Opioide mit Psychopharmaka, Antiphlogistika und Antibiotika eine bedeutende Rolle. Kombinationen von Opioiden können zu konkurrierenden Blockaden von Opioid-Partial- und/oder Vollagonisten und damit zum Wirkungsverlust führen.
Die Pharmakologie erscheint als Spezialfach der medizinischen Onkologie in der Fortbildung nur unzureichend. Eine optimale Versorgung Krebskranker lässt sich durch eine interprofessionelle Kooperation mit klinischen Pharmazeuten sicherstellen.

S180
Therapie der Hyperkalzämie und der Tumorinduzierten Osteolyse

E.-F. Solomayer
Universitäts-Frauenklinik, Tübingen

Knochenmetastasen sind häufig bei Patientinnen mit metastasiertem Mammakarzinom. Die relativ gute Prognose der Frauen mit ossären Metastasen wird durch viele skelettale Komplikationen überschattet. Im Verlauf ihrer Erkrankung erleiden sie immer häufiger Knochenschmerzen (60–80%), pathologische Frakturen (10–30%), hyperkalzämische Episoden (10–30%), spinale Kompressionssyndrome (<10%) und Myelopathien (<10%). Die antiosteolytische Therapie mit Bisphosphonaten gewinnt immer mehr an Bedeutung in der Therapie des ossär metastasierten Mammakarzinoms. Sie schützen in erster Linie das intakte Knochen vor weiterer Zerstörung (Osteoprotektion). Die Nebenwirkungen der Bisphosphonate haben nur geringe klinische Bedeutung. Sie sind die Therapie der ersten Wahl bei hyperkalzämischen Syndromen. Bei dieser Indikation sollten parenterale Bisphosphonate eingesetzt werden. Bei ossär metastasiertem Mammakarzinom können Bisphosphonate die Anzahl und die Ausprägung skelettaler Komplikationen reduzieren. Damit wird sowohl eine Schmerzlinderung als auch eine Vorbeugung pathologischer Frakturen erzielt. Die Lebensqualität der Frauen wird deutlich gebessert. Bisphosphonate sollten beim erstmaligen Auftreten von Knochenmetastasen und nicht erst bei Komplikationen eingesetzt werden. Sie sollten bei einer Progredienz der Erkrankung nicht abgesetzt sondern fortgeführt werden. In neuren Studien wurde die Wirksamkeit der Bisphosphonate auch bei osteblastischen und gemischten Knochenmetastasen demonstriert.
Die Bisphosphonate der neuren Generation zeigen Vorteile gegenüber der bislang etablierten Substanzen. Die Infusionsdauer kann damit von 4 Stunden auf 15 Minuten reduziert werden. Zur Behandlung der Hyperkalzämie sind die neure Bisphosphonate effektiver.
Zusammenfassend lässt sich sagen, dass Bisphosphonate obligat bei Knochenmetastasen von Frauen mit Mammakarzinom sind. Durch ihren Einsatz wird die Lebensqualität deutlich verbessert.

S181
Adjuvante Bisphosphonattherapie – Studienergebnisse und praktische Folgerungen

I.J. Diel
CGG-Klinik, Mannheim

Bisphosphonate sind unverzichtbarer Bestandteil in der Therapie metabolischer Osteopathien, wie Osteoporose und Knochenmetastasierung. Intravenös oder oral verabreicht reduzieren sie die Osteoklastenaktivität und die damit verbundene skelettale Zerstörung. Aus zahlreichen Tierversuchen kannte man das Phänomen, dass eine Normalisierung des Knochenstoffwechsels zu einer Reduktion experimenteller Knochenmetastasen führt, hingegen eine Aktivierung mit einer Vermehrung von ossären Läsionen einhergeht. Das war der wissenschaftliche Hintergrund für erste adjuvante Studien mit oralem Clodronat bei Patientinnen mit Mammakarzinom. Die erste publizierte Studie aus Heidelberg zeigte an einem relativ kleinen Kollektiv (n=300) eine deutliche Reduktion ossärer und nicht-ossärer Metastasen und eine Reduktion der Mortalität durch Clodronat. Völlig konträre Ergebnisse produzierte eine finnische Studie, wobei – völlig neu und ungewöhnlich – die Verabreichung von Bisphosphonaten zu einer Steigerung der Mortalität führte. Eine dritte, plazebokontrollierte Studie aus Großbritannien und Kanada (n=1069) zeigte eine partielle Bestätigung der Heidelberger Ergebnisse, insbesondere eine signifikante Verbesserung des Gesamtüberlebens. Zwei Studien laufen derzeit noch. Eine erste mit oralem Clodronat vs. Plazebo in den USA und Kanada (NSABP B-34) und ein zweite mit i.v.-Zoledronat in Österreich (ABCSG-012). Bei der letzteren sind erste Teilergebnisse schon bekannt, die zeigen, dass Patientinnen, die mit endokriner Therapie behandelt wurden (GnRH, AI) keinen Knochenmasseverlust erlitten, wenn sie mit einem Bisphosphonat behandelt wurden. Zur Knochenmetastasierung sind noch keine Daten vorhanden. Es stellt sich natürlich die Frage, ob ein genereller Bisphosphonateinsatz derzeit empfohlen werden sollte? Die Antwort des Verfassers lautet eindeutig «Ja». Zwar gibt es derzeit noch keine Zulassung für Bisphosphonate in der adjuvanten Situation und billig ist die Therapie auch nicht. Aber die Datenlage ist gut und viel versprechend und die Substanzen sind von sehr guter Verträglichkeit.

S183

Stand der Mammakarzinomdokumentation in Tumorzentren und klinische Dokumentation

U. Altmann
Institut für Medizinische Informatik, Justus-Liebig-Universität Gießen

Zielsetzung: Der Umfang der Dokumentation des Mammakarzinoms in klinischen Krebsregistern und der Stand bezüglich Vollzähligkeit und Datenqualität werden dargestellt. Gängige Auswertungsmöglichkeiten im Sinne eines Qualitätsmanagements werden anhand von Beispielen präsentiert. Des weiteren wird die mögliche Rolle von Krebsregistern im Rahmen von Disease-Management-Programmen skizziert. **Materialien und Methoden:** Als Quelle dienen Jahresberichte und persönliche Mitteilungen aus Tumorzentren, Standards für Dokumentation und Leitlinien für die Behandlung, sowie die Verordnungen des Gesundheitsministeriums zum strukturierten Behandlungsprogramm Mammakarzinom. **Ergebnisse:** Der Umfang der Dokumentation in klinischen Krebsregistern erlaubt, gängige Qualitätsindikatoren, wie sie z.B. von der Deutschen Krebsgesellschaft formuliert wurden, zu bestimmen. Die Dokumentation geht dabei zum Teil weit über die DMP-Anforderungen hinaus. Je nach Bundesland erreichen die Tumorzentren dabei regionsbezoge Erfassungsraten von über 90%, so dass aus Sicht der Vollzähligkeit fundierte Aussagen zur Versorgung gemacht werden können. Vergleichende Analysen aus verschiedenen Registern haben gezeigt, dass dabei regionale Unterschiede z.B. bezüglich der Wirksamkeit der Früherkennung oder des Ausmaßes von brusterhaltender Therapie gefunden werden. Diese Ergebnisse führten wiederum zu Ansätzen, das Versorgungsniveau anzuheben. Die hohe Übereinstimmung der Dokumentationsinhalte und die auch bereits jetzt im Rahmen von Nachsorgemanagement bereits vorhandenen Steuerungsfunktionen von klinischen Krebsregistern lassen es auch wirtschaftlich geboten erscheinen, Krebsregister im Rahmen von strukturierten Behandlungsprogrammen zu nutzen. Für die betreuenden Ärzte werden die Dokumentationsanforderungen dadurch vereinfacht. **Zusammenfassung:** In vielen Regionen ist es jetzt möglich, Krebsregister routinemäßig für Qualitätsmanagement zu nutzen, wie es seit der Entstehung von Tumorzentren in den siebziger Jahren des letzten Jahrhunderts immer wieder gefordert wurde.

S184

Disease-Management-Programm (DMP) Brustkrebs in Nordrhein: Eine Chance für eine zusätzliche Qualitätssicherung durch ein add on

M. Frick[1], M. Neumann[1], G. Tuschen[1], G. Raab[2], M. van den Bergh[3], H.G. Bender[4], H. Kaulhausen[5], M. Rezai[6], R. Goebel[7], J. Baltzer[8], C. Werner[9], T. Schwenzer[10], L. Kiesel[11], H. Wiebringhaus[12], U. Nitz[1]
[1]Westdeutsches Brust-Centrum GmbH Düsseldorf; [2]Frauenklinik vom Roten Kreuz München; [3]asthenis GmbH München; [4]Universitätsfrauenklinik Düsseldorf; [5]Brustzentrum Sana Klinikum Remscheid; [6]Senologie Brustklinik Luisenkrankenhaus Düsseldorf; [7]Brustzentrum, Evangelisches Krankenhaus Oberhausen; [8]Klinikum Krefeld; [9]Evangelisches Krankenhaus Bethesda Duisburg; [10]Brustzentrum Dortmund Städtische Kliniken; [11]Universitätsfrauenklinik Münster; [12]Brustzentrum Hamm

Zielsetzung: Das Sachverständigengutachten 2000/2001 beschreibt für die Bundesrepublik Qualitätsdefizite in der Versorgung von Brustkrebspatientinnen. Als Folge wurde Brustkrebs in die Reihe der risikostrukturausgleichsfähigen DMP-Erkrankungen aufgenommen. Unser Ziel ist es, in Ergänzung zum ersten entsprechenden Programm in Nordrhein, ein externes Qualitätsmanagementinstrument für die beteiligten Brustschwerpunkte durch das Westdeutsche Brust-Centrum (WBC) zu etablieren. **Materialien und Methoden:** 13 der 20 am DMP beteiligten Brustkrebsschwerpunkte haben im Vorfeld mit dem WBC einen Kooperationsvertrag geschlossen und sich damit auf eine einheitliche, elektronische und versorgungsübergreifende Dokumentation mit dem Programm ODSeasy geeinigt. Dieses wurde zuvor in einem Pilotprojekt an 10 Kliniken aller Versorgungsstufen in Kooperation mit dem Softwareanbieter Asthenis® weiterentwickelt, um eine praktikable Dokumentation der relevanten Versorgungsdaten zu gewährleisten. Von 04/2001 bis 10/2002 wurden die Behandlungsverläufe von 1197 Patientinnen erfasst und in Form eines vorläufigen Benchmarking ausgewertet. **Ergebnisse:** Insgesamt zeigte sich eine erstaunliche Heterogenität z.B. bei dem Anteil der präoperativen histologischen Diagnosesicherungen, dem Anteil der Brusterhaltung, der Tumorgröße und der Chemotherapie. Die Präsentation der anonymisierten Auswertungen initiierte bei den Leistungserbringern die Diskussion über mögliche Ursachen und qualitätsoptimierende Maßnahmen. **Zusammenfassung:** Die Pilotuntersuchung zeigt, dass es zwischen verschiedenen Häusern messbare Versorgungsheterogenitäten gibt. Die Datenbasis des Programmes ODSeasy reicht über die Inhalte der geforderten Dokumentation des DMP hinaus und ermöglicht den Leistungserbringern eine zeitnahe interne Überprüfung ihrer Behandlungsverläufe. Zusätzlich ermöglicht die Kooperation mit dem WBC den Häusern ein externes Qualitätsmanagement.

S185

Erste Erfahrungen mit der elektronischen Dokumentation in NRW und dem Aufbau eines Benchmarking in über 30 Schwerpunktkliniken für Brustkrebs

M. Neumann[1], G. Raab[2], M. van den Bergh[3], H.G. Bender[4], H. Kaulhausen[5], M. Rezai[6], R. Goebel[7], J. Baltzer[8], C. Werner[9], T. Schwenzer[10], L. Kiesel[11], H. Wiebringhaus[12], M. Frick[1], U. Nitz[1]
[1]Westdeutsches Brust-Centrum GmbH Düsseldorf; [2]Frauenklinik vom Roten Kreuz München; [3]asthenis GmbH München; [4]Universitätsfrauenklinik Düsseldorf; [5]Brustzentrum Sana Klinikum Remscheid; [6]Senologie Brustklinik Luisenkrankenhaus Düsseldorf; [7]Brustzentrum, Evangelisches Krankenhaus Oberhausen; [8]Klinikum Krefeld; [9]Evangelisches Krankenhaus Bethesda Duisburg; [10]Brustzentrum Dortmund Städtische Kliniken; [11]Universitätsfrauenklinik Münster; [12]Brustzentrum Hamm,

Zielsetzung: Zur Initiierung der Verbesserungen in der Versorgung von Mammakarzinompatientinnen wird eine Datenanalyse und Gegenüberstellung von Ist- zu Sollzustand benötigt. Etablierte Qualitätssicherungsverfahren konnten bisher diesem Anspruch nicht genügen und finden nur wenig Akzeptanz bei den Leistungserbringern. Ziel des Projektes war die Entwicklung eines tragfähigen Konzeptes zur Einrichtung eines Qualitätsmanagements für Brustzentren, welches ab Jahresanfang 2003 in mehr als 30 Kliniken allein in NRW durch das Westdeutschen Brust-Centrum umgesetzt wird. **Material und Methoden:** Im Rahmen eines Pilotprojektes wurden in zehn Kliniken aller Versorgungsstufen die relevanten Behandlungsdaten von über 1100 Mammakarzinompatientinnen standardisiert über das Programm ODSeasy® erhoben und im Sinn eines Benchmarking ausgewertet. Zusätzlich erfolgte über eine enge Kooperation der Beteiligten die Identifikation der erforderlichen Maßnahmen für eine erfolgreiche Projektgestaltung. **Ergebnisse:** Die Pilotphase zeigte folgende Notwendigkeiten: 1. Zur Kontrolle der Datenqualität muss eine entsprechendes Monitoring erfolgen. 2. Die verwendeten evidenzbasierten Indikatoren müssen nach Vorliegen einer entsprechenden Anzahl von Datensätzen im Hinblick auf methodische Güte, Diskriminationsfähigkeit und Reliabilität überprüft werden. 3. Zur Steigerung der Akzeptanz des Projektes muss der unmittelbare Nutzen für den Dokumentierenden erkennbar sein, wozu derzeit z.B. die automatische Generierung eines Arztbriefes, die gleichzeitige Abdeckung der Qualitätssicherung der BQS und die Vermittlung grundlegender Kenntnisse zum Qualitätsmanagement umgesetzt wird. 4. Eine enge Kooperation der Leistungserbringer mit einem schnittstellenübergreifenden Informationsfluss und der Arbeit in gemeinsamen Gremien, wie z.B. dem wissenschaftlichen Beirat, stärkt die Einhaltung der gemeinsamen Ziele. **Zusammenfassung:** Eine enge Kooperation und ein direkt erkennbarer Nutzen für den Leistungserbringer stellen wichtige Voraussetzungen für die erfolgreiche Initiierung eines Qualitätsmanagementkonzeptes für Brustzentren dar.

Freie Vorträge 1: Operative Therapie

V1

Ergebnisse und Erfahrungen nach 500 Sentinel-lymphknotenbiopsien

R. Reitsamer[1], C. Menzel[1], F. Peintinger[2], W. Cimpoca[1], S. Glück[1], G. Sinzinger[1], L. Rettenbacher[3], H. Kässmann[3], A. Hoffmann[3], E. Prokop[4], F. Strasser[4], O. Dietze[4]
[1]Landesklinik für Spezielle Gynäkologie und Brustambulanz, Landeskliniken Salzburg; [2]Abteilung für Gynäkologie und Geburtshilfe, Landeskrankenhaus Leoben; [3]Landesklinik für Nuklearmedizin und Endokrinologie, Landeskliniken Salzburg; [4]Pathologisch-Anatomisches Institut, Landeskliniken Salzburg, Österreich

Einleitung: Seit der Einführung der Sentinellymphknotenbiopsie (SLNB) zum axillären Staging bei Mammakarzinompatientinnen, hat sich diese Technik in den meisten Brustzentren etabliert. **Methoden:** Von März 1998 bis März 2002 wurde an 500 Patientinnen mit invasivem Mammakarzinom die SLNB durchgeführt. In der Lernphase wurde in derselben Narkose nach erfolgter SLNB die Axilladissektion (ALND) durchgeführt. In der zweiten Phase wurde bei Patientinnen mit negativem Sentinellymphknoten (SLN) auf die Axilladissektion verzichtet. In einer dritten Phase wird die SLNB auch bei Patientinnen mit multizentrischen Karzinomen und bei Patientinnen nach neoadjuvanter Chemotherapie evaluiert. Zur Auffindung der SLNs wird die kombinierte Methode mit Injektion von blauem Farbstoff und mit Injektion von radioaktivem Tracer angewandt. **Ergebnisse:** 500 SLNBs wurden durchgeführt. Die Gesamtauffindungsrate betrug 86,2%. Nach Bereinigung der Daten durch Weglassen der Patientinnen mit multizentrischen Karzinomen und der Patientinnen nach neoadjuvanter Chemotherapie, betrug die Auffindungsrate 94,5%. Insgesamt war der SLN in 41,3% der Patientinnen positiv 58,7% der Patientinnen negativ. In 60,1% der SLN-positiven Patientinnen war der SLN der einzige positive Lymphknoten und die Lymphknoten der Restaxilla waren negativ. Von den im Gefrierschnitt und in der H&E Färbung negativen SLNs wurden 7,3% durch die zusätzliche Immunhistochemie (IHC) von negativ auf positiv konvertiert. **Zusammenfassung:** Die SLNB ist eine exakte Methode zur Bestimmung des axillären Status bei Mammakarzinompatientinnen. Unter bestimmten Voraussetzungen wird an manchen Zentren bei negativem SLN auf die Axilladissektion verzichtet. Die Datenlage zur Anwendung der SLNB bei multizentrischen Karzinomen und nach neoadjuvanter Chemotherapie ist kontrovers und bedarf noch weiterer Studien.

V2

Sentinel-Lymph-Node-Biopsie nach primär systemischer Therapie

J. Tio[1], M. Bühner[1], H. Volkholz[2], A.H. Tulusan[1]
[1]Frauenklinik, Klinikum Bayreuth; [2]Institut für Pathologie, Klinikum Bayreuth

Zielsetzung: Der axilläre Lymphknotenstatus ist der stärkste prognostische Faktor für Überleben und Rezidiv. Bislang wurde die konventionelle Axilladissektion mit erhöhter postoperativer Morbidität durchgeführt. Nach primär systemischer Therapie ist die Sentinel-Lymph-Node-Biopsie kontraindiziert. In der Literatur lassen sich viele Angaben zur Sentinel-Lymph-Node-Biopsie beim kleinen Mammakarzinom finden. Es stellt sich die Frage, ob auch nach primär systemischer Therapie die Sentinel-Lymph-Node-Biopsie aussagekräftig ist. **Materialien und Methoden:** In der Zeit vom 12.04.2001 bis zum 17.01.2003 konnten 43 Patientinnen (Alter: 30 bis 81, medianes Alter: 56) im Tumorstadium pT0 bis pT3 evaluiert werden, die sich einer primär systemischen Chemo- (37 Patientinnen) bzw. Hormontherapie (6 Patientinnen) unterzogen. Bei der operativen Therapie wurde die Sentinel-Lymph-Node-Biopsie (mediane LK-Zahl: 2, 43 Patientinnen) mit anschließender konventioneller Axilladissektion (mediane LK-Zahl: 18, 38 Patientinnen) durchgeführt. Die Markierung des Sentinels erfolgte mittels Patentblau, in einem Fall zusätzlich radioaktiv. **Ergebnisse:** In 39 Fällen konnte der Sentinel mittels Blaumarkierung bzw. Blau- und radioaktiver Markierung gefunden werden. Die Detektionsrate betrug 90,7%. Es zeigte sich in 16 Fällen ein positiver Lymphknotenstatus. In einem Fall war der Sentinel falsch negativ, dies ergibt eine Falsch-Negativ-Rate von 6,25%. **Zusammenfassung:** Es zeigt sich eine doch relativ niedrige Falsch-Negativ-Rate auch nach primär systemischer Therapie, so dass eine Sentinel-Lymph-Node-Biopsie auch in diesen Fällen in Erwägung gezogen werden kann. Es sollten jedoch noch höhere Fallzahlen vorliegen um diese Aussage zu unterstützen.

V3

Ergebnisse der Lungenmetastasenresektion beim Mammakarzinom: Prognosekriterien basierend auf 467 Fällen des International Registry of Lung Metastases

G. Friedel[1], T. Kyriss[1], J. Zoller[1], U. Pastorino [2], M. Johnston[3], H. Pass [4], J.B. Putnam[5], H. Toomes[1]
[1]Abt. für Thoraxchirurgie, Klink Schillerhöhe, Gerlingen, Deutschland; [2]Department of Thoracic Surgery, European Institute of Oncology, Milan, Italy; [3]Department of Thoracic Surgery, Toronto General Hospital, Toronto, Canada; [4]Department of Surgery and Oncology, Wayne State University, Harper Hospital, Detroit, USA; [5]Department of Thoracic and Cardiovascular Surgery, The University of Texas MD Anderson Cancer Center, Houston, Texas, USA

Im metastasierten Stadium des Mammakarzinoms weisen ca. 15–25% der Frauen eine isolierte Metastasierung in die Lunge auf. Die gängige Therapie ist nach wie vor die Chemotherapie mit einer 5-Jahresüberlebensrate von 10–20%. Die Lungenmetastasenresektion wird als lokalchirurgische Maßnahme einer systemischen Erkrankung abgelehnt.
In der Datenbank des 1991 gegründeten International Registry of Lung Metastases wurden 467 Patientinnen mit Lungenmetastasenresektionen eines Mammakarzinoms dokumentiert. Die mittlere Nachbeobachtungszeit beträgt 34 Monate. Bei 84% konnte eine komplette Metastasenresektion vorgenommen werden. Der operative Zugang war in 75% eine Thorakotomie, in 20% eine Sternotomie und in 4% wurde thorakoskopisch vorgegangen. Das operative Verfahren bestand in 73% in einer Keilresektion, in 24% in einer Lobektomie und in 1% in einer Pneumonektomie. Das Intervall zwischen Primär- und Metastasenoperation war in 60% länger als 35 Monate. In 66% fanden sich Solitärmetastasen, in 21% 2–3 und in 10% mehr als 3 Metastasen. Eine zusätzliche Chemotherapie erhielten 33% der Patientinnen. Die kumulative 5-Jahresüberlebensrate betrug in der gesamten Gruppe 35%, bei den komplett Resezierten 38%. Bei einem KFI $\geq$ 36 Monate der komplett Resezierten beträgt die 5-JÜ 45%. Bei solitärer Metastase beträgt die 5-JÜ 44%. Unterteilt man die Patientinnen in die vom International Registry of Lung Metastases vorgeschlagenen Prognosegruppen, so ergibt sich in der Gruppe 1 eine 5-JÜ von 50%. Die Lungenmetastasenchirurgie beim Mammakarzinom ergibt damit bessere Langzeitergebnisse als die konservativen Therapiemethoden. Zugleich erscheint bei einer 15-JÜ von bis zu 26% die Aussage, dass ein kurativer Ansatz beim metastasierten Mammakarzinom nicht möglich ist, nicht mehr haltbar. Zukünftige Therapieansätze müssen sich an diesen Ergebnissen messen.

V4

Qualitätssicherung in der Therapie des Mammakarzinoms – Die Qualitätsindikatoren der EUSOMA und S3-Leitlinie in der klinischen Routine

K. Roterberg[1, 4], M. Blumenröther[2, 4], T. Darnedde[3, 4], M. Hanke[1, 4], T. Kühn[1, 4]
[1]Frauenklinik Gifhorn; [2]Radiologische Gemeinschaftspraxis Gifhorn; [3]Institut für Pathologie, Gifhorn; [4]Projektgruppe interdisziplinäre Senologie, Gifhorn

Fragestellung: Die klinische Bedeutung der Qualitätsindikatoren der EUSOMA und S3-Leitlinie wurde durch systematische Datenerfassung aller Mammakarzinome einer senologisch orientierten Frauenklinik überprüft. **Material und Methode:** Zwischen dem 1.1.2002 und dem 31.12.2002 wurden die Daten aller an der Frauenklinik Gifhorn operierten Patientinnen mit primärem Mammakarzinom in einer eigens entwickelten prospektiven Datei erfasst, die die Auswertung aller Qualitätsindikatoren der EUSOMA und S3-Leitlinie erlaubte. Alle diagnostischen und therapeutischen Maßnahmen wurden in standardisierter Weise auf einer präoperativen Konferenz geplant. **Ergebnisse:** 123 neu diagnostizierte Mammakarzinomerkrankungen wurden behandelt. 4,8% der Tumoren waren prämaligne Läsionen (DCIS). T1-Tumoren fanden sich bei 58,5%, T2 bei 30,1%, T3 bei 0,81% und T4-Tumoren bei 5,7% der Patientinnen. Bei offenen Exzisionsbiopsien betrug die Rate benigner/maligner Läsionen 1:6,8. 96% der palpablen und 90,0% der nonpalpablen Tumoren konnten präoperativ histologisch gesichert werden. Das Zeitintervall zwischen OP-Indikation und OP-Termin lag bei 78,1% der Patientinnen < 14 Tage. Bei T1-Tumoren betrug die BET-Rate 76,4%, im Gesamtkollektiv 63,3%. Eine R0-Resektion bei brusterhaltend operierten Frauen wurde in 100% innerhalb von maximal drei Eingriffen erreicht. Eine Radiatio der Brust wurde bei 95,7% der Patientinnen durchgeführt. **Zusammenfassung:** Die Qualitätsindikatoren der EUSOMA und S3-Leitlinie stellen realistische Anforderungen an eine Validierung der Behandlungsqualität von Mammakarzinomerkrankungen dar. Die Standardisierung von diagnostischen und therapeutischen Maßnahmen und deren systematische prospektive Erfassung in einem geeigneten EDV-System sind wichtige Vorraussetzungen, um die erzielte Qualität in einer senologisch orientierten Abteilung zu überprüfen.

V5

Mamillenrekonstruktion nach freien Perforatorlappen mit autolog gebankten Knorpel-Retransplantaten – Tüpfelchen auf dem «I» der Mamille

A. Heitland[1], R. Allen[2], N. Pallua[1]
[1]Universitätsklinikum Aachen, Abt. für Plastische Chirurgie, Handchirurgie und Verbrennungschirurgie, Aachen, Deutschland; [2]Louisiana State University New Orleans, Departement of Plastic Surgery, New Orleans, USA

Zielsetzung: Die Rekonstruktion des Mamillen-Areola-Komplexes ist der ästhetisch befriedigendste Abschluss nach Brustrekonstruktion mit freien Perforatorlappen. Trotz der intraoperativen Mamillenüberkorrektur ist die postoperative Schrumpfung bei konventionellen Rekonstruktionen um bis zu 50% ein bekanntes Problem. Die Unterfütterung der Mamille mit autolog gebanktem Knorpel bietet eine Erfolg versprechende Lösung. **Materialen und Methode:** Von 2000 bis 2003 wurde bei 18 Patientinnen ein Mamillen-Areola-Aufbau nach sekundärer Brustrekonstruktion mit freien DIEP-Flaps durchgeführt. Zur Rekonstruktion wurde das während des thorakalen Zuganges an die A./V. thoracica interna gewonnene 3. Rippenköpfchen subcutan replantiert und 3–6 Monate postoperativ zum Mamillenaufbau verwendet. Nach Kontourieren des Knorpelstückchens in «Pilzform» erfolgte die subkutane Replantation unter den von uns favorisierten «arrow-flap». Einmalig wurde der Knorpel nach Kapsulektomie und Implantatwechsel zur Augmentation des Nipples verwendet. 6 Monate postoperativ wurde die Höhenminderung der Mamille zum intraoperativen Befund gemessen, sowie die Patientinnen nach ihrem subjektiven Palpationsbefund und nach dem ästhetischen Ergebnis befragt. **Ergebnisse:** Die durchschnittliche Höhenminderung der Areole betrug 6 Mo. postoperativ ca. 70%. Keine der Patientinnen gab eine ästhetisch oder palpabel störende Rekonstruktion durch das Knorpeltransplantat an. Sämtliche 18 Mamillen heilten komplikationslos ohne Knorpelprotrusion, Weichteilteilverlust oder Infektion. **Zusammenfassung:** Die ästhetisch unbefriedigende und die Patientinnen stark belastende, abnehmende Projektion des konventionell rekonstruierten Nipple-Areola-Komplexes stellt ein Problem besonders im Vergleich zur kontralateralen Mamma dar. Unser Konzept der Nippleaugmentation mit Rippenknorpel verbessert die Projektion und erlaubt eine genauere Einschätzung der postoperativ zu erwartenden Mamillenschrumpfung. Wir sehen diese Technik als eine ästhetisch befriedigende und sichere Methode an, die speziell bei einer sekundären oder sogar tertiären Mamillenkorrektur vermehrt eingesetzt werden kann.

V6

Plastisch-Chirurgische Therapie von Strahlenfolgen der Thoraxwand

P.M. Vogt[1], H.U. Steinau[2], T. Muehlberger[1], A. Steiert[1], M. Spies[1], L.U. Lahoda[1]
[1]Klinik für Plastische, Hand und Wiederherstellungschirurgie, Klinikum Hannover und Medizinische Hochschule Hannover; [2]Universitätsklinik für Plastische Chirurgie und Schwerbrandverletzte, BG-Kliniken „Bergmannsheil", Ruhr-Universität Bochum

Einleitung: Die Behandlung von Strahlenfolgen der Thoraxwand stellt eine besondere Herausforderung für die plastisch-rekonstruktive Chirurgie dar, weil die spezifischen Gewebsveränderungen der bestrahlten Region und Voroperationen im Rahmen der operativen Behandlung des Mammakarzinoms eine Heilung mit konventionellen Methoden der Wundbehandlung und des Wundverschlusses verhindern. Daher sollen die Strategie, plastisch-rekonstruktive Möglichkeiten und Ergebnisse dargestellt werden. **Patienten und operative Methoden:** Berichtet wird über die Erfahrungen an mehr als 70 Patienten die an der Universitätsklinik Bergmannsheil Bochum (1990–2001) und der Medizinischen Hochschule Hannover (2001–2002) einer plastisch-rekonstruktiven Therapie bestehender ausgeprägter Strahlenfolgen nach Mammakarzinom zugewiesen wurden. Die chirurgische Therapie beinhaltete zunächst ein radikales Debridement, bis in gesundes unbestrahltes Gewebe, und die ein- oder zweiseitige Defektdeckung mit gut vaskularisierten Lappenplastiken. Hierbei fanden gestielte muskulokutane Lappenplastiken (M. pectoralis major, M. latissimus dorsi, TRAM (=Transverser Rektus-abdominis-Myokutan-Lappen und Anker-TRAM-Lappen) und kleinere fasziokutane Lappenplastiken Anwendung. **Ergebnisse:** Eine Sanierung der bestehenden Ulzerationen war in allen Fällen möglich, ebenso eine Eigengewebsrekonstruktion der Mamma in ausgewählten Fällen. Bei bestehenden Plexusfibrosen und insbesondere Neuralgien besserten sich die neurologischen Ausfallserscheinungen oder Schmerzen. In 10% der Fälle kam es zu partiellen Lappenrandnekrosen oder Wundheilungsstörungen am Übergang zum residualen Bestrahlungsfeld. Hier wurde ein erneutes Debridement und Defektdeckung erforderlich. **Schlussfolgerungen:** Unter Berücksichtigung dieser Grundsätze lassen sich auch ausgedehnte radiogene Defekte mit geringer Morbidität sicher verschließen. Mittels selektiver Plexusneurolyse und myoplastischer Einbettung können auch die neurologisch imponierenden Strahlenfolgen der Plexus-brachialis-Region verbessert werden.

Freie Vorträge 2: Langzeitbeobachtung/Lebensqualität

V7

Befunde und Langzeitergebnisse beim Mammakarzinom innerhalb einer Region. Erfahrungen aus dem Tumorzentrum Regensburg

M. Klinkhammer-Schalke[1], U. Prasser[2], R. Dengler[3], M. Allgäuer[4], F. Hofstädter[1]
[1]Tumorzentrum Regensburg; [2]Caritaskrankenhaus St. Josef, Gynäkologie Regensburg; [3]Praxis für Hämatologie und internistische Onkologie, Regensburg; [4]Krankenhaus der Barmherzigen Brüder, Abt. Strahlentherapie, Regensburg

Im Tumorzentrum Regensburg, gegründet 1992 zur Verbesserung der onkologischen Versorgung von Tumorpatienten in der Oberpfalz, bestehen seit 1998 Projektgruppen. Diese bestehen aus allen an der Karzinomtherapie beteiligten Ärzten, sowohl im stationären, als auch im ambulanten Bereich.

Ziel der einzelnen Projektgruppen (bisher 13) ist es, für jedes Karzinom (Mammakarzinom, Prostatakarzinom, kolorektales Karzinom, Lymphome, malignes Melanom, Bronchialkarzinom, einheitlicher Arztbrief und ZNS-Tumoren) die Umsetzung bestehender Leitlinien anhand des im Tumorzentrum flächendeckend dokumentierten Versorgungsstands der Patientinnen in der Oberpfalz zu prüfen und allen an der Therapie beteiligten Ärzten zurückzumelden (bisher wurden 48.000 Patientenverläufe erfasst).

Diese Darstellung des Versorgungsstandes, auch innerhalb der Region, ist anhand der verlaufs- und patientenbegleitenden Dokumentation des Tumorzentrums Regensburg in allen bisherigen Projektgruppen erfolgt und

Ergebnisse im Bereich des Mammakarzinoms (8000 Patientinnen), Verteilung der brusterhaltenden und ablativen Therapie in den einzelnen T-Kategorien, Art und Typ der adjuvanten Therapiemodalitäten, lokale Rezidivraten und Rezidivraten nach erfolgter adjuvanter Therapie sowie Langzeitüberlebensdaten werden dargestellt.
Ergebnisse von Interventionen der Projektgruppe im Bereich der leitliniengerechten Versorgung der Patienten im Zeitverlauf sowie im Vergleich großer und kleiner Krankenhäuser:
Steigerung der durchgeführten brusterhaltenden Therapien in allen T-Kategorien, vor allem aber in den T1- und T2-Kategorien von 50% auf 70%, leitliniengerechte Entfernung der axillären Lymphknoten (12 Lymphknoten und mehr) von 82% auf 92% insgesamt, im Bereich der Oberpfalz, im regionalen Vergleich zwischen kleinen und großen Krankenhäusern ebenfalls in dieser Größenordnung, sowie Steigerung der adjuvanten Strahlentherapie nach brusterhaltender Therapie.
Sektorenübergreifende patientenbegleitende Dokumentation, Rückmeldung und interdisziplinäre Projektgruppenarbeit verbessern die Versorgungsqualität der Patientinnen nachweisbar.

V8

Auswertung der Daten zum Mammakarzinom des Tumorzentrums Land Brandenburg 1996–2001 nach Qualitätsindikatoren

A. Tillack, K. Wenzelides, F. Dressler
Tumorzentrum Land Brandenburg, Geschäftsstelle Onkologischer Schwerpunkt am Klinikum Frankfurt (Oder) GmbH

Zielsetzung: Die Daten der erfassten Mammakarzinome des Tumorzentrums Land Brandenburg wurden nach Qualitätsindikatoren ausgewertet. Betrachtet wurden Qualitätsindikatoren für die Früherkennung, für die Dokumentation sowie für die Therapie mit dem Ziel, die onkologische Situation im Land Brandenburg am Beispiel des Mammakarzinoms einzuschätzen.
Material und Methoden:
a) Früherkennung:
1. In-situ-Anteil ≥ 10%
2. Anteil invasiver Karzinome ≤ 5 mm (T1a) ≥ 10%
3. Anteil invasiver Karzinome ≤ 10 mm (T1b) ≥ 20%
4. Anteil invasiver Karzinome ≤ 20 mm (T1,T1c) ≥ 65%
5. Anteil N0 invasiver Karzinome ≥ 75%
b) Dokumentation:
1. Anteil dokumentierter T-Stadien > 90%
2. Anteil dokumentierter N-Stadien > 90%
c) Therapie:
1. Anteil Axilladissektionen bei in situ Karzinomen – 0%
2. Anteil Axilladissektionen bei invasiven Karzinomen – 95%
3. Anteil brusterhaltender Therapien – 60%
4. Anteil brusterhaltender Therapien mit Bestrahlung – 95%
5. Anteil Mastektomien mit Bestrahlung
6. Adjuvante Therapie bei invasivem Karzinom > 90%
Ergebnisse: Qualität der Früherkennung: Bei einer fast 90%-igen Erfassung im Land Brandenburg ist es möglich, anhand der Daten des klinischen Krebsregisters des Landes die Qualität zu analysieren, Defizite zu erfassen und Schritte zu ihrer Behebung vorzunehmen. Die Dokumentation entspricht nahezu den Qualitätsanforderungen. Die Situation in der Früherkennung des Mammakarzinoms entspricht keinesfalls den Qualitätsanforderungen und ist annähernd so schlecht wie in der gesamten Bundesrepublik.. Die Ergebnisse der Therapieeinschätzung widerspiegelt die noch zögerliche Umsetzung der Leitlinien in Brandenburg.

V9

Das integrierte Outcome-Modell: Armlymphödem und Lebensqualitäts-Diagnostik bei Mammakarzinompatientinnen

U.-S. Albert[1], M. Koller[2], C. Heitmann[1], K.-D. Schulz[1], U. Wagner[1], W. Lorenz[2]
[1]Philipps-Universität, Klinik für Gynäkologie, Gynäkologische Endokrinologie und Onkologie, Marburg; [2]Philipps-Universität, Institut für Theoretische Chirurgie, Marburg

Die traditionellen Ziele der Behandlung (Outcome) konzentrieren sich auf die alleinige Erfassung von klassisch-objektiven Parametern des Therapieerfolges. Hierzu zählen u.a. das Gesamtüberleben, oder auch das Erreichen einer leitlinienkonformen Versorgungsqualität wie z.B. die Entfernung von mindestens 10 Lymphknoten. Das neue Outcome-Modell verlangt nach einem integrierten Konzept, indem zusätzlich hermeneutische (von der Patientin selbst berichtete) krankheitsbezogene Parameter zur Lebensqualität (LQ) miterfasst werden. Anhand der Lympharmödem-Problematik soll der Stellenwert des integrierten Outcome-Modells in der praktischen Anwendung dargestellt werden. 1. Welche Auswirkungen hat die operative Lymphknotenentfernung auf die LQ? 2. Gibt es einen Zusammenhang zum Ausmaß der Operation? Lassen sich aus der Zusammenführung von objektiven Parametern (Anzahl der entfernten Lymphknoten und subjektiven Parametern (LQ-Armbeschwerden) Erkenntnisse zur Bewertung der klinischen Relevanz der Versorgungsqualität ableiten?
Methode: Prolektive, longitudinale Kohortenstudie (small-area-analyses) 1996–1998, primäre Mammakarzinome (n = 389), medizinische Dokumentation (Stadium, Therapie) bei Klinikentlassung, standardisierte Nachsorgedokumentation + LQ-Messung (EORTC-QLQ C30 + BR23).
Armsymptome sind ein Hauptproblem bei 21% der Mammakarzinompatientinnen nach einem Jahr. Patientinnen, die drei Monate nach operativer Therapie LQ-Einschränkungen mit Armsymptomen aufweisen, haben ein signifikant erhöhtes Risiko, diese auch nach einem Jahr aufzuweisen (RR 5.25, CI95% 4.4–9.08). Das Ausmaß der LQ-Einschränkung ist abhängig von der Anzahl der entfernten Lymphknoten (1–4, < 5–9, < 10–14, < 15–19, < 20 entfernte LK) und signifikant über 3 Jahre Nachbeobachtung.
Die Bewertung des heutigen Qualitätsstandards der operativen Therapie ist bei einer Entfernung von mehr als 15 Lymphknoten (bei pN0 Patientinnen = 56%) mit einer unnötigen Einschränkung der LQ verbunden. Die LQ-Diagnostik von Armbeschwerden ist prädiktiv. Neue Therapiekonzepte (Sln-Biopsie) sind hinsichtlich der klinischen Relevanz unter dem Gesichtspunkt des integrierten Outcome-Konzeptes zu analysieren.

V10

Verlauf der diagnostischen Abklärung und 3-Jahres-Überlebenswahrscheinlichkeit bei Patientinnen mit Mammakarzinom – Ergebnisse einer bevölkerungsbezogenen Kohortenstudie aus dem Saarland

V. Arndt[1], T. Stürmer[1], C. Stegmaier[2], H. Ziegler[2], H. Brenner[1]
[1]Deutsches Zentrum für Alternsforschung, Abteilung für Epidemiologie, Heidelberg; [2]Epidemiologisches Krebsregister Saarland, Saarbrücken

Hintergrund: Obwohl die diagnostische Abklärung von Brustkrebs heute im Durchschnitt rascher erfolgt als in früheren Jahren, gibt es nach wie vor bei einem Teil der Patientinnen erhebliche Verzögerungen der Diagnosestellung. Ziel der vorliegenden Studie ist die Untersuchung der prognostischen Bedeutung des Verlaufs der diagnostischen Abklärung bei Frauen mit Mammakarzinom. **Methoden:** Im Rahmen einer bevölkerungsbezogenen Studie wurden 387 Patientinnen mit invasivem Mammakarzinom aus dem gesamten Saarland detailliert zum Verlauf der diagnostischen Abklärung befragt und über 3 Jahre nachbeobachtet. **Ergebnisse:** 75% aller Mammakarzinome wurden aufgrund von Symptomen entdeckt. Bei 18% war eine Vorsorgeuntersuchung Auslöser der diagnostischen Abklärung, bei 7% stand die Abklärung einer anderen Grunderkrankung zunächst im Vordergrund. Die Beschwerdedauer vor dem ersten Arztbesuch betrug bei den symptomatischen Patientinnen im Mittel 16 Tage (Median), bei 18% der Frauen jedoch mehr als drei Monate. Zwischen dem ersten Arztbesuch und der ersten therapeutischen Intervention nach definitiver Diagnosestellung verstrichen im Mittel 15 Tage (Median), bei 11% der Frauen jedoch mehr als 3 Monate. Die absolute 3-Jahresüberlebenswahrscheinlichkeit betrug bei symptomatischen Patientinnen 86,4%, hingegen 98,5% bei Patientinnen deren Tumor aufgrund einer Früherkennungsuntersuchung entdeckt wurde. Obwohl Frauen mit einer Beschwerdedauer von über 3 Monaten tendenziell häufiger fortgeschrittene Tumoren aufwiesen, fanden sich nach 3 Jahren keine Unterschiede in der Überlebensrate. Auch zwischen der Dauer der diagnostischen Abklärung und der 3-Jahres-Überlebenswahrscheinlichkeit fand sich kein eindeutiger Zusammenhang. **Schlussfolgerungen:** Patientinnen, deren Mammakarzinom im Rahmen einer Früherkennungsuntersuchung entdeckt wurde, weisen eine deutlich bessere Prognose als symptomatische Patientinnen auf. Eine zusätzliche prognostische Relevanz der beobachteten Verzögerungen der diagnostischen Abklärung konnte nicht nachgewiesen werden.

V11

Optimierung der physikalisch-therapeutischen Maßnahmen nach Brustkrebsoperationen

M. Hussain
FA für Allgemeinmedizin, Physikalische Therapie, Lymphologie, München

Zielsetzung: Gezeigt wird, wie bei frühzeitig eingeleiteten und konsequent weitergeführten physikalisch-therapeutischen Maßnahmen akute und als Spätfolgen auftretende Schmerzen, Immobilität und Lymphstau bei Brustkrebspatientinnen optimal behoben, vermieden oder gelindert werden können. **Materialien:** Fachspezifische Dias. **Methode:** Falldarstellungen. **Ergebnisse:** Physikalisch-therapeutische Maßnahmen müssen je nach Krankheitsstatus und Befindlichkeit der Patientinnen eingesetzt werden:
1. Eine sofort am ersten Tag nach der Operation eingeleitete physiotherapeutische Behandlung sowie ein noch in der Klinik angebotenes physiotherapeutisches Beratungs- und Vernetzungsprogramm für eine konsequente Weiterführung dieser Maßnahmen optimiert den Behandlungserfolg und vermeidet Spätschäden.
2. In der Erholungsphase – evtl. mit Nachbehandlung durch Bestrahlung und/oder Chemotherapie – werden spezifische Krankengymnastik, entstauende Therapiemaßnahmen und Entspannungstechniken ergänzt durch medikamentöse Schmerztherapie und entlastende Gespräche für die Zukunftsgestaltung in Alltag und Beruf unter Berücksichtigung der individuellen Prognose.
3. Bei chronischen Beschwerden und speziellen Problemen wie Schulterkontraktur, ausgeprägtem Lymphödem der Brust/Hand liegt besonderes Gewicht auf Aufklärung und Motivierung zur Behandlung unter aktiver Mitarbeit der Patientinnen. Therapiemöglichkeiten nach Verletzung des N. intercostobrachialis oder Armplexusschädigung als Spätfolge der Bestrahlung werden aufgezeigt.
4. Bei fortschreitender Metastasierung können neben optimaler medikamentöser Schmerztherapie physikalisch-therapeutische und lagerungstechnische Maßnahmen angeboten werden zur Linderung von Beschwerden bei Knochenmetastasen, bei Infiltration des Armplexus mit Elephantiasis des Arms und bei Befall der Lunge mit Atemnot.
Zusammenfassung: Eine vom ersten Tag nach der Operation an eingeleitete, sequentiell konsequent durchgeführte und institutionell vernetzte physikalisch-therapeutische Aufklärung und Behandlung kann dazu beitragen, den gesundheitlichen Status und das Befinden von Brustkrebspatientinnen in jedem Krankheitsstadium nicht nur zu verbessern, sondern zu optimieren.

V12

Information und psychosoziale Betreuung von Brustkrebspatientinnen: Wahrgenommene Versorgungsqualität bei Anruferinnen des Brustkrebstelefons am Deutschen Krebsforschungszentrum

A. Gaisser[1], H. Stammer[2], A. Marmé[2]
[1]Deutsches Krebsforschungszentrum/Krebsinformationsdienst KID, Heidelberg; [2]Universitäts-Frauenklinik Heidelberg

Brustkrebs als häufigste Krebserkrankung bei Frauen ist ein Schwerpunkt gesundheitspolitischer Überlegungen zur Verbesserung der Versorgung einschließlich adäquater, umfassender Information sowie kontinuierlicher bedarfsgerechter psychosozialer und ggf. psychoonkologischer Unterstützung. Letztere Versorgungsbereiche sind in den Anforderungen an strukturierte Behandlungsprogramme (DMP) und in den formulierten Gesundheitszielen für Brustkrebs besonders berücksichtigt.
Der telefonische Krebsinformationsdienst (KID) des Deutschen Krebsforschungszentrums ergänzt die Versorgungskette in diesen Bereichen, informiert individuell und bedarfsorientiert und macht bundesweit u.a. psychologisch-psychosoziale Angebote zugänglich. Dass 20 bis 25% aller Anfragen bei KID Brustkrebs betreffen, reflektiert den hohen Informationsbedarf und lässt auch Rückschlüsse auf die subjektiv empfundene Versorgungssituation zu. Das im Juni 2002 als zielgruppenspezifisches Modul von KID etablierte Brustkrebstelefon hat bis Ende Januar 2003 über 1600 Anfragen individuell beantwortet.
Anruferinnen waren in über 85% Frauen in eigener Sache. Hauptinhalte der Anfragen waren Therapiemöglichkeiten. Ein Viertel der Anfragen betraf Risikofaktoren, Prävention, Früherkennung und Diagnostik. An dritter Stelle standen Nachsorge und Nachbetreuung. Dominierende Motive für den Anruf bei KID waren der Wunsch nach Rückversicherung sowie nach Orientierung bezüglich Einrichtungen und Angeboten der Versorgung.
Von März bis Mitte Mai 2003 werden selbst betroffene Anruferinnen beim Brustkrebstelefon gezielt zu ihrer Versorgung in den Bereichen Information und psychologisch-psychosoziale Betreuung und zu ihrer Zufriedenheit mit der Kommunikation mit ihren Ärzten befragt. In einer Follow-up-Befragung wird erhoben, inwieweit qualitätsgesicherte telefonische Information, wie auch im Rahmen von DMP als flankierendes Angebot angedacht, hilfreich und unterstützend wirksam sein kann. Ergebnisse mit Differenzierung nach Altersgruppen, Krankheitsstadium und Bildungsniveau werden präsentiert.

Freie Vorträge 3: Prognosefaktoren/Molekularbiologie

V13

uPA/PAI-1 und HER2-Status sind unabhängige, therapieentscheidende Faktoren beim nodalnegativen Mammakarzinom

I. Zemzoum[1], F. von Bismarck[1], K. Gauger[1], M. Schmitt[1], H. Höfler[2], M. Kiechle[1], N. Harbeck[1]
[1]Frauenklinik rechts der Isar der TU München; [2]Institut für Pathologie und pathologische Anatomie der TU München

Zielsetzung: Nach Langzeitnachbeobachtung (median 10,5 Jahre) wurde die klinische Relevanz des HER2-Status, der Proteolysefaktoren uPA/PAI-1 sowie der etablierten Prognosefaktoren bei 118 Patientinnen mit nodalnegativem Mammakarzinom ohne adjuvante systemische Therapie untersucht. **Methode:** HER2-Genamplifikation (HER2_AMP) wurde mittels FISH (Ventana Medical Systems, USA) und HER2-Proteinexpression (HER2_EXP) mittels Immunhistochemie (mAB-3: Oncogene Science, USA) evaluiert. uPA und PAI-1 wurden mittels ELISA (American Diagnostica, USA) im Gewebeextrakt des Primärtumors bestimmt und als Kombination «uPA/PAI-1» ausgewertet (beide niedrig vs. Rest). **Ergebnisse:** Für das rezidivfreie Überleben (DFS) war die Kombination uPA/PAI-1 multivariat der einzige signifikante Faktor (p=0,001; RR 8,3). HER2_EXP und HER2_AMP erreichten für DFS keine Signifikanz, bei einer Risikoeinteilung nach uPA/PAI-1 hatte der HER2-Status keine weitere Bedeutung für die Erstellung eines Risikoprofils. Für das Gesamtüberleben (OS) waren HER2_EXP (p=0,009; RR 3,4) und HER2_AMP (p=0,004; RR 3,7), sowie uPA/PAI-1 (p=0,05; RR 2,3) und Grading (p=0,05; RR 2,1) multivariat unabhängige Risikofaktoren. **Zusammenfassung:** uPA / PAI-1 bleiben auch nach Langzeitnachbeobachtung die wichtigsten Prognosefaktoren für die Risikoabschätzung beim nodal-negativen Mammakarzinom. Die alleinige Signifikanz des HER2-Status für OS spiegelt seine prädiktive Bedeutung hinsichtlich der Resistenz auf systemische Therapien wieder.
Eine internationale Therapiestudie NNBC-3 (AGO, EORTC-RBG) beim nodal-negativen Mammakarzinom, die Grading, uPA/PAI-1, und HER2-Status zur Stratifizierung einsetzt und den Nutzen einer Taxan-haltigen Chemotherapie bei nodal-negativen Hochrisikopatientinnen überprüft, wurde im Oktober 2002 unter Leitung von Prof. Ch. Thomssen, Hamburg, (Studienleitzentrum D-Süd: PD Dr. N. Harbeck, München) begonnen.

V14

Expression apoptoseassoziierter Proteine und Prädiktion des Ansprechens auf eine Therapie mit Paclitaxel beim metastasierten Mammakarzinom

M. Schmidt[1], E. Lahdo[1], A. Victor[2], E. Steiner[1], M. Mahlke[1], H. Pilch[1], P.-G. Knapstein[1]
[1]Klinik für Gynäkologie und Geburtshilfe, [2]Institut für Medizinische Statistik und Dokumentation, Johannes Gutenberg-Universität Mainz

Zielsetzung: Die Apoptose spielt eine wichtige Rolle bei der Wirkung verschiedener Zytostatika. In einer vorangehenden Untersuchung konnten wir die Bedeutung der Expression von p53 für eine Paclitaxelresistenz nachweisen. In der vorliegenden Arbeit wurde an einem vergrößerten Kollektiv von Patientinnen mit einem metastasierten Mammakarzinom die prädiktive Aussage der apoptoseassoziierten Proteine BCL-2, BCL-XL und p53 für das objektive Ansprechen auf eine Paclitaxel-Monochemotherapie untersucht. **Materialien und Methoden:** 38 Patientinnen wurden mit einer Paclitaxel-Monochemotherapie im metastasierten Stadium behandelt. 18 Patientinnen wurden in einer first-line-Situation, die übrigen second-line behandelt. Bei 11 Patientinnen fand sich ein objektives Ansprechen auf die Therapie. Am Paraffinblock des Primärtumors wurden BCL-2, BCL-XL und p53 immunhistochemisch bestimmt. Der Zusammenhang dieser Faktoren mit dem objektiven Ansprechen wurde mit dem exakten Test nach Fisher überprüft. **Ergebnisse:** 19 Tumoren zeigten eine Expression von BCL-2 (50%), 23 von BCL-XL (61%) und 12 von p53 (32%). Ein signifikanter Zusammenhang mit dem Ansprechen fand sich für p53. Kein Tumor mit einer p53-Expression zeigte ein Ansprechen auf die Therapie mit Paclitaxel, während sich bei den 26 für p53 negativen Tumoren ein Therapieansprechen in 11 Fällen fand (p= 0,008). Die übrigen untersuchten Faktoren zeigten keinen Zusammenhang mit dem Therapieansprechen (p>0,1). **Zusammenfassung:** Der immunhistochemische Nachweis von p53, nicht jedoch von BCL-2 und BCL-XL, ermöglicht eine Prädiktion des Ansprechens auf eine Therapie mit Paclitaxel beim metastasierten Mammakarzinom

V15

Expression und Prognoserelevanz der Cyclooxygenasen-1 und -2 im primären Mammakarzinom

B.-M. Müller[1], C. Denkert[1], K.-J. Winzer[2], W. Weichert[1], S. Pest[3], M. Köbel[1], G. Kristiansen[1], A. Reles[4], A. Siegert[1], H. Guski[1], S. Hauptmann[1]
[1]Institut für Pathologie, [2]Klinik für Allgemein-, Viszeral-, Gefäß- und Thoraxchirurgie, Charité; [3]Institut für Gesundheitswissenschaften/ Public Health, Abt. Epidemiologie, Technische Universität; [4]Klinik für Frauenheilkunde und Geburtsmedizin, Charité, Berlin

Zielsetzung: Die Cyclooxygenase ist an der Bildung von Prostaglandinen im Arachidonsäurestoffwechsel beteiligt und spielt zusätzlich eine Rolle bei der Tumorentwicklung. Wir untersuchten die Expression der COX-1 und der COX-2 in 221 Patientinnen mit primärem Mammakarzinom, die jeweiligen Korrelationen mit unterschiedlichen klinisch-pathologischen Parametern und die Prognoserelevanz. **Materialien und Methoden:** Die Expression beider COX-Isoenzyme wurde durch immunhistochemische Methoden an Tumormaterial der Routinediagnostik unseres Institutes untersucht und die Expressionsunterschiede gradiert und mittels SPSS ausgewertet. **Ergebnisse:** Eine erhöhte COX-2-Expression wurde in 36% der untersuchten Mammakarzinome festgestellt. Sie korrelierte signifikant mit verschiedenen klinisch-pathologischen Parametern, so einem positiven Lymphknotenstatus, einer geringen Differenzierung, einer Tumorgröße >20 mm, dem histologischen Typ eines duktalen Karzinoms, einer positiven Gefäßinvasion sowie einem negativen Östrogenrezeptorstatus. Eine erhöhte COX-1-Expression korrelierte dagegen signifikant mit kleineren und nicht in regionäre Lymphknoten metastasierten Karzinomen. In univariaten Überlebensanalysen stellte sich eine positive COX-2-Expression sowohl im rezidivfreien Überleben, als auch im Gesamtüberleben als prognostisch relevanter Parameter heraus. In der multivariaten Analyse erreichte eine erhöhte COX-2-Expression eine grenzwertige statistische Signifikanz innerhalb des rezidivfreien Überlebens (RR 1,90). Im Gegensatz dazu fanden sich keine Einflüsse einer erhöhten COX-1-Expression auf die Prognose. **Zusammenfassung:** Unsere Ergebnisse zeigten signifikante Korrelationen zwischen erhöhter COX-2-Expression und ungünstiger Prognose. Weitere Studien sind notwendig, um die Bedeutung der COX-2-Expression als Prognoseparameter sowie den klinischen Einsatz von selektiven COX-2-Inhibitoren als adjuvante Therapeutika zu untersuchen.

V16

Auftreten von Hirnmetastasen bei metastasierendem Brustkrebs unter Behandlung mit Trastuzumab

B. Heinrich[1], O. Brudler[1], W. Siekiera[2], G. Raab[3], V. Heinemann[2]
[1]Onkologische Praxis Augsburg;
[2]III. Medizinische Klinik, Klinikum Großhadern, Universität München;
[3]Frauenklinik vom Roten Kreuz, München

Ziel: Ermittlung der Häufigkeit von Hirnmetastasen bei Patientinnen mit metastasierendem Mammakarzinom und HER-2/neu-Überexpression. Überprüfung, ob Zusammenhang zwischen Auftreten von Hirnmetastasen und der systemischen Wirksamkeit der Trastuzumab-Behandlung besteht. **Patienten:** Von 51 Patientinnen mit HER-2/neu-Überexpression entwickelten 22 (43%) Hirnmetastasen. HER-2/neu-Überexpression im DAKO-Immunhistochemie-Test: 51 von 51 score 3+). Trastuzumab wurde mit einer Erstdosis von 4mg/kg und einer Erhaltungsdosis von 2 mg/kg/Woche verabreicht. **Ergebnisse**: Bei 3 Patientinnen kam es zu einer Hirnmetastasierung als Erstmanifestation der Metastasierung (1× Einzelmanifestation, 1× gleichzeitig eine Hirn- und eine Organmetastasierung, 1× nach Diagnose einer Hirnmetastasierung Auftreten von Knochenmetastasen). Bei allen anderen Patienten (n=19) wurde erst unter der Behandlung mit Trastuzumab (entweder als Einzelwirkstoff oder in Kombination mit Chemotherapie) eine Hirnmetastasierung festgestellt. Der durchschnittliche Zeitraum zwischen dem Auftreten von Organmetastasierung und Hirnmetastasierung betrug 11,5 Monate (im Bereich 1–69 Monate). Zum Zeitpunkt der Diagnose der Hirnmetastasierung zeigten 15 von 19 Patienten (79%) ein Ansprechen der Organmetastasen auf die systemische Behandlung (Leber: 5 Teilremissionen, 3 Vollremissionen; Lunge 3 Teilremissionen, 3 Vollremissionen; Pleura 2 Teilremissionen). Die durchschnittliche Überlebensdauer der 22 Patienten, bei denen eine Hirnmetastasierung diagnostiziert wurde, lag bei 16,5 Monaten. **Schlussfolgerung:** Die Behandlung mit Trastuzumab zeigt auch in unserem Patientengut eine hohe Wirksamkeit bei Patientinnen mit HER-2/neu-Überexpression und Leber- und Lungenmetastasierung. Dagegen ist die Trastuzumab-Behandlung anscheinend unwirksam zur Behandlung oder Prophylaxe einer Hirnmetastasierung. Da es bei nahezu der Hälfte der Patientinnen mit HER-2/neu-Überexpression unter Trastuzumab-Bahandlung zu einer Hirnmetastasierung kam, ist eine engmaschige Überwachung des ZNS auch unter wirksamer systemischer Behandlung erforderlich.

V17

Kardiale Sicherheit der Kombination des rekombinanten humanisierten monoklonalen anti-p-185 Her-2-Antikörpers Trastuzumab (Herceptin) mit E/C als First-line-Therapie bei Patientinnen mit Her-2-überexprimierendem metastasierten MC, die keine vorherige anthrazyklinhaltige Chemotherapie erhalten haben

I. Himsl[1], H. Eidtmann[2], C. Thomssen[3], M. Untch[1], H.-G. Meerpohl[4], A. du Bois[5], G. Schaller[6], W. Kuhn[7], C. Jackisch[8], R. Kreienberg[9], D. Wallwiener[10], W. Weise[11], G. Emons[12], B. Langer[13], H.-J. Lueck[14]
[1]Universitätsfrauenklinik, Großhadern, München; [2]Universitätsfrauenklinik, Kiel; [3]Universitätsfrauenklinik Eppendorf, Hamburg; [4]Frauenklinik, St. Vincentius-Krankenhaus, Karlsruhe; [5]Frauenklinik, Dr. Horst-Schmidt Krankenhaus, Wiesbaden; [6]Universitätsfrauenklinik, Benjamin Franklin, Berlin; [7]Universitätsfrauenklinik, Bonn; [8]Universitätsfrauenklinik, Münster; [9]Universitätsfrauenklinik, Ulm; [10]Universitätsfrauenklinik, Tübingen; [11]Universitätsfrauenklinik, Magdeburg; [12]Universitätsfrauenklinik, Göttingen; [13]Hoffmann-la Roche AG, Basel, Schweiz; [14]Universitätsfrauenklinik, Hannover

Einleitung: Die Kombination von Adriamycin (A)/Cyclophosphamid (C) und Herceptin (H) ist mit einem erhöhten Kardiotoxizitätsrisiko assoziiert. Epirubicin (E) gilt als weniger kardiotoxisch als A. Diese Studie untersucht die Inzidenz von kardiotoxischen Ereignissen in der First line Therapie mit EC +H und EC ohne H bei metastasiertem MC. **Design:** Patientinnen mit Her-2/neu-positivem metastasierten MC erhielten EC+H. Patientinnen aus der Kontrollgruppe mit metastasiertem MC ohne Her-2/neu-Überexpression wurde EC verabreicht. Die ersten 26 Her-2/neu-überexprimierenden metastasierten MC-Patientinnen erhielten eine E 60 mg/qm (EC60+H). Die linksventrikuläre Ejektionsfraktion (LVEF) wurde prospektiv durch Echokardiographie evaluiert. Die Inzidenz dosislimitierender kardiotoxischer Ereignisse nach Gabe von sechs Zyklen EC60 +H bestimmte die Durchführbarkeit einer Dosiseskalation auf 90 mg/qm. Nach sechs Zyklen EC60+H wurde kein Auftreten eines dosislimitierenden kardiotoxischen Ereignisses beobachtet. Bei den nachfolgenden 25 Patientinnen wurde die Dosis für E auf 90 mg/qm gesteigert. 24 Patientinnen mit metastasiertem MC ohne Her-2/neu-Überexpression erhielten EC bei gleicher Intensität des Kardiomonitorings. **Ergebnisse:** 26 von 51 der EC+H-Patientinnen zeigten einen messbaren Abfall der LVEF (> 10%). Während der gesamten Therapiedauer mit EC+H wurde kein Auftreten eines symptomatischen kardialen Ereignisses beobachtet. In der Folge entwickelten zwei Patientinnen (EC90+H) eine dekompensierte Herzinsuffizienz in der Herceptin-Therapiephase. Bei einer Patientin (EC60+H) zeigte sich ein signifikanter asymptomatischer Abfall der LVEF in der Herceptin Therapiephase. **Zusammenfassung:** Die kombinierte Therapie mit EC+H erscheint hinsichtlich kardialer Sicherheit viel versprechend bei guter Effektivität. Das Steering-Commitee der Studie hat anhand dieser Daten beschlossen, in die beiden Arme EC60+H und EC90+H weiter Patientinnen aufzunehmen. Dies dient der Evaluation der Kardiotoxizität mit verlängertem Follow-up und der Erhebung der Ansprechrate mit zwei verschiedenen Epirubicindosen.

	EC60+H	EC90+H	EC90
Ausgewertete Patientinnen	26	25	21
PräCTX LVEF%	70 (57–82)	71(60–90)	70(58–79)
LVEF Abfall >10% (n)	12	14	5
LVEF Abfall >10%, absolut <50% (n)	1*	2*	0
Ansprechrate%	62	64	26

Diese Ereignisse traten >5 Monate nach Beendigung der EC Therapie auf. Die Studie wurde zur Erhebung der Toxizität durchgeführt. Die Ansprechrate auf EC entsprechen in etwa den Erfahrungen aus internationalen Studien und AGO Studien (30–35%).

V18

Strategien zur Identifizierung neuer Brustkrebsgene beim sporadischen Mammakarzinom

S. Scherneck
Max-Delbrück-Centrum für Molekulare Medizin (MDC), Berlin, Deutschland

Das Mammakarzinom (MC) ist eine multifaktorielle Erkrankung, deren Verlauf von einer progressiven Akkumulation genetischer Veränderungen gekennzeichnet wird. Etwa 90% aller MC-Fälle entstehen sporadisch und basieren auf einer veränderten Expression spezifischer Gene, die in der Regel durch somatische Mutationen hervorgerufen wird. Obwohl gegenwärtig eine Reihe MC-spezifischer Genom-Veränderungen auf unterschiedlichen Chromosomenregionen bekannt ist, sind die meisten der in diesen Regionen vermuteten MC-Kandidatengene noch weitgehend unbekannt.
Im Rahmen des Vortrages werden unterschiedliche Wege zur Identifizierung und Eingrenzung von MC-spezifischen Chromosomen-Veränderungen aufgezeigt sowie Strategien zur Isolierung und Charakterisierung von MC-Kandidatengenen aus diesen Genomregionen vorgestellt. Im Vordergrund steht dabei die Identifizierung und Validierung von Tumorsuppressor-Genen, die in den Chromosomenregionen 6q und 8p vermutet werden und deren Inaktivierung eine wichtige Rolle bei der Entstehung des MC zu spielen scheint.

Freie Vorträge 4: Diagnostik

V19

Konventionelle Film-Folien-Mammographie, hochauflösende digitale Speicherfolien-Mammographie und digitale Vollfeldmammographie: ein Phantomstudienvergleich

E. Wenkel, R. Schulz-Wendtland, U. Aichinger, W.A. Bautz
Institut für Diagnostische Radiologie, Universität Erlangen-Nürnberg

Zielsetzung: Vergleich der konventionellen Film-Folien-Mammographie (FFM), der hochauflösenden digitalen Speicherfolien-Mammographie (CR) und der digitalen Vollfeldmammographie (DR) an einem Phantom bezüglich der Detektion von Läsionen. **Materialien und Methoden:** Die Phantom-Studienfilme aller drei Modalitäten wurden mit denselben Belichtungsparametern angefertigt. Das Phantom besteht aus 16 Wachsblöcken. Fünf enthalten Aluminiumoxidpartikel (200 bis 740 µm), sechs Nylonfäden (0,4 bis 1,6 mm) und vier runde Läsionen (Durchmesser 5 bis 14 mm), einer bleibt leer. Drei verschiedene Phantomkonfigurationen wurden pro Modalität belichtet. Die Phantomfilme wurden von 28 Radiologen und 27 Gynäkologen unter denselben Untersuchungsbedinungen ausgewertet. Die positiven korrekten Treffer wurden nach der entsprechenden Filmmodalität ausgewertet. **Ergebnisse:** 2475 korrekte positive Läsionen waren für jede Modalität möglich. Die korrekten leeren Wachsquader wurden nicht mit die Auswertung eingeschlossen. 2009 korrekte positive Läsionen wurden in der FFM, 2058 in der CR und 2130 in der DR diagnostiziert. In der CR wurden Läsionen signifikant besser im Vergleich zur SFS erkannt (p = 0,04). Hoch signifikant besser schnitt die DR im Vergleich zur CR (p = 0,001) und FFM (p = 0,001) ab. **Zusammenfassung:** In der durchgeführten Phantomstudie ist die digitale Vollfeldmammographie der konventionellen FFM und der hochauflösenden CR bezüglich der Detektion von Läsionen überlegen.

V20

Mammographie-Einstellungs-Score nach PGMI-Kriterien

V.F. Duda, A. Günyar, K. Bock, U. Wagner, K.-J. Klose
Senologische Diagnostik, Klinikum der Philipps-Universität, Marburg

Zielsetzung: In einer Pilotstudie konnte gezeigt werden, dass das PGMI-System (Perfekt, Gut, Mäßig, Inakzeptabel) prinzipiell sowohl auf dem Screeningsektor als auch im Bereich der kurativen Mammographie angewandt werden kann. Das System setzt allerdings die Beurteilung eines kompletten 4er-Satzes Mammographiebilder voraus und verbindet Einstellungsmit Film-Qualitätskriterien. Bei der Suche nach signifikanten Auffälligkeiten in dem System stellte sich heraus, dass die beiden Standardprojektionen cranio-caudal und oblique mit unterschiedlicher Gewichtung in die Beurteilung eingehen und damit ein sinnvoller Vergleich nicht möglich ist. Um die Anforderungen auf dem Gebiet der kurativen Mammographie zu optimieren, wurde ein Einstellungs-Score entwickelt. **Materialien und Methoden:** Der vorgestellte Einstellungs-Score wurde über den Zeitraum eines 1/4-Jahres auf alle Mammographien (cc & obl) eines nicht selektionierten, klinischen Kollektivs angewandt (Tab.1). **Ergebnisse:** Der entwickelte Score erlaubt eine präzise Überprüfung der Einstellungsqualität von Mammographie-Standardprojektionen sowohl im 4er- als auch im 2er-Satz und dies getrennt für die beiden Seiten und gleichgewichtig abgestuft für beide Projektionen in 3 Kategorien. Die Einstufungen sind so klar definiert, dass eine entsprechende Inter-Observer-Genauigkeit gewährleistet ist. **Zusammenfassung:** Der in Anlehnung an die PGMI-Kriterien entwickelte Mammographie-Einstellungs-Score erlaubt eine einfache und schnelle Überprüfung der Standardprojektionen und stellt damit eine praktische Arbeitshilfe für die nach DRG geforderten Qualitätssicherungsmaßnahmen dar.

Tab 1

re/li	2 Punkte	1 Punkt	0 Punkte
cc	Pectoralis erfasst	Pect. nicht erfasst PNL: cc>obl-1,5cm	PNL: cc<obl-1,5cm
obl	Pect. bis Mamille & Winkel > 20 Grad	Pect. bis Mamille, aber Winkel <20 Grad	Pect. reicht nicht bis zur Mamille
cc	DK kompl. erfasst	weit. lat. DK-Anteile nicht erfasst	DK nicht komplett erfasst
obl	unt. Umschlagfalte erfasst & entfaltet	unt. Umschlagfalte nicht entfaltet	unt. Umschlagfalte nicht erfasst
cc	keine Falten, Mamille im Profil	Falten u/o Mamille nicht im Profil ohne Überlagerungseffekte	Falten u/o Mamille nicht im Profil mit Überlagerungseffekten
obl	=	=	=
cc	Symmetrie	geringe Asymmetrie	deutl. Asymmetrie
obl	=	=	=

V21

Ergebnisse des ersten Mammographie Screening-Projekts in Deutschland aus histopathologischer Sicht

G. Gohla[1], P. Hanisch[1], J. Wagner[1], W. Böcker[2], H. Junkermann[3], U. Bonk[1]
[1]Institut für Pathologie der Zentralkrankenhäuser Bremen, Akad. Lehrkrankenhäuser der Universität Göttingen,
[2]Institut für Pathologie, Universität Münster,
[3]Mammographie Screening-Zentrum, Bremen

Das Ziel dieser Untersuchung war eine Überprüfung der Rolle des Pathologen in einem Screening-Projekt.
Im Juni 2001 startete das erste deutsche Mammographie Screening-Projekt in Deutschland in Bremen. Alle Frauen zwischen 50 und 70 Jahren wurden zu einer Mammographie eingeladen. Auffällige Befunde wurden mittels stereotaktischer Hohlnadelbiopsie abgeklärt. Das Gewebe wurde in der hiesigen Pathologie sowie im Referenzzentrum für Mammapathologie der Universität Göttingen begutachtet sowie im Rahmen eines multidisziplinären Assessments diskutiert. Die Gewebsproben wurden nach der 5-Punkte-Skala der B-Klassifikation analog des NHSBSP Großbritanniens eingestuft. Im ersten Jahr des Screening- Projekts wurden 11000 Mammographien durchgeführt. Auffällige Befunde mit oder ohne Mikroverkalkungen wurden gefunden. Von 211 Frauen wurden Hohlnadelbiopsien gewonnen. 98 der Fälle (46%) wurden der Gruppe B5 (maligne) zugeordnet. 97 der Fälle (46%) wurden als B1/2 (normal, gutartig) eingestuft. 16 Fälle (7,6%) wurden als B3/4 (unsichere Dignität; malignitäts-verdächtig) klassifiziert. In 90% der Fälle bestand eine Übereinstimmung der Diagnosen zwischen den Instituten. In 10% der Fälle kam es zu Diskrepanzen. Dies betraf ausschließlich die Bewertung papillärer Läsionen und atypischer Hyperplasien. Die Übereinstimmung der Diagnosen ist bei erfahrenen Pathologen bei klar definierten Läsionen sehr hoch doch sollte sie bei nicht klar definierten Läsionen verbessert werden. Diese Veränderungen werden jedoch im Rahmen eines Mammographiescreenings häufiger auftreten. In solchen Fällen erweist sich eine enge Zusammenarbeit zwischen Kliniker, Radiologe und Pathologe als ratsam.

V22

MR-Mammographie: Menstruationszyklusabhängigkeit der Kontrastmittelanreicherung unter hormoneller Kontrazeption?

J. Welger[1], J. Lorenzen[1], B.W. Lisboa[2], G. Adam[1]
[1]Radiologisches Zentrum, Abteilung für Diagnostische und Interventionelle Radiologie, Universitätsklinikum Hamburg-Eppendorf;
[2]Klinik und Poliklinik für Frauenheilkunde und Geburtshilfe, Universitätsklinikum Hamburg-Eppendorf

Zielsetzung: Untersuchung der Kontrastmittelaufnahme des Brustparenchyms in Abhängigkeit vom Menstruationszyklus bei gesunden Probandinnen unter oraler Kontrazeption. **Materialien und Methoden:** Bei 17 gesunden Probandinnen ohne Brusterkrankung in der Anamnese wurde eine MR-Mammographie zweimal während eines Menstruationszyklus durchgeführt (Zyklustag: 7–14 und 21–2). Alle Probandinnen nahmen regelmäßig orale Kontrazeptiva für mindestens 6 Monate ein. Die Untersuchungen erfolgten an einem 0,5 Tesla Magneten unter Verwendung einer 3D-Gradientenechosequenz mit Anfertigung von Subtraktionsaufnahmen der Kontrastmittelserie. Wir untersuchten die Anzahl der anreichernden Herde, sowie die Kontrastmittelaufnahme des Brustdrüsenparenchyms während der verschiedenen Zyklusphasen. **Ergebnisse:** Bei nur 2 der untersuchten 17 Probandinnen fand sich je ein umschrieben anreichernder Herd, der in der Auswertung des zeitlichen Verlaufs der Kontrastmittelaufnahme einen unauffälligen Befund ergab (< 80% initialer Signalanstieg nach Kontrastmittelgabe, kein Nachweis eines so genannten «wash-out» Phänomens. Die Kontrastmittelaufnahme im Brustparenchym während der Zyklustage 7–14 (mittlere relative Kontrastmittelaufnahme: 0,12–0,26, 1–9 Minuten nach Kontrastmittelgabe) unterschied sich dabei nicht signifikant (p: 0.2209; Wilcoxon signed rank test) von dem perimenstruellen Zeitraum der Tage 21–2 (Mittelwert: 0,13–0,32). **Zusammenfassung:** Eine Zyklusabhängigkeit der Kontrastmittelaufnahme des Brustparenchyms unter oraler Kontrazeption ist nicht nachweisbar.

V23

Interobserver-Variabilität in der apparativen Mammadiagnostik unter Anwendung des BI-RADS™ und eines analogen Systems für die Mammasonographie

K. Bock[1, 2], V.F. Duda[1, 2], H. Niebuhr[1, 2], U. Wagner[1], K.-J. Klose[1]
[1]Senologische Diagnostik des Klinikums der Philipps-Universität, Marburg; [2]Qualitätszirkel «Mammadiagnostik Mittelhessen», Marburg

Zielsetzung: Das BI-RADS™ des ACR™ dient der Klassifikation und Vorhersage der Malignitätswahrscheinlichkeit von Mammographiebefunden. Ein analoges System für die Mammasonographie wurde von der DG Senologie 2002 vorgeschlagen. Wie hoch ist die Interobserver-Variabilität in der Anwendung der Klassifikationssysteme durch Experten? Welchen Stellenwert hat die komplementäre Mammadiagnostik? **Materialien und Methoden:** 40 sekundär digitalisierte 2-Ebenen-Mammographien (22 maligne / 18 benigne Herdbefunde) gehobenen Schwierigkeitsgrades mit zugehörigen Sonographie-Bilddokumenten wurden von 8 Mitgliedern des Mammographie-Qualitätszirkels Mittelhessen innerhalb eines vorgegebenen Zeitrahmens von 2 Minuten/Fall ausgewertet und nach dem BI-RADS™ bzw. einem analogen System für die Mammasonographie klassifiziert.
Ergebnisse: Mammakarzinom-Diagnose:

	Sensitivität	Spezifität	Treffsicherheit
Mammographien:	0.98 (0.95–1.0)	0.52 (0.22–0.67)	0.78 (0.63–0.85)
Sonographien:	0.97 (0.82–1.0)	0.51 (0.28–0.72)	0.77 (0.68–0.88)

Bei kombinierter Auswertung der komplementären Verfahren wurde kein Karzinom übersehen. Der Medianwert aufgrund der additiven sonographischen Auswertung veranlasster unnötiger Biopsien lag bei 8,8% (5–17,5%). Demgegenüber wurden durch die additive Sonographie im Median 5% (2,5–15%) unnötige Biopsien vermieden. **Zusammenfassung:** BI-RADS™ und analoges System für die Sonographie eignen sich sehr gut zur Befundklassifizierung in der Mammadiagnostik. Komplementäre Mammadiagnostik ermöglicht die maximale Sensitivität in der Erkennung von Karzinomen. Die hohe Interobservervariabilität sowohl in der mammographischen wie in der sonographischen Auswertung unterstreicht den Stellenwert von Doppelbefundungen.

V24

Stereotaktische Vakuumbiopsie (VB) bei 2874 Läsionen – Ergebnisse aus 5 Zentren

U. Kettritz[1], K. Rotter[2], I. Schreer[3], M. Murauer[4], R. Schulz-Wendtland[5], S. Heywang-Köbrunner[2]
[1]Mamma-Zentrum Klinikum Buch, HELIOS Klinikum Berlin; [2]Mammadiagnostisches Zentrum Martin-Luther-Universität Halle; [3]Mammazentrum Universität Kiel; [4]Mammazentrum Ostbayern Klinikum Deggendorf; [5]Mammazentrum Friedrich-Alexander-Universität Erlangen-Nürnberg

Zielsetzung: Die stereotaktische VB wird zunehmend bei der präoperativen Klärung von mammographischen Befunden eingesetzt. Die Zusammenfassung der Ergebnisse aus 5 Zentren, die die Methode entsprechend festgelegter Qualitätsstandards durchführen, soll Wertigkeit und Reproduzierbarkeit überprüfen. **Materialien und Methoden:** Daten von 2874 erfolgreich beendeten VB wurden retrospektiv ausgewertet. Indikation zur VB waren mammographische Läsionen, die in 85% als BI-RADS IV, 9% als BI-RADS III und 6% als BI-RADS V eingeordnet wurden. Häufigste Indikation waren mit 70% Mikroverkalkungen. Bei malignen Befunden erfolgte eine operative Nachresektion, benigne Befunde wurden mammographisch kontrolliert. **Ergebnisse:** 784 Läsionen (27%) erwiesen sich in der VB als maligne mit einem hohen Anteil an DCIS (54%). Die Nachresektion ergab ein Upgrade eines DCIS zu einem invasiven Karzinom in 12%, bei Entfernung einer ADH wurde in 24% ein DCIS oder invasives Karzinom gefunden. Die Häufigkeit maligner Diagnosen betrug 3% in BI-RADS-Gruppe III, 20% in BI-RADS-Gruppe IV und 85% in BI-RADS-Gruppe V. Bei 70% der Patienten mit benigner Biopsiediagnose konnten Kontrollmammographien, erfolgt mindestens 6 Monate nach VB, ausgewertet werden. Bei 86% zeigte sich keine relevante Narbenbildung. Ein falsch-negatives Ergebnis ergab sich bei einer Patientin (0,05%). Eine geplante VB war bei 46 Patientinnen nicht durchführbar (1,6%), davon 19 mal wegen nicht aufzulösender Mikroverkalkungen, bei 27 Patientinnen wegen einer zu oberflächlichen oder thoraxwandnahen Lage der Befunde. Patientenseitige Komplikationen (2,6%) erforderten selten (0,4%) eine stationäre Behandlung. **Zusammenfassung:** Die stereotaktische VB ermöglicht eine sichere Klärung unklarer Befunde und führt zu einer Reduzierung unnötiger OP. Eine qualitätsgesicherte Durchführung im interdisziplinären Team ist Voraussetzung.

P1

Vergleich der digitalen Speicherfolienmammographie (CR) und der digitalen Vollfeldmammographie (DR) mittels einer Phantomstudie

R. Schulz-Wendtland, U. Aichinger, M. Lell, E. Wenkel, M. Tartsch, W. A. Bautz
Institut für Diagnostische Radiologie, Universität Erlangen-Nürnberg

Zielsetzung: Im Rahmen einer Phantomstudie wurde die digitale Speicherfolienmammographie (CR) mit der digitalen Vollfeldmammographie verglichen (DR). **Materialien und Methoden:** RMI-Mammographie-Phantom Röntgenfilme wurden angefertigt. Die Phantomfilme der digitalen Speicherfolien (Mammomat 3000 N (Siemens), Speicherfolie IP HRV (Fuji), Auslesegerät FFDM-CR (Fuji/Siemens), Auflösung 9 Lp/mm) wurden mit denen der digitalen Vollfeldmammographie (Senograph 2000 D (GE), a-Si-Detektor, Auflösung 5 Lp/mm) verglichen. Für die Phantomkonfigurationen wurden jeweils dieselben Belichtungsparameter gewählt (Standard cc Belichtung, 100 mAs, 28 kV). Als Mammographiefilm wurde der Dry View Mammography Laser Imaging Film (Kodak) und als Drucker der TM 8600 (Kodak) mit einer Auflösung von 12,9 Lp/mm eingesetzt. Fünf in Mammographie erfahrene Radiologen werteten die Phantomfilme bezüglich der Detailerkennbarkeit aus, und zwar die von Aluminiumoxidpartikeln (200 bis 740 µm), Nylonfäden (0,4 bis 1,6 mm) und runden Läsionen (Durchmesser 5 bis 14 mm). **Ergebnisse:** Insgesamt waren für jede Modalität 225 korrekt positive Läsionen möglich. 193 korrekt positive Antworten wurden bei der digitalen Speicherfolie und 202 bei der digitalen Vollfeldmammographie erzielt. **Zusammenfassung:** Die durchgeführte Phantomstudie zeigt für die digitale Speicherfolienmammographie und digitale Vollfeldmammographie keinen signifikanten Unterschied in der Detektion von Läsionen unter experimentellen Bedingungen.

P2

Digitale Mammographie: Ist die Softcopy-Monitorbefundung der digitalen Hardcopy-Filmbefundung ebenbürtig?

R. Schulz-Wendtland[1], U. Aichinger[1], E. Wenkel[1], M. Tartsch[1], C. Evertsz[2], A. Bödicker[2], H.O. Peitgen[2], W. A. Bautz[1]
[1]Institut für Diagnostische Radiologie der Universität Erlangen-Nürnberg; [2]MeVis Breast Care, Bremen

Zielsetzung: Mammographien in hochauflösender digitaler Speicherfolientechnik wurden als Hardcopybilder (CR) und als Softcopybilder (SCR) bezüglich der Klassifizierung von Mikrokalk und Herdbefunden ausgewertet. **Materialien und Methoden:** Von 04/2001 bis 11/2001 untersuchten wir 76 Patientinnen mit Brustläsionen, die mammographisch als BI-RADSTM 4 oder 5 eingestuft wurden. Nach der präoperativen Drahtmarkierung der suspekten Läsion erhielten alle Patientinnen eine CR. Bei 21 Patientinnen ergab sich histologisch ein maligner Befund (Herdbefunde: 10 invasive Karzinome, Mikrokalk: 11 DCIS). Retrospektiv werteten wir die CR und SCR unabhängig voneinander aus und verglichen diese mit der histologischen Diagnose. Die Monitorbefundung wurde mit Mamma-Report® auf 2 K Monitoren (Siemens) durchgeführt. **Ergebnisse:** Für alle malignen Brustläsionen ergab sich in der CR (SCR) eine Sensitivität von 58% (50%), eine Spezifität von 70% (78%), ein ppV von 51% (57%), ein npV von 74% (73%), eine Genauigkeit von 65% (68%). Für den malignen Mikrokalk berechneten wir in der CR (SCR) eine Sensitivität von 43% (50%), eine Spezifität von 68% (78%), einen ppV von 43% (57%), einen npV von 68% (73%), eine Genauigkeit von 59% (68%). Die malignen Herdbefunde erzielten in der CR (SCR) eine Sensitivität von 67% (42%), eine Spezifität von 75% (75%), einen ppV von 62% (50%), einen npV von 79% (68)%, eine Genauigkeit von 72% (63%). **Zusammenfassung:** Für Mammographien in hochauflösender digitaler Speicherfolientechnik ergibt sich kein signifikanter Unterschied zwischen Softcopy- und Hardcopybefundung bei der Klassifizierung von Mikrokalk und Herdbefunden.

P3

Mikrokalk und Herdbefunde: Ist die digitale Speicherfolienmammographie (CR) der konventionellen Filmfolienmammographie (FFM) gleichwertig?

R. Schulz-Wendtland, U. Aichinger, I. Kuchar, E. Wenkel, M. Tartsch, W. A. Bautz
Institut für Diagnostische Radiologie der Universität Erlangen-Nürnberg

Zielsetzung: Ziel der Studie war es zu prüfen, ob die hochauflösende digitale Speicherfolienmammographie (18×24 cm^2) (CR) der konventionellen Filmfolienmammographie (FFM) ebenbürtig ist in der Bewertung von Mikrokalk und Herdbefunden. **Materialien und Methoden:** Von 04/2001 bis 11/2001 untersuchten wir 76 Patientinnen mit pathologischen Mammographien (Mikrokalk n = 44, Herdbefunde n = 32), die als BI-RADSTM 4 oder 5 eingestuft wurden. Alle Patientinnen erhielten präoperativ eine FFM in zwei Ebenen und nach Drahtmarkierung der suspekten Läsion eine CR. Retrospektiv werteten drei mammographisch erfahrene Radiologen in einer verblindeten Studie die FFM und CR unabhängig voneinander aus. Die Ergebnisse der CR und FFM wurden mit der histologischen Diagnose verglichen. **Ergebnisse:** Histologisch ergab sich bei 21 Patientinnen ein maligner Befund (Herdbefunde: 10 invasive Karzinome, Mikrokalk: 11 DCIS), bei 55 ein benigner. Die malignen Mikroverkalkungen erreichten in der FFM und in der CR eine Sensitivität von je 43%, eine Spezifität von 68%, einen positiven Vorhersagewert von 43%, einen negativen Vorhersagewert von 68%, eine Genauigkeit von 59%. Die malignen Herdbefunde erzielten mit der FFM bzw. mit der CR eine Sensitivität von je 67%, eine Spezifität 80% bzw. 75%, einen positiven Vorhersagewert von 67% bzw. 62%, einen negativen Vorhersagewert von 80% bzw. 79%, eine Genauigkeit von 75% bzw. 72%. **Zusammenfassung:** Trotz der geringeren räumlichen Auflösung im Vergleich zur FFM ist die hochauflösende digitale Speicherfolienmammographie der konventionellen Filmfolienmammographie ebenbürtig in der Bewertung von Mikrokalk und Herdbefunden.

P4

Individueller Vergleich von digitaler Vollfeld-Mammografie und konventioneller Film-Folien-Mammografie im Rahmen der Brustkrebs-Früherkennung

A. Fischmann[1], K. Siegmann[1], A. Wersebe[1], C. Claussen[1], M. Müller-Schimpfle[1, 2]
[1]Radiologische Universitätsklinik, Abt. Diagnostische Radiologie, Tübingen; [2]Städtisches Klinikum, Radiologisches Zentralinstitut, Frankfurt/Höchst, Deutschland

Zielsetzung: Intraindividueller Vergleich der Bildqualität von digitaler und konventioneller Mammografie. **Materialien und Methoden:** Im Rahmen der Brustkrebs-Früherkennung erhielten 200 Frauen ohne bekannte Mammaläsionen eine digitale Mammografie (FFDM; GE Senograph 2000 D) einer Brust, während die andere Brust konventionell (FSM; GE Senograph DMR+) mammografiert wurde. Die Belichtungsparameter wurden von beiden Systemen automatisch gewählt. Parameter zur Bildqualität sowie die Erkennung von Mikrokalk und Opazitäten wurden von 3 in der digitalen Mammographie erfahrenen Untersuchern unabhängig voneinander beurteilt. **Ergebnisse:** Wir fanden keine signifikanten Unterschiede in der Eintrittsdosis, wobei die FFDM signifikant häufiger Rh/Rh als Anoden-Filter Kombination verwendete. Mittels FFDM konnte der M. Pectoralis signifikant häufiger dargestellt werden ($p<0,05$). Die Bildqualität wurde von Untersucher A/B/C bei der FFDM in 153/155/167 Fällen als «sehr gut» beurteilt, bei der FSM in 139/116/114 Fällen (p< 0,03/0,001/0,001). Bei der FFDM wurde der Kontrast in Parenchym von Untersucher A und B, derjenige im Fettgewebe von Untersucher C als signifikant besser beurteilt. Alle Untersucher beurteilten die digitalen Aufnahmen als weniger dicht ($p<0,01$). Die FFDM erzielte eine signifikant bessere Darstellung von Mamille und Haut ($p<0,001$). In 103/89/98 Fällen wurden Mikroverkalkungen mittels FFDM entdeckt, in 76/76/76 Fällen mittels FSM. Dies war signifikant für 2 Untersucher (p=0.01/0.06/0.01). Die Erkennung von Opazitäten unterschied sich nicht signifikant zwischen den Modalitäten. **Zusammenfassung:** Die FFDM ermöglichte trotz geringerer Ortsauflösung eine gleichbis höherwertige diagnostische Darstellung als die FSM.

P5

Vergleich von präoperativer mammografischer Drahtmarkierung plus Präparatmammografie mit der sonographischen Drahtmarkierung plus Präparatsonografie non-palpabler Herdbefunde mit Bezug auf den feingeweblichen Befund

R. Ohlinger, H. Frese, G. Köhler, S. Grunwald
Klinik und Poliklinik für Frauenheilkunde und Geburtshilfe, Universität Greifswald

Fragestellung: Die präoperative mammografische Drahtmarkierung mit intraoperativer Präparatmammografie gilt als Goldstandard bei nichttastbaren Brustdrüsenveränderungen. Inwieweit kann die sonografische Markierung mit Präparatsonografie eine Alternative zur mammografischen Markierung sein? **Methoden:** Es werden 188 mammografisch und 172 sonografisch markierte Herdbefunde bezüglich ihres Korrelates in der Präparatsono- und -mammografie sowie im histologischen Befund untersucht. **Ergebnisse:** In jeder Untersuchungsgruppe fanden sich 29 Karzinome. Bei 8 (4,7%) von insgesamt 172 sonografisch markierten Herdbefunden musste intraoperativ eine Nachresektion wegen präparatsonografischer Unvollständigkeit durchgeführt werden. In allen 8 Fällen war der Tumor dann sowohl sonografisch als auch feingeweblich im Nachresektat erfasst. Unabhängig davon zeigte der histologische Befund, dass in 8 (4,7%) weiteren Herden trotz präparatsonografisch vollständiger Entfernung die Absetzung nicht im Gesunden erfolgt war. Alle diese Befunde waren maligne. Das ergibt bei 8 von insgesamt 29 sonografisch markierten Karzinomen einen prozentualen Anteil von 27,7%. Bei den 188 mammografisch markierten Herdbefunden war 24mal (12,8%) eine Nachresektion wegen präparatmammografischer Unvollständigkeit erforderlich. Trotz Nachresektion war der Befund 8mal (4,2%) nicht in der wiederholten Präparatmammografie enthalten. Der Eingriff wurde in diesen Fällen abgebrochen und eine Kontrollmammographie in drei Monaten empfohlen. 10 Herdbefunde, die mammografisch als vollständig erfasst galten, wurden nach histologischer Aufarbeitung dennoch als nicht im Gesunden entfernt eingestuft (5,3%). Auch hier handelte es sich ausschließlich um Malignome. Das ergibt bei 10 von insgesamt 29 mammografisch markierten Karzinomen einen prozentualen Anteil von 34,4%. **Schlussfolgerungen:** Während die sonografische Markierung zu einer Auffindungsrate von 100% der nicht tastbaren Läsionen führte, lag diese bei der mammografischen Markierung nur bei 95,8%. Trotz als «vollständig entfernter Herdbefund» eingestufter Präparatsono- bzw. –mammografie, war dennoch in 27,7 bzw. 34,4% feingeweblich keine Absetzung im Gesunden erfolgt. Alle Versager traten ausschließlich bei malignen Befunden auf. Unter der Voraussetzung, dass der non-palpable Herd primär sonografisch überhaupt darstellbar ist, scheint die sonografische Markierung und Präparatdarstellung dem mammografischen Vorgehen überlegen zu sein.

P6

Diagnostik in Zeiten des geforderten Mammographiescreenings

F. Ebner, B. Camerer, D. Rijosk, G. Rammel, F. Willgeroth
1. Universitätsfrauenklinik der LMU, München

Zielsetzung: Evaluierung der Effektivität der klassischen Untersuchungsmethoden der weiblichen Brust. **Materialien und Methoden:** Anhand von über 2000 histologisch abgeklärter Mammabefunde, zwischen 1995 und 2002, wurde die Fähigkeit der Mammographie-, Palpations- und Ultraschalluntersuchung, ein richtiges Ergebnis vorherzusagen, überprüft. Zum Vergleich wurde die Sensitivität und Spezifität bei kombinierter Untersuchung (wenigstens 2 der 3 Untersuchungsmethoden – Mammo, Sono, Palpation – auffällig) herangezogen. Darüber hinaus wurde die Sensitivität und Spezifität der Mammographie- und Ultraschalluntersuchung bei okkulten Befunden (n=762; Tastbefund = unauffällig) über 4 Feldertafel berechnet.
Ergebnisse:

Untersuchung	Sensitivität	Spezifität
Klinisch gesamt	0,73229	0,78885
Mammographie gesamt	0,89832	0,43354
Mammographie okkulte	0,90308	0,31169
Sonographie gesamt	0,79135	0,78930
Sonographie okkulte	0,26563	0,89630
Kombinierte okkulte	0,81034	0,77632
Kombinierte gesamt	0,83933	0,81435

Zusammenfassung: Aus unseren Zahlen zeigt sich deutlich, dass eine alleinige durchgeführte Mammographie, Ultraschalluntersuchung oder Palpation im Vergleich zur kombinierten Untersuchungen als alleinige Diagnostik im Bezug auf Sensitivität und Spezifität schlechter abschneidet. Die Ergebnisse der okkulten Befunde zeigen eine deutliche Zunahme der Sens. und Spez. Wenn zur Mammographie die Sonographie zugezogen wird. Um eine für die Patientinnen ausreichende Sicherheit bei der Vorsorge zu gewährleisten ist die körperliche Untersuchung mit der Ultraschalluntersuchung nach unseren Erfahrungen trotz sehr hohen Erfahrungswerten und Mammographiedoppelbefundung notwendig.

P7

Diagnostische Genauigkeit der Real-Time-(RT-) 3D-Mammasonographie im Vergleich zur konventionellen 2D-Mammasonographie – Eine prospektive Studie

A. Scharf, G. Gebauer, P. Baier, C. Sohn
Frauenklinik der Med. Hochschule Hannover

Zielsetzung: Erarbeitung RT-3D-sonographischer Ultraschallkriterien für Herdbefunde der Brust und Evaluation der diagnostischen Wertigkeit der RT-3D-Mammasonographie in der Prädiktion mammasonographischer Herdbefunde im Vergleich zum sonographischen Goldstandard der 2D-Mammasonographie. **Material und Methoden:** 46 sonographisch solitäre Herdbefunde, welche zur weiterführenden Abklärung in der Brustklinik der Frauenklinik der MHH zwischen dem 1.8. 2002 und dem 31.1. 2003 vorgestellt wurden, wurden vor der weiterführenden invasiven Diagnostik (Stanzbiopsie oder offenen Biopsie) einer eingehenden 2D-, 3D-Multiplanar- und RT-3D-Mammasonographie zur Dignitätseinschätzung durch denselben Sonographeur unterzogen und mit dem Ergebnis der histologischen Untersuchung verglichen. **Ergebnisse:** Von den 46 Herdbefunden waren 11 Befunde maligne und 35 Befunde benigne. Es gelang, in der RT-3D-Sonographie diagnostisch verwertbare sonographische Kriterien zu charakterisieren, welche in der 2D-Technik nicht darstellbar sind. Die RT-3D-Mammasonographie konnte die Sensitivität und Spezifität in der Prädiktioneines malignen Herdbefundes gegenüber der 2D-Mammasonographie merklich steigern. **Zusammenfassung:** Die RT-3D-Mammasonographie scheint eine sonographische Untersuchungsmodalität darzustellen, welche die diagnostische Genauigkeit der Sonographie in der präoperativen Dignitäts-Einschätzung zu steigern vermag. Sie könnte damit zur Senkung der falsch-positiven Tumorbiopsierate beitragen.

P8

Mamma-Sonographie bei Mammakarzinomen unter präoperativer Chemotherapie

A. Günyar, V.-F. Duda, K. Bock, U. Wagner, K.-J. Klose
Arbeitsbereich Senologie der Philipps-Universität Marburg

Einleitung: Die neoadjuvante (präoperative) Mammakarzinom-Therapie evaluiert die Reaktionsfähigkeit eines zuvor histologisch gesicherten Karzinoms auf die verabreichte medikamentöse Behandlung. Zur Beurteilung des Ansprechens auf die Behandlung werden klinische Parameter sowie apparative Mammadiagnostik, insbesondere die Mamma-Sonographie eingesetzt. **Fragestellung:** Welche Bedeutung hat die Mamma-Sonographie für die Planung des operativen Vorgehens? **Material und Methoden:** In die Auswertung einbezogen werden konnten 42 an der UFK Marburg diagnostizierte Mammakarzinom-Patientinnen, die nach histologischer Sicherung und neoadjuvanter Chemotherapie operiert wurden. Die definitiven pathohistologischen Befunde zur Karzinomausdehnung wurden mit den sonographischen biometrischen Befunden bei Erstdiagnose und direkt präoperativ korreliert. **Ergebnisse:** Sonographischer Nachweis einer Tumorremission in 78%, Progression in 2%, no change in 20%. Im Vergleich zwischen histologischem Tumordurchmesser und Sonographie (+/- 10%) misst die Sonographie in 24% zu klein, in 30% zu groß und in 46% übereinstimmend. **Schlussfolgerung:** Der präoperative biometrische Befund in der Mamma-Sonographie korreliert positiv zum pathohistologischen Befund. Ein reines Monitoring der Größenausdehnung eines Befundes erscheint jedoch nicht ausreichend, vielmehr müssen auch strukturelle Veränderungen des Tumorgewebes berücksichtigt werden. Außerdem sollte das Monitoring möglichst durch denselben Untersucher am selben Sonographiegerät erfolgen, um die Inter- und Intra-Observer-Variabilität so gering wie möglich zu halten.

P9

Übereinstimmung sonographisch gemessener und tatsächlicher histologischer Tumorgröße bei Mammakarzinomen

S. Hohbach, A. Sauerwald, S. Schwarzkopf, F. Wolff
Frauenklinik, Klinken der Stadt Köln

Fragestellung: Die ultraschallgesteuerte Hochgeschwindigkeitsstanzbiopsie ist ein etabliertes Verfahren zur Abklärung sonographischer Herdbefunde. Die präoperative Sicherung der Diagnose hat bei Karzinompatientinnen einen positiven Einfluss auf die Planung der weiterführenden Operation. Anhand eines Patientenkollektivs mit stanzbioptisch gesichertem Mammakarzinom soll die Übereinstimmung der im Ultraschall gemessenen Befundgröße mit der tatsächlichen Karzinomgröße überprüft werden. **Methodik:** In der Frauenklinik Holweide wurden in den Jahren 2001 und 2002 bei 530 Patientinnen Stanzbiopsien unter Ultraschallsicht durchgeführt. Darunter waren 230 Patientinnen mit Mammakarzinom. Die malignen Befunde werden retrospektiv analysiert hinsichtlich der Stadienverteilung der Altersverteilung der Patientinnen und der Übereinstimmung der Größeneinschätzung im Ultraschall und der tatsächlich histologisch gesicherten Größe. **Ergebnisse:** Von den 230 malignen Befunden wird die prozentuale Verteilung in die Stadien pT1a pT1b pT1c pT2 pT3 und pT4 vorgenommen. Die Altersverteilung entspricht der normalen Altersverteilung mit Gipfel im 5. Lebensjahrzehnt. Es wird die Übereinstimmung der sonographisch gemessenen Größe und der tatsächlichen Tumorgröße dargestellt. Nur in wenigen Fällen mit starker peritumoröser Gewebsveränderung und großen Karzinomen ist eine geringe Größenabweichung zu verzeichnen. **Zusammenfassung:** Die präoperative ultraschallgesteuerte Stanzbiopsie ist eine effektive und minimal invasive Methode zur histologischen Sicherung von sonographischen Herdbefunden. Bei erfahrenem Untersucher und hoch auflösender Ultraschalltechnik kann eine genau Größenbestimmung der Befunde schon präoperativ erhoben werden.

P10

Mammasonographie beim lobulären Mammakarzinom – diagnostische Bedeutung

K. Krauß[1], S. Müller[1], U. Krainick[1], K. Siegmann[2], G. Meyberg-Solomayer[1], K. Sotlar[3], D. Wallwiener[1], N. Fersis[1]
[1]Frauenklinik, [2]Abt. Radiologische Diagnostik,
[3]Institut für Pathologie, Universitätsklinikum Tübingen

Ziel dieser Untersuchung war es, klinische, sonographische und mammographische Befunde von Patientinnen mit lobulärem Mammakarzinom zu vergleichen. Zu diesem Zweck wurden die Daten von 96 Patientinnen mit primärem lobulärem Mammakarzinom (`98 bis `01) retrospektiv ausgewertet. Ein Mammasonographiebefund lag für alle, ein Mammographiebefund für 89, ein MR-Mammographiebefund für 38 Patientinnen vor.
Sonographisch wurde bei nur 3 Patientinnen kein suspekter Befund erhoben, bei 5 wurde ein vorhandener Befund als benigne eingestuft (Sensitivität 91,6%). Bei 11 Mammographien wurde kein auffälliger Befund beschrieben, bei 3 wurde der Befund als benigne eingestuft (Sensitivität 84,3%). Die Sensitivität für beide Verfahren gemeinsam lag bei 96%, die Sensitivität der MR-Mammographie bei 100%. Sonographische Befunde der 11 Patientinnen mit unauffälligen Mammographien waren für 8 suspekt oder malignomverdächtig.
Bei 19 Patientinnen war der klinische Befund unauffällig. Hier wurden malignomverdächtige Befunde für 12 Patientinnen in beiden bildgebenden Verfahren erhoben, für jeweils zwei Patientinnen ausschließlich sonographisch oder mammographisch.
pT1b-Tumore (n=25) wurden sonographisch bei 14 Patientinnen als malignomsuspekt eingestuft.
Die Korrelation der Tumorgröße in Bildgebung und Histopathologie zeigte, dass kleine Tumore überschätzt, Tumore größer > 5 cm meist deutlich unterschätzt werden. Die besten Korrelationen fanden wir sonographisch für pT1c-Tumore (61%), mammographisch für pT1b-Tumore (75%). Insgesamt korrelierten die mammographischen Messungen besser mit der pathologischen Tumorgröße als die sonographischen.
Eine histopathologisch gesicherte Multifokalität (n=29) wurde in 34,5%, ein histopathologisch gesicherter Lymphknotenbefall (n=24) wurde in 50% sonographisch vermutet.

Aufgrund dieser Daten besteht eine besondere Indikation zur Mammasonographie für palpable Tumore ohne mammographisches Korrelat sowie bei klinischen Befunden mit unauffälligem oder unklarem Mammographiebefund.

P11

Ausschließlich MR-detektierbare suspekte Mammaläsionen – Ist eine präoperative Markierung mit einer Metallspirale vorteilhaft?

K.C. Siegmann[1], C. Gorriz[1], T. Xydeas[1], U. Krainick[2], U. Vogel[3], C.D. Claussen[1], M. Müller-Schimpfle[4]
[1]Abteilung Radiologische Diagnostik, [2]Klinik für Frauenheilkunde und Geburtshilfe, [3]Institut für Pathologie, Universitätsklinikum Tübingen; [4]Radiologisches Zentralinstitut, Städtische Kliniken Frankfurt a. M.-Höchst

Zielsetzung: Beurteilung der Durchführbarkeit und Präzision MR-gestützter Markierungen von ausschließlich MR-detektierbaren, suspekten Mammaläsionen mit einer Metallspirale (Coil). **Material und Methoden:** Wir führten bei 88 Patientinnen (Alter:31 bis 80 Jahre) mit 110 ausschließlich MR-detektierbaren, suspekten Mammaläsionen eine präoperative MR-gestützte Markierung mit einer speziellen Metallspirale durch. Zur interventionellen Bildgebung bei 1,0 Tesla (Magnetom Expert, Siemens) mit einer Oberflächenspule wurde eine dynamische T1w FLASH-3-D-Sequenz mit Bolus-Injektion von 0,16 mmol/kg KG Gd-DTPA i.v. eingesetzt. Die Platzierung der Markierungs-Spirale erfolgte über eine MR-kompatible Koaxialnadel (19,5 G). Zur Lokalisation und Brustfixierung wurde eine selbst konstruierte Lochplatte mit integrierten Kontrastmittelmarkern verwendet. Als Maß für die Genauigkeit einer Markierung wurde die Distanz zwischen Läsionsrand und Metallspiralenartefakt dreidimensional gemessen. Läsionsexzision und histologische Aufarbeitung erfolgten 12 bis 84 Stunden nach der MR-Intervention. **Ergebnisse:** Die Interventionsdauer betrug im Mittel 76 Minuten (40–150 Min.). Eine exakte Markierung wurde in 96 von 110 Fällen (87%) erzielt. In zwölf Fällen (10,9%) war die Spirale weniger als 10 mm und in zwei Fällen mehr als 1 cm von der Läsion distant. Die Läsions- bzw. Markierungsmaterialentfernung wurde intraoperativ durch Präparateradiografie bestätigt. 29% (32/110) der markierten und exzidierten Läsionen waren maligne. Die Mehrzahl der benignen Befunde (78,8%) war auf proliferative Veränderungen (proliferative Mastopathie, Papillome, Fibroadenome) zurückzuführen. **Zusammenfassung:** Präoperative Markierungen von ausschließlich MR-detektierbaren Brustläsionen mit einer Metallspirale sind einfach und mit hoher Präzision durchführbar. Die relative Unabhängigkeit vom Operationszeitpunkt und die Möglichkeit der Präparateradiografie stellen wesentliche Vorteile der Methode dar.

P12

Messung der Kontrastmittelanreicherung in Brustdrüsengewebe mit der NMR-Mouse®

F. Heller[1], A. Schwaiger[2], R. Eymeal[2], R. Schulz-Wendtland[3], B. Blümich[2]
[1]Diakoniekrankenhaus, Schwäbisch Hall; [2]Institut für Technische Chemie und Makromolekulare Chemie, RWTH, Aachen; [3]Institut für Diagnostische Radiologie, Universität Erlangen-Nürnberg, Erlangen

Zielsetzung: In einer Pilotstudie wurden erste Erfahrungen mit dem Einsatz einer offenen und mobilen NMR-Einheit (NMR-Mouse®) zur Dignitätsbeurteilung von Brustdrüsengewebe gesammelt. Ziel der Studie war es zu untersuchen, inwieweit eine Änderung der NMR-Relaxationszeit T_1 nach Kontrastmittelgabe mit der NMR-Mouse® nachweisbar ist, ob die Anreicherungszeit messbar ist, und mit den ermittelten Daten die Dignität des Gewebes beurteilt werden kann. **Material und Methoden:** Mit einem portablen NMR-Spektrometer und einem kompakten, offenen Oberflächensensor, der NMR-Mouse®, wurde erstmals der Signalaufbau nach Sättigung vor und nach Kontrastmittelgabe in gesundem Gewebe, bei einem inflammatorischen Mammakarzinom und in Narbengewebe gemessen. Als Kontrastmittel wurde Magnevist verwendet. **Ergebnisse:** Trotz schlechtem Signal-zu-Rausch-Abstand konnte die Änderung des Relaxationsverhaltens in Brustdrüsengewebe nachgewiesen werden. Malignes Gewebe zeigte eine schnellere Anreicherung als Narbengewebe und gesundes Gewebe, die nicht voneinander unterschieden werden konnten. **Zusammenfassung:** Auf der Basis unserer Ergebnisse müssen vor dem klinischen Einsatz der NMR-Mouse® Messempfindlichkeit, Sondenhalterung und -abstimmung verbessert werden, sowie Untersuchungen an einer statistisch relevanten Zahl von Patientinnen durchgeführt werden. Untersuchungskosten und Wartezeiten können mit dem Verfahren deutlich reduziert werden. Kontraindikationen wie Agoraphobie, ferromagnetische Implantate, ausgeprägte Adipositas und Belastungen durch die Untersuchung im Kernspintomographen entfallen.

P13

Das Carcinoma Ductale in Situ in der dynamischen MRT

M. Bauer[1], P. Tontsch[1], K. Weingard[1], M. Kleinschmidt[1]
[1]Interdisziplinäres Zentrum für Brusterkrankungen; [2]Pathologisches Institut der Universität Freiburg

Das Carcinoma Ductale in Situ (DCIS) entsteht in der terminalen ductolobulären Einheit und breitet sich von hier entlang des Milchgangsystemes aus. Definitionsgemäß ist es ein intraductales Carcinom mit allen histopathologischen Zeichen der Neoplasie jedoch bei erhaltener Basalmembran ohne Infiltration. Silverstein definiert die Aggressivität des DCIS aufgrund des nuklearen Gradings. Der Low-nuclear-grade-Typ weist eine geringere Ausbreitungsdynamik, jedoch eine höhere Rate multizentrischen Wachstums auf. Das High-nuclear-grade-DCIS korreliert mit schneller Tumorausbreitung, früher Infiltration und hohem Rezidivrisiko vor allem bei der jungen Patientin.
Die dynamische MRT weist eine hohe Sensitivität für das High- und Medium-nuclear-grade-DCIS auf (ca. 80–90%). Hohe Kontrastmittelintensität und die frühe KM-Dynamik sind vergleichbar dem invasiven Karzinom. Die Form entspricht allerdings der Tumorausbreitung und ist typischerweise ductulär, netzförmig. Die Sensitivität des Low-nuclear-grade-DCIS ist begrenzt (ca. 50%). Die KM-Aufnahme ist meist mäßig oder gering, die KM-Dynamik meist verzögert und damit die Abgrenzung zur dysplastischen Mastopathie oder sklerosierenden Adenose schwer. Für die Diagnostik des DCIS in der dynamischen MRT ist neben einer hohen Ortsauflösung (Schichtdicke 2 mm) die exakte Einhaltung des optimalen Untersuchungszeitpunktes(6.–16. Zyklustag) bei der menstruierenden Patientin von besonderer Wichtigkeit.
Die dynamische MRT der Mamma hat heute auch bei der Entdeckung des präinvasiven Karzinoms einen hohen Stellenwert in der Mammadiagnostik erreicht. Dies gilt auch für das problematische Kollektiv der jungen Frau mit hohem genetischem und/oder familiärem Risiko.

P14

MRT und MR-gestützte Interventionen bei Patienten mit einem erhöhten genetischen Risiko für ein Mammakarzinom

A. Heinig, K. Rotter, S.H. Heywang-Köbrunner
Martin-Luther-Universität Halle-Wittenberg, Halle

Zielsetzung: Ziel war, den Wert der Mamma-MRT und der MR-gestützten Vakuumbiopsie bei Patienten mit einem erhöhten familiären Brustkrebsrisiko zu untersuchen. **Material und Methoden:** Bei insgesamt 43 Patientinnen mit einem genetischen Risiko wurden im Zeitraum April 1998 bis September 2001 58 nur im MRT entdeckte Läsionen histologisch abgeklärt. **Ergebnisse:** Insgesamt konnten 4 invasive Karzinome und 12 DCIS histologisch gesichert werden. Für 42 Läsionen ergab sich ein benigner Befund, der durch eine mindestens Ein-Jahreskontrolle bestätigt wurde. Das MR-tomographische Anreicherungsverhalten der gut- und bösartigen Herde wurde analysiert. **Zusammenfassung:** Insbesondere aufgrund des uncharakteristischen Anreicherungsverhaltens der DCIS ist eine sichere Differenzierung von gut- und bösartigen Läsionen in der Mamma-MRT nicht möglich. Für diese Läsionen stellt die MR-gestützte Vakuumbiopsie eine sichere Methode zur histologischen Abklärung dar. Die hohe Zahl bioptisch gesicherter maligner Befunde zeigt den hohen Stellenwert der Mamma-MRT bei Patientinnen mit einem erhöhten Brustkrebsrisiko.

P15

Pektoralisvorwölbungen als Pseudotumoren auf der Brustbasis

V.F. Duda, K. Bock, C. Herrmann, U. Wagner, K.-J. Klose
Senologische Diagnostik, Klinikum der Philipps-Universität, Marburg, Deutschland

Zielsetzung: In Erfüllung der Qualitätsrichtlinien für die Einstelltechnik bei den Mammographie-Standardprojektionen cranio-caudal und oblique wird ein besonderes Augenmerk auf die Darstellung des Pektoralisrandes gelegt. Wird bei den cc-Aufnahmen nur seine Darstellung überhaupt gefordert, so ist es bei den obl-Aufnahmen seine Abbildung bis in Mamillenhöhe und dies in einem Winkel zum Bildrand von mindestens 20°. Bei den gesteigerten Forderungen auf diesem Gebiet konnte es nicht ausbleiben, dass Pektoralis-spezifische Veränderungen zu differentialdiagnostischen Problemen in der Abgrenzung von echten Herdbefunden führten. Daher sollten diagnostische Pfade entwickelt werden, um eine unmittelbare Problemlösung zu ermöglichen. **Materialien und Methoden:** Für die Differenzierung als Kasuistiken dargestellter Pektoralis-Auffälligkeiten gegenüber echten Herdbefunden auf der Brustbasis wurden neben den konventionellen Möglichkeiten der Palpation, Mammographie und Sonographie zusätzlich Mammographie-Sonderprojektionen (Cleopatra-/Cleavage-Aufnahme in ~3% aller Mammographien) sowie die Panorama-Sonographie (Siescape®) eingesetzt. **Ergebnisse:** Im Rahmen der in Anlehnung an das PGMI-System durchgeführten Beurteilung der Mammographie-Standardprojektionen wurden sämtliche nicht komplett im Bild erfassten brustbasisnahen Befunde zunächst einer gezielten Palpation, danach einer fokusorientierten Sonographie und erst danach einem Versuch zur optimierten Darstellung mittels mammographischer Sonderprojektionen unterzogen. Neben einer stets erfolgreichen Präzisierung der Herdbefunddarstellung gelang uns so in Einzelfällen auch die Abbildung von Pektoralis-Anomalitäten. **Zusammenfassung:** Die notwendige Sicherheit bei der Differenzierung zwischen brustwandnahen Herdbefunden und anatomischen Besonderheiten lässt sich durch eine gezielte Anwendung klinischer und bildgebender Methoden erreichen. Der Erfolg der notwendigen Maßnahmen wird allerdings nur durch eine gezielte Information der betroffenen Frauen erreicht, da zumindest für die Mammographie-Sonderprojektionen eine maximal entspannte Körperhaltung erforderlich ist.

Poster: Biopsie

P16

Diagnostische Intervention an der Mamma: Vergleich unterschiedlicher Biopsiesysteme am Modell

D. Kotsianos, C. Perlet, H. Sittek, P. Schneider, M. Kessler, M. Reiser
Institut für Klinische Radiologie, Ludwig- Maximilians-Universität München, Großhadern

Fragestellung: Ziel unserer Studie war es, am Modell verschiedene minimal-invasive Nadelbiopsiesysteme bezüglich der zu gewinnenden Gewebemenge der Biopsate und deren Beschaffenheit zu untersuchen und zu vergleichen. Mit dem Ziel einer maximalen Gewebeausbeute sollte das großlumige 12-Gauge-Biopsiesystem durch Modifikationen optimiert werden. **Methodik:** 8 vollautomatische, ein sequentiell automatisches und 4 halbautomatische Hochgeschwindigkeitsstanzbiopsiesysteme (mit den Nadelstärken 16, 14 und 12 G) und die 11-G-Vakuumbiopsie wurden am Drüsenparenchymmodell vergleichend eingesetzt. Bestimmt wurden jeweils das Gewicht und die Beschaffenheit der Biopsate. Die Optimierung der 12-G-Hochgeschwindigkeitsbiopsienadel erfolgte durch Vergrößerung der Biopsiekammer. **Ergebnisse:** Die 11-G-Vakuumbiopsie zeigte bzgl. des Biopsatgewichtes mit 93,7 ± 13,5 mg die besten Resultate. Bei den Hochgeschwindigkeitsstanzbiopsienadeln zeigten die Ergebnisse eine Abhängigkeit einerseits vom Durchmesser der Nadel und andererseits vom Modus der Biopsie. Halbautomatische bzw. semiautomatische Biopsiesysteme waren den vollautomatischen Systemen überlegen. Die Biopsatmenge liegt bei Verwendung von 14-G-Nadeln bei bis zu 22,4 mg und lässt sich bei 12-G-Nadeln auf bis zu 41,3 mg steigern. Bei der Hochgeschwindigkeitsstanzbiopsie zeigte die modifizierte 12-G-Biopsienadel mit 41,3 ± 4,4 mg Biopsatgewicht die besten Ergebnisse. **Schlussfolgerungen:** Erwartungsgemäß liefert die 11-G-Vakuumbiopsie bzgl. der Biopsatmenge die besten Ergebnisse. Hochgeschwindigkeitsstanzbiopsiesysteme sind der Vakuumbiopsie zwar unterlegen, jedoch könnte die modifizierte 12-G-Biopsienadel sich als eine preiswerte Alternative zur 11-G-Vakuumbiopsie entwickeln.

P17

Erste Erfahrungen mit einer neuen Brustbiopsievorrichtung (VacuFlash®)

R. Schulz-Wendtland[1], S. Krämer[2], U. Aichinger[1], E. Wenkel[1], W. A. Bautz[1]
[1]Institut für Diagnostische Radiologie der Universität Erlangen-Nürnberg; [2]Klinik für Frauenheilkunde und Geburtshilfe der Universität Erlangen-Nürnberg

Zielsetzung: Interventionelle Methoden stellen einen Teil der komplementären Brustdiagnostik dar. In einer Pilotstudie testeten wir eine neue Brustbiopsievorrichtung (VacuFlash® BIP). **Materialien und Methoden:** Von 04/02 bis 06/02, führten wir bei 15 Patientinnen eine sonographisch gesteuerte Brustbiopsie mit einer neu entwickelten Brustbiopsievorrichtung (VacuFlash®) durch. Alle Patientinnen hatten sonographisch erkennbare Brustläsionen, die als BI-RADSTM 4 oder 5 eingestuft wurden. Jede Läsion wurde fünfmal biopsiert. Die Besonderheit des neuen Systems besteht darin , dass alle Bestandteile einschließlich des Vakuums in einem Griff integriert sind. **Ergebnisse:** Ausreichend Material für eine histologische Diagnose konnte bei allen Patientinnen gewonnen werden. Die Verdachtsdiagnose Mammakarzinom wurde bei 13/15 Patientinnen bestätigt. Bei zwei Patientinnen lautete die Diagnose Fibrose in Übereinstimmung mit dem histologischen Ergebnis der postbioptisch durchgeführten Operation. Das VacuFlash®-System war unkompliziert zu bedienen. Keine relevanten Nebenwirkungen für die Patientinnen wurden beobachtet. **Zusammenfassung:** Die neu entwickelte Brustbiopsievorrichtung VacuFlash® ist ein leicht handhabbares Instrument, das sich für sonographisch gesteuerte Stanzbiopsien von Brustläsionen BI-RADS™ 4/5 gut eignet.

P18

Evaluierung der «Underestimation rate» bei 260 11G-Vakuumbiopsien

T. Diebold[1], C. Solbach[2], K. Schwedler[2], S. Kriener[3], G. von Minckwitz[2], V. Jacobi[1], K. Hochmuth[1], J. O. Balzer[1], M. Kaufmann[2], T.J. Vogl[1]
[1]Institut für Diagnostische und Interventionelle Radiologe, [2]Klinik für Gynäkologie und Geburtshilfe,[3]Senkenbergisches Institut für Pathologie, Klinikum der J.W.G.-Universität Frankfurt/Main

Zielsetzung: Vergleich der Histologie der stereotaktischen Vakuumbiopsie mit dem Ergebnis der operativen Nachresektionen bei 82/260 Patientinnen mit malignen Befunden. **Material und Methodik:**Bei 260 Patientinnen wurde aufgrund suspekter Mikroverkalkungen bzw. Weichteilverdichtungen die Indikation zur stereotaktischen Vakuumbiopsie (11G-Mammotome) gestellt. Bei allen Biopsien wurde die Biopsie bis zur mammographisch vollständigen Entfernung der Läsion, soweit möglich, fortgesetzt, wobei im Durchschnitt 2,58 Rotationen notwendig waren. Bei den Patientinnen mit operationspflichtigen Histologiebefunden wurde das Ergebnis der Nachresektion mit der initialen Histologie verglichen. **Ergebnisse:** 84/260 Patientinnen wurden aufgrund der Mammotomehistologie (53 DCIS, 6ADH, 3 LCIS, 18 ID-Ca, 3 IL-Ca, 1 IDL-Ca) nachreseziert. Bei 26/84 Patientinnen ergab sich in der OP-Histologie eine Abweichung gegenüber der initialen Histologie. Bei 20/26 Biopsien wurde in der OP-Histologie ein geringeres «Stadium» oder kein Resttumor nachgewiesen (DCIS/Mastopathie (12×), DCIS/ADH (7×), IL-Ca/LCIS (1×)), bei 6/26 mit einem DCIS wurde in der OP-Histologie ein ID-Ca nachgewiesen. Bei 2 Patientinnen mit einem ID-Ca in der Mammotome-Histologie wurde in der OP-Histologie eine Multifokalität nachgewiesen. **Schlussfolgerungen:** Auch bei der mammographisch vollständigen oder zumindest höhergradigen Entfernung der Läsionen ist eine Abweichung der OP-Histologie von der Mammotomehistologie zu einem «höheren Stadium» hin bei ca. 10% gerechnet worden.

P19

Erste Erfahrungen mit dem Mammotome hand held® (HH®) zur Diagnostik und Entfernung von sonografischen Herdbefunden der Mamma

R. Zanetti Dällenbach, A. Ladewig, S. Eppenberger-Castori, M. Heinemann, W. Holzgreve, E. Wight
Universitäts-Frauenklinik Basel, Schweiz

Zielsetzung: Invasive Techniken sind ein unverzichtbarer Bestandteil der Mammadiagnostik. Ziel unserer Untersuchung ist abzuklären, ob sich das HH® neben der Diagnostik auch zur Entfernung von sonografischen Herdbefunden der Mamma eignet. **Materialien und Methoden:** Beim HH® handelt es sich um ein handgeführtes Vakuumbiopsie-System zur Abklärung und Entfernung sonografischer Herdbefunde der Kategorien 3 und 4. Wir berichten über unsere ersten Erfahrungen mit dem HH® von August 2002 bis Januar 2003. **Ergebnisse:** 20 Patientinnen wurden zur Abklärung und/oder zur Entfernung des sonografischen Herdbefundes einer HH®-Biopsie unterzogen. Bei 11/20 Patientinnen war die Indikation zur totalen Entfernung des sonografischen Befundes gegeben, was in 8/20 Fällen in der gleichen Sitzung gelang. In 3/20 Fällen musste der Eingriff wegen Schmerzen abgebrochen werden. Postinterventionelle Komplikationen sind keine aufgetreten. In allen Fällen ergab die Histologie eine benigne Läsion. **Zusammenfassung:** Das HH® ist in unseren Händen eine Alternative zur offenen Biopsie und zur Stanzbiopsie, da es im Gegensatz zur Stanzbiopsie die Entfernung eines sonografischen Herdbefundes ermöglicht. Wir sehen die Indikation für das HH® bei sonografischen Befunden der Kategorien 3 und 4.

P20

Evaluierung des durchschnittlichen Zeitaufwands für die Stereotaktische 11G-Vakuumbiopsie der Mamma bei 76 Patientinnen

T. Diebold[1], C. Solbach[2], K. Schwedler[2], S. Kriener[3], G. von Minckwitz[2], V. Jacobi[1], K. Hochmuth[1], J. O. Balzer[1], M. Kaufmann[2], T.J. Vogl[1]
[1]Institut für Diagnostische und Interventionelle Radiologe, [2]Klinik für Gynäkologie und Geburtshilfe, [3]Senkenbergisches Institut für Pathologie, Klinikum der J.W.G.-Universität Frankfurt/Main

Zielsetzung: Evaluierung der durchschnittlichen Dauer der stereotaktischen 11G-Vakuumbiopsie an 76 Patientinnen mit suspekten Mikroverkalkungen und Weichteilverdichtungen der Mamma. **Material und Methodik:** Bei 76 Patienten, die sich einer stereotaktischen 11G-Vakuumbiopsie unterzogen, wurde die benötigte Zeit für die Vorbereitung und Lagerung der Patientinnen sowie für die Durchführung der Biopsie und Nachbetreuung der Patientinnen ermittelt. **Ergebnisse:** Die durchschnittliche Dauer für die Durchführung der Biopsien betrug 40.2 Minuten, wobei die Minimaldauer 10 Minuten und die Maximaldauer 90 Minuten betrug. Im Detail wurden folgende Zeiten notiert: 10 Min.(1×), 15 Min.(1×), 20 Min.(6×), 25 Min.(1×), 30 Min.(26×), 40 Min.(20×), 50 Min.(9×), 60 Min.(9×), 80 Min.(1×) und 90 Min.(4×). Häufigste Ursache für lange Biopsiezeiten waren Probleme bei der Lagerung vor allem von älteren Patientinnen, die Probleme mit der Kopfhaltung hatten, gefolgt von Problemen beim Auffinden von flauen Mikroverkalkungen und Weichteilverdichtungen in mastopathisch verdichteten Brüsten. Schließlich mussten bei 12 Patientinnen mit Blutungsmengen von mehr als 60 ml mehrmals die Vakuumschläuche gespült werden. Bei 7 Patientinnen mit dichten Mastopathien musste aufgrund einer weiterhin bestehenden Schmerzsymptomatik während der Biopsie die Lokalanästhesie erweitert werden. **Schlussfolgerungen:** Der methodische Aufbau der stereotaktischen Vakuumbiopsie erlaubt insbesondere bei suspekten Mikroverkalkungen innerhalb einer involutierten Mamma eine sehr schnelle Durchführung der Histologiegewinnung. Bei höhergradigen Blutungsmengen, bei Patientinnen mit dichten Mastopathien sowie bei Patientinnen mit höhergradigen degenerativen Veränderungen der HWS kann die Biopsiezeit deutlich über 1 Stunde betragen.

P21

Stereotaktische Vakuumbiopsie in unterschiedlicher Lagerung der Patientinnen

D. Kotsianos, H. Sittek, C. Perlet, P. Schneider, M. Kessler, M. Reiser
Institut für Klinische Radiologie, Ludwig- Maximilians- Universität München, Großhadern

Fragestellung: Ziel unserer Untersuchungen war es, die Genauigkeit der histologischen Diagnose der Vakuumbiopsie (VB) zu bestimmen und die unerwünschten Nebenwirkungen der Methode in Abhängigkeit von der Lagerung der Patientin bei der Intervention zu evaluieren. **Methodik:** 308 VB wurden an einem speziellen Interventionstisch in Bauchlage der Patientinnen und 24 an einem diagnostischen Mammographiegerät an der sitzenden Patientin durchgeführt. Es wurde eine digitale Stereotaxieeinrichtung verwendet und die Biopsie mit der 11-G-VB-Nadel durchgeführt. Die Indikation zur VB wurde in 84,1% aufgrund unklarer oder suspekter Mikrokalzifikationen und in 15,9% aufgrund von suspekten Verdichtungen gestellt. Histologisch benigne Befunde wurden 6 und 12 Monate nach der VB mammographisch kontrolliert. Maligne oder diskordante Befunde wurden offen biopsiert. **Ergebnisse:** In 215 (64,6%) der VB war das histologische Ergebnis benigne. In keinem der Fälle trat in der Nachbeobachtungszeit ein Malignom in der biopsierten Mamma auf. In 90 (27%) Fällen war die histologische Diagnose der VB maligne. Die Diagnose der VB wurde durch die offene Biopsie in 85,6% genau bestätigt. In 8,9% zeigte die Histologie neben einem in der VB diagnostizierten DCIS auch eine invasive Komponente. Technische Probleme traten in 4 Fällen auf. Schwerwiegende Nebenwirkungen wurden weder in liegender noch in sitzender Position der Patientinnen beobachtet. **Schlussfolgerungen:** Die VB ist unabhängig von der stereotaktischen Untersuchungseinheit und der Patientenlagerung eine sehr zuverlässige und nebenwirkungsarme Methode. Die Genauigkeit der histologischen Diagnose ist mit der operativen Probeexzision vergleichbar. Wenn die diagnostische Operation eingespart werden kann sind die relativ hohen Kosten der Methode zu relativieren.

P22

Zytologische Untersuchung der Aspirationsflüssigkeit bei der stereotaktischen 11G-Vakuumbiopsie der Mamma – Unnötiger Aufwand oder wichtige Zusatzuntersuchung?

T. Diebold[1], C. Solbach[2], K. Schwedler[2], S. Kriener[3], G. von Minckwitz[2], V. Jacobi[1], K. Hochmuth[1], J.O. Balzer[1], M. Kaufmann[2], T.J. Vogl[1]
[1]Institut für Diagnostische und Interventionelle Radiologie, [2]Klinik für Gynäkologie und Geburtshilfe, [3]Senkenbergisches Institut für Pathologie, Klinikum der J.W.G.-Universität Frankfurt/Main

Zielsetzung: Evaluierung der Menge und der Zusammensetzung der Aspirationsflüssigkeit der stereotaktischen 11G-Vakuumbiopsie in Abhängigkeit von dem histologischen Ergebnis. **Material und Methodik:** Bei 211 Pat. wurde die Aspirationsflüssigkeit hinsichtlich der Menge sowie der Zusammensetzung ausgewertet sowie der Einfluss der Dignität der gewonnenen Histologie auf die Blutungsmenge untersucht. **Ergebnisse:** Bei keiner der Biopsien mit einer benignen Histologie der gewonnenen Präparate wurden in der zytologischen Untersuchung der Aspirationsflüssigkeit maligne Zellen nachgewiesen. Bei 21,1% der malignen Histos wurden auch in der Aspirationsfl. maligne Zellen nachgewiesen. Bei den benignen Zellen wurden am häufigsten Fettz. (40%), Mammaep. (32%), Stromaz. (12.5%) und Hautep. (3%) nachgewiesen. Bei 12% wurden keine Epithelien gefunden, bei 3 Patientin wurden Verkalkungen in der Zytologie nachgewiesen. Der durchschnittliche Blutverlust betrug 22,5 ml. Bei 16 Biopsien betrug die Blutungsmenge mehr als 60 ml, wobei nur 3/16 eine maligne Histologie aufwiesen. Die maximale Blutungsmenge von 200 ml wurde bei einer Mastopathie mit nur 1 Rotation nachgewiesen. **Schlussfolgerungen:** In Anbetracht der Anzahl der durchgeführten zytologischen Untersuchungen scheint die Möglichkeit ein falsch negatives Biopsieergebnis aufgrund einer «Aspiration» des malignen Gewebes auszuschließen. Aufgrund der nachgewiesenen häufigen «Aspiration» von epithelialen Strukturen in den Auffangbehälter kann es bei besonders schwierigen Biopsien mit hohem Blutverlust im Einzelfall sinnvoll sein, eine zytologische Untersuchung der Aspirationsflüssigkeit vorzunehmen. Die Blutungsmenge bei der Vakuumbiopsie stand im eigenen Kollektiv in keinem Zusammenhang mit der Dignität der Läsion.

P23

Brusterhaltenden Therapiekonzept bei kleinem DCIS nach stereotaktischer Vakuumbiopsie

U. Peisker, C. Werner, M. Biggemann, H.-J. Knierim
Bethesda Krankenhaus Duisburg, Duisburg

Fragestellung. Gruppierte Mikrokalzifikationen werden zunehmend durch stereotaktische Vakuumbiopsie (ST-VB) abgeklärt. Nach der Diagnose des DCIS erfordert die Brusterhaltung (BET) eine adäquate Exzision mit einem 1-cm-DCIS-freien Randsaum. **Methodik:** Die Biopsiehöhle wird durch eine Ultraschalluntersuchung lokalisiert. In den Fällen mit kleinem DCIS (14 Pat.) und BET-Konzept wird die hämatomgefüllte Vakuumbiopsiehöhle unter US Kontrolle nach kranial und kaudal drahtmarkiert, nach Inzision der Haut zwischen den Drähten die Schnittführung tortenstückförmig 1 cm kranial und kaudal der Markierung vorgenommen. Das markierte Resektat wird auf einer Schablone fixiert. Eine Präparateradiographie lokalisiert ggf. verbliebene Mikrokalzifikationen und unterstützt die Lamellierung, Aufarbeitung, subtile Analyse der Tumorhöhlenränder und äußeren Schnittränder des Präparates zur Bestimmung des DCIS-freien Randanteiles; gezielte Nachresektion ist aufgrund der klar definierten Gewebeübergabe und Präparataufarbeitung möglich. **Ergebnisse:** Bei 23 Patientinnen haben wir bis zu 19 Tagen nach ST-VB die hämatomgefüllte Höhle sicher im US dargestellt, mittlere Durchmesser 19 mm. Die kranial und kaudal gelegten Markierungsdrähte ermöglichen die Abgrenzung der ST-VB-Höhle. Die Beurteilung des Präparates in Beziehung zur Entnahmeposition durch die Markierung und Fixierung auf der Schablone ermöglicht gezieltes Nachresezieren. **Schlussfolgerung:** Bei DCIS-Läsionen mit Entfernung der Mikrokalzifikationen durch die ST-VB oder nahe der Höhle verbliebenen Mikrokalzifikationen kann die ultraschallgeführte Markierung der ST-VB-Höhle und Zusammenarbeit von Radiologen, Gynäkologen und Pathologen dazu beitragen eine Operationsstrategie zu entwickeln, die eine komplette Entfernung des betroffenen Segmentes anstrebt im Sinne eines brusterhaltenden Konzeptes. Eine Klippmarkierung der ST-VB Höhle halten wir für nicht erforderlich.

P24

Durch Mammotome gesicherte maligne Befunde der Brust und deren Therapie

J. Tio[1], P. Kastner[1], T. Hüttner[2], H. Volkholz[3], A.H. Tulusan[1]
[1]Frauenklinik, [2]Institut für Radiologie, [3]Institut für Pathologie, Klinikum Bayreuth

Zielsetzung: Wie wurden durch Mammotome-Vakuumbiopsie gesicherten malignen Befunde der Brust nachbehandelt? Inwieweit korrelieren histologische Befunde der Vakuumbiopsie mit den endgültigen Befunden bei operierten Patientinnen? **Material und Methoden:** In der Zeit vom 15.05.2002 bis 22.01.2003 wurden bei 98 Patientinnen suspekte Mammographiebefunde (BIRADS IV und V) mittels Mammotome-Vakuumbiopsie histologisch abgeklärt. Es konnten 28 maligne/prämaligne Befunde erhoben werden. Es wurden per Vakuumbiopsie 14 DCIS und 14 invasive Karzinome gefunden. **Ergebnisse:** 24 Patientinnen konnten brusterhaltend operiert werden, darunter eine mit Latissimus-dorsi-Muskellappen. Die Operation erfolgte jedoch in 2 Fällen nicht im Gesunden, so dass eine Zweit-OP erforderlich wurde. Bei 2 Patientinnen musste die Mastektomie mit TRAM-Flap bei sehr ausgedehntem DCIS durchgeführt werden. Weitere 2 Patientinnen, bei Vorliegen eines DCIS, wurden nicht weiter operiert, da die internistischen Vorerkrankungen ein zu hohes Risiko für eine Operation darstellten und die Mikroverkalkungen vollständig entfernt werden konnten. Diese Patientinnen erhalten Tamoxifen 20 mg/die. Bei vier von 14 DCIS-Fällen stellte sich sekundär ein invasives Karzinom heraus. Ein Mal wurde bereits intraoperativ im Schnellschnitt ein positiver Sentinel-Lymphknoten gefunden. Die Aufarbeitung des Segmentes ergab ein invasives Karzinom pT1b. Bei den 3 anderen Patientinnen handelte es sich ebenfalls um ein Stadium pT1b. Hierbei war der Sentinel-Lymphknoten tumorfrei. **Zusammenfassung:** Das operative Vorgehen nach Mammotome-Vakuumbiopsie unterscheidet sich nicht vom standardisierten operativen Verfahren. Die Divergenz der histologischen Befunde zwischen Stanzbiopsie und endgültiger Histologie könnte an der schwierigeren Beurteilbarkeit von Stanzzylindern durch die Pathologen liegen. Da jedoch auch eine Gewebeprobe eines falschen Bezirkes in Erwägung gezogen werden muss, ist eine strenge engmaschig mammographische Kontrolle unbedingt zu fordern!

P25

Ermöglicht die sonografisch gestützte Hochgeschwindigkeits-Stanzbiopsie der Mamma eine sichere Diagnose?

J.M Tanner, K. Rotter, T. Bernhardt, S. Rego, S.H. Heywang-Köbrunner
Klinik für Diagnostische Radiologie, Universität Halle

Zusammenfassung: Der diagnostische Stellenwert der sonografisch gestützten Hochgeschwindigkeits-Stanzbiopsie sollte evaluiert werden. Von 1997 bis 2001 wurden bei 121 Patientinnen 143 sonografische Befunde weiter abgeklärt. **Material und Methoden:** Von 1997 bis 2001 führten wir die sonografische Stanzbiopsie bei 121 Patientinnen mit 143 sonografischen Befunden durch. Wir verwendeten 14 G BIP high speed multi und Coaxial Achieve von Allegiance. Es wurden mindestens 5 Gewebsproben über das Coaxialsystem entnommen. In allen Fällen erfolgte eine Korrelation zwischen Histologie und Bildgebung. Bei sicher benignem Befund wurden bildgebende Kontrollen empfohlen; bei malignem Befund operative Therapie nach sonografisch gestützter Drahtmarkierung. Bei unklaren Fällen (unspezifische Histologie, suspekter bildgebender Befund und Klinik) wurde das weitere Vorgehen im Einzelfall entschieden. **Ergebnisse:** Von 143 Sonografiebefunden waren 28 malignomtypisch, 115 suspekt bzw. unklar. Die histologische Aufarbeitung ergab: 22 Mastopathien, 50 Fibroadenome, 20 Narben/Fibrosen, 10 Entzündungen, 18 sonstige (Lipom, Zyste, Papillom, Fettgewebe, Gefäßkalk). Sicher maligne waren: 19 Karzinome, 3 DCIS. Bei spezifischer Histologie und Korrelation Bildgebung/Histo stuften wir 112 Fälle eindeutig als benigne ein. Eindeutig maligne waren 22 Fälle. Nach Biopsie unklar blieben 7 Fälle. Die Empfehlung des Pathologen führte 1× zu weiteren Maßnahmen. Als fraglich repräsentativ werteten wir 6 Fälle und empfahlen eine weitere Abklärung mittels bildgebend gestützter Vakuumbiopsie, operativer Resektion oder engmaschigen Kontrolluntersuchungen. Aktuell werden diese Daten durch Nachkontrollen gesichert. **Schlussfolgerungen:** Die sonografisch gestützte Hochgeschwindigkeits-Stanzbiopsie ist eine sichere Methode zur histologischen Abklärung unklarer oder suspekter Sonografiebefunde der Brust und erlaubt in 94% eine sichere Diagnose. Zur Qualitätssicherung dieser State-of-the-art-Methode ist die interdisziplinäre Betreuung der Patientinnen unverzichtbar.

P26

Perkutane Hochgeschwindigkeitsstanzbiopsie palpabler Brusttumore: Ist die Sonographie notwendig?

B. Grzyska[1], J. Lorenzen[1], J. Welger[1], B.W. Lisboa[2], T. Löning[3], G. Adam[1]
[1]Radiologisches Zentrum, Abteilung für Diagnostische und Interventionelle Radiologie, [2]Klinik und Poliklinik für Frauenheilkunde und Geburtshilfe, [3]Abteilung für Gynäkopathologie, Universitätsklinikum Hamburg-Eppendorf

Zielsetzung: Die perkutane bildgesteuerte Hochgeschwindigkeitsstanzbiopsie ist ein zunehmend eingesetztes Verfahren der histologischen Abklärung von Brustläsionen. Ziel dieser Studie war es, die Wertigkeit der kontinuierlichen sonographischen Führung der Stanzbiopsie bei palpablen Brusttumoren zu überprüfen. **Methode:** In einer retrospektiven Auswertung wurden die Stanzbiopsien von 170 Läsionen analysiert. Die Biopsien wurden mit einer automatischen Biopsiepistole unter Verwendung einer 14-Gauge Stanzbiopsienadel durchgeführt. Bei 88 Läsionen (Gruppe II) erfolgte die Biopsie unter kontinuierlicher Sicht der Sonographie in Frei-Hand-Technik. Die Nadellage wurde vor und nach Biopsie sonographisch dokumentiert. Bei 82 palpablen Läsionen (Gruppe I) erfolgte keine kontinuierliche sonographische Dokumentation des Biopsievorgangs. Das Ergebnis der Stanzbiopsie wurde mit dem histologischen Ergebnis der Operation verglichen. **Ergebnisse:** In der Gruppe I war bei 17 von 82 Läsionen das Stanzergebnis falsch negativ. Die Sensitivität betrug 79%. Die Sensitivität der Stanzbiopsie ohne kontinuierliche sonographische Führung wies eine deutliche Abhängigkeit von der Tumorgröße auf. Bei 13 der 17 Läsionen (82%) lag eine Tumorgröße von 3 cm oder kleiner vor. In Gruppe II fanden sich bei 88 Läsionen zwei falsch negative Befunde, entsprechend einer Sensitivität von 98%. In diesen beiden Fällen betrug die Tumorgröße 0,5 bzw. 1,0 cm. **Zusammenfassung:** Auch bei palpablen Brustläsionen ist der kontinuierliche Einsatz der Sonographie während der perkutanen Stanzbiopsie für die Treffsicherheit der Methode unverzichtbar.

P27

Einsatz der handgeführten Vakuumbiopsie unter sonographischer Führung zur Resektion benigner Mammatumoren

J. Hoffmann, M. Geis, A. Junker, R. Bailac, V. Möbus
Arbeitsbereich Senologie der Frauenklinik, Städtische Kliniken Frankfurt am Main-Höchst

Einleitung: An unserer Institution werden sonographisch darstellbare und die Kriterien der Benignität erfüllende Läsionen bis 2,5 cm Größe in Lokalanästhesie mittels der handgeführten Vakuumbiopsie unter sonographischer Kontrolle reseziert. Zielsetzung ist die histologische Sicherung und Senkung der Frequenz der offenen Biopsien bei benignen Mammatumoren. **Mat. u. Methode:** Seit Einführung der Methode an unserer Institution vor 1,5 Jahren wurde das hand held Mammotome zur Resektion von 171 sonogr. benigne imponierender Befunde bei 127 Pat. eingesetzt. **Ergebnisse:** Die mittlere OP-Dauer bei Verwendung der 11G-Nadel betrug 20 min, bei der 8G-Nadel 13 min. **Histopatholog. Ergebnisse:** 81 Fibroadenome, 4 Lipome, 20 Papillome, 25 fibrocystische Ver., 14 epitheliale Hyperplasien, 7 skler. Adenose, 20 narbige Veränderungen. Bei 12 Pat wurde vor Durchführung der Vakuumbiopsie eine Diagnosesicherung mittels Stanzbiopsie (14G) durchgeführt bei Vorliegen von sonographischen Malignitätskriterien. Eine Komplettresektion nach sonographischen Kriterien konnte bei 159 Befunden erreicht werden. Bei 3 Pat. wurde aufgrund eines Hämatoms eine Punktion erforderlich mit Aspiration von max. 15ml Blut. Allen Pat. wird eine klinische und sonographische Verlaufskontrolle angeboten, die bisher von 109 Pat. wahrgenommen wurde. 114 von 127 Pat. würden sich dem Eingriff erneut unterziehen nach entsprechender Befragung. **Zusammenfassung:** Die handgeführte Vakuumbiopsie in Lokalanästhesie unter sonographischer Führung ist eine sichere minimal invasive Methode zur Diagnosesicherung und Entfernung benigner Mammatumoren und zeichnet sich durch eine geringe Komplikationsfrequenz und hohe Patientenzustimmung aus.

P28

Sonographisch gesteuerte Brustbiopise: Wieviele Stanzzylinder werden benötigt?

R. Schulz-Wendtland[1], U. Aichinger[1], S. Krämer[2], A. Magener[3], I. Kuchar[1], E. Wenkel[1], W.A. Bautz[1]
[1]Institut für Diagnostische Radiologie, Universität Erlangen-Nürnberg; [2]Klinik für Frauenheilkunde und Geburtshilfe der Universität Erlangen-Nürnberg; [3]Pathologisch-Anatomisches Institut der Universität Erlangen-Nürnberg

Zielsetzung: Die notwendige Anzahl der Stanzzylinder für eine ausreichende histologische Diagnose bei sonographisch gesteuerten Stanzbiopsien sollte ermittelt werden. **Materialien und Methoden:** Von 01/01 bis 04/01, wurden bei 106 Patientinnen 115 Brustläsionen sonographisch gesteuert stanzbiopsiert (Koaxial Nadel: 11 G, Stanznadel: 12 G). Die 115 biopsierten Läsionen wurden mammographisch als BI-RADSTM 4 oder 5 eingestuft und waren sonographisch abgrenzbar. Die durchschnittliche Größe der Läsionen betrug 17 mm (Spannweite 6–58 mm). Jede Läsion wurde fünfmal biopsiert. Die Stanzzylinder wurden einzeln histologisch untersucht. **Ergebnisse:** Insgesamt wurden 575 Biopsien entnommen. 545 Stanzzylinder (94.8%) enthielten genügend Material, um histologisch aufgearbeitet zu werden. 30 Proben (5,2%) enthielten kein Material. Eine histologisch Diagnose konnte bei 99% der Patienten gestellt werden. Für die 115 Läsionen konnte die Diagnose in 86% in der ersten Stanze gestellt werden, in 86% in der zweiten, in 87% in der dritten, in 88% in der vierten, in 82% in der fünften Stanze. Das kumulative Ergebnis von 1 bis 5 Stanzzylindern ergab eine histologische Diagnose in 86%, 96%, 98%, 99% and 100%. Das durchschnittliche Stanzzylindervolumen betrug 38,1 mm^3 (41,1 mm^3 für die erste Stanze, 40,1 mm^3 für die zweite, 37,5 mm^3, 36,7 mm^3 und 35,0 mm^3 für die dritte, vierte und fünfte). **Zusammenfassung:** Die sonographisch gesteuerte Stanzbiopsie der Mamma erfordert 5 Stanzzylinder, um präoperativ eine histologische Diagnose in 99% der Fälle zu erzielen.

P29

Wert von Mamma-MRT und MR-gestützter Biopsie bei ausgewählten Problemfällen

S. Rego, A. Heinig, B. Amaya, E. Kratochwil, C. Gratias, J. Tanner, S.H. Heywang-Köbrunner
Universität Halle, Diagnostische Radiologie, Halle

Wegen diagnostischer Probleme, die durch Mammographie, Sonographie und klinischer Untersuchung nicht lösbar waren, wurden von 1997 bis 2001 262 Patientinnen an unser Zentrum überwiesen und MR-tomographisch untersucht. Nach langem Kontrollzeitraum ist es jetzt möglich, die Wertigkeit der diagnostischen Maßnahmen zu überprüfen.
MRT war 145 mal unauffällig, 116 mal bestätigt durch Follow-up (27,5 Monate); 21 Patientinnen waren nicht mehr auffindbar, 3 Patienten verstarben an anderen Ursachen. 4 Fälle waren in der Kontrolle noch suspekt oder unklar, Gutartigkeit wurde 2 × bestätigt durch weitere Kontrollen und 2 × durch Biopsie.
Bei 10 Patientinnen wurde eine MRT-Kontrolle empfohlen. Benignität bestätigte sich im Verlauf (n = 9) bzw. operativ (n = 1). (mittlere Kontrollzeit 11,6 Monate).
Bei 34 Patientinnen wurde der MRT-Befund als unauffällig eingestuft, jedoch mammographische Kontrolle empfohlen, davon 33 × bestätigt durch mittleren Follow-up: 27 Monate. Eine Patientin bat um wiederholte MR-Kontrolle. Ein suspekter Befund hierbei ergab vakuumbioptisch ein DCIS.
73 mal wurde nach dem MRT eine histologische Abklärung empfohlen: 25 Malignome, 1 LCIS und 32 benigne Befunde, bestätigt durch Follow-up (Mittelwert 23 Monate). 11 Patientinnen waren nicht mehr eruierbar. 2 Herde waren nach Hormonentzug verschwunden.
Bei ausgewählten Problemfällen können MRT und MRT-gestützte Biopsie entscheidend zur Findung der korrekten Diagnose beitragen.

P30

Duktoskopie der Mamma: Neue Perspektiven für die Diagnostik intraduktaler Neoplasien

M. Hünerbein, L. Estevez, K.T. Moesta, J. Mucke, P.M. Schlag
Klinik für Chirurgie und Chirurgische Onkologie, Robert-Rössle Klinik, Charité Campus Buch

Ziel dieser Untersuchung war zu überprüfen ob die Duktoskopie der Milchgänge in der klinischen Routine möglich ist und zu einer verbesserten Detektion intraduktaler Neoplasien beiträgt.
Es wurde bei 40 Patientinnen eine Duktoskopie der Mamma mit einem starren GRIN-Endoskop mit einem Durchmesser von 1 mm und einem Spülkanal durchgeführt. Bei den Patientinnen lag ein Mamillensekretion (n=14), eine Neoplasie (n=16) oder ein Normalbefund (10) vor.
Eine diagnostische Milchgangsendoskopie konnte bei 92% der Patientinnen durchgeführt werden. Bei den Patientinnen mit Mamillensekretion war eine Untersuchung in Lokalanästhesie möglich. Die optische Qualität der Untersuchung war hervorragend. Es konnte maximal bis 8 cm bzw. bis zur 7. Milchgangsaufzweigung sondiert werden.
Bei 25 der 40 Patientinnen konnte ein pathologischer Befund erhoben werden.
Im Vergleich zur konventionellen Diagnostik konnte bei 15% der Patientinnen ein Zusatzbefund erhoben werden. Über den Spülkanal konnte eine Duktuslavage zur Gewinnung einer Zytologie erfolgen.
Die Duktoskopie der Milchgänge kann in der klinischen Routine durchgeführt werden. Neben der optischen Feinbeurteilung kann die gezielte Entnahme zytologischer Proben zu einer verbesserten Diagnostik intraduktaler Neoplasien führen

Poster: Chirurgie

P31

Sind perioperative Staginguntersuchungen bei klinisch asymptomatischen Patientinnen mit primär operablem Mammakarzinom heute noch indiziert?

B. Gerber[1], E. Seitz[2], A. Krause[1], W. Janni[1], H. Müller[2], T. Reimer[2], K. Friese[1]
[1]I. Frauenklinik der LMU München; [2]Universitätsfrauenklinik Rostock

Zielsetzung: Mit der Behandlung von zunehmend kleineren Mammakarzinomen stellt sich bei diesen Patientinnen die Frage nach der Notwendigkeit von perioperativen Staginguntersuchungen. **Patientinnen und Methoden:** Zwischen 1991 und 1998 wurden an der UFK Rostock 1076 asymptomatische Patientinnen mit einem primär operablen Mammakarzinom behandelt. Perioperativ erfolgten bei diesen Patientinnen Rö-Thorax, Lebersonographie und Skelettszintigraphie. Bei fraglichen Befunden wurde eine weiterführende Diagnostik oder Wiederholung der Untersuchung veranlasst. Das mediane follow-up aller Patientinnen betrug 62 (minimal 24) Monate. **Ergebnisse:** Durch die Staginguntersuchungen wurden bei 30 (2,8%) der 1076 Patientinnen Fernmetastasen entdeckt, bei 130 (12,0%) falsch-positive Befunde erhoben und bei 916 (85,2%) Patientinnen eine Metastasierung ausgeschlossen. Im Ergebnis der weiterführenden Diagnostik wurden bei den 130 Patientinnen mit suspekten Befunden in nur 7 Fällen eine tatsächliche Metastasierung bestätigt, so dass sich die Zahl der primär metastasierten Patientinnen auf 37 (3,4%) erhöhte. Mittels multivariater Analyse wurde zwischen der Anzahl befallener Lymphknoten (>3: p=0,065; >10: p=0,002) und der Tumorgröße (>50mm: p=0,08) und dem Vorhandensein von Fernmetastasen bestätigt. Gleichzeitig hätten durch Vermeidung von Staginguntersuchungen bei 807 Patientinnen Kosten in Höhe von mindestens € 105,000 gespart werden können. Als Ergebnis falsch-positiver Befunde mussten 123 Patientinnen durchschnittlich 4 Monate in Ungewissheit hinsichtlich möglicher Metastasen leben. Die Kosten für die zusätzlichen Untersuchungen betrugen € 86,000. Ungeachtet der erfolgten Systemtherapie betrug das 5-Jahres-Gesamtüberleben bei primär metastasierten Patientinnen lediglich 41%. **Zusammenfassung:** Die geringe Rate von Fernmetastasen bei asymptomatischen Patientinnen mit einem operablen Mammakarzinom, eine hohe Rate falsch-positiver Befunde, hohe Kosten und fehlende klinische Konsequenzen sprechen gegen ein perioperatives Screening.

P32

Die Bedeutung des Latissimus-dorsi-Muskellappen bei der operativen Therapie des Mammakarzinoms

A.H. Tulusan[1], M. Bühner[1], T. Gilster[1], U. Euler[1], J. Tio[1], H. Volkholz[2], W. Schulze[3]
[1]Frauenklinik, [2]Pathologisches Institut, [3]Strahlentherapie Bayreuth, Klinikum Bayreuth

Zielsetzung: 80% der Rezidive nach Behandlung einer DCIS-Erkrankung oder einem invasiven Mammakarzinoms liegen im primären Operationsareal. Sie gilt auch für Patientinnen, die vor der operativen Therapie neoadjuvant behandelt wurden. Häufig liegt die Ursache des lokalen Rezidivs in den liegen gebliebenen Tumorresten oder Tumorausläufern des Primärherdes, die durch die sparsame Resektion und adjuvanten Behandlungen nicht eliminiert werden konnten. **Methodik:** Großzügige Resektionen mit breitem gesunden Gewebsmantel birgt die Gefahr der Verschlechterung des kosmetischen Ergebnisses bei brusterhaltender Therapie. Bei größerer primären Tumorausdehnung kann dieser Defekt nicht mehr mit Eigengewebe ersetzt werden. Die Latissimus-dorsi-Muskel/Hautmuskellappen-Methode ist ein standardisiertes Operationsverfahren, das eine Gewebsaugmentation nach solchen Gewebsdefekten bei der Behandlung des Mammakarzinoms ermöglicht. Das Komplikationsrisiko ist sehr gering. Durch Modifikation der Methode kann der Latissimus-Dorsi-Muskellappen ohne Umlagerung und Hautschnitt entnommen werden. **Ergebnisse:** 96 Patientinnen mit Latissimus-dorsi-Muskellappen-augmentierter Brust nach Behandlung eines Mammakarzinoms (ausgedehntes DCIS, T2/T3-Tumore nach neoadjuvanter Chemotherapie) wurden in der Frauenklinik Bayreuth sorgfältig verfolgt. 70% der Patientinnen wurden nach der Augmentation durch den Latissimus-dorsi-Muskellappen lokal nachbestrahlt. Nur bei 2 Patientinnen trat nach dieser Therapie, trotz ungünstiger Ausgangslage, ein Lokalrezidiv auf (mittlere Beobachtungszeit 48 Monate). Keine der Patientinnen, die zuvor eine neoadjuvante Chemotherapie erhielten (29 Patientinnen) entwickelten ein Lokalrezidiv. Das kosmetische Ergebnis ist in 80% der Fälle sehr gut, ohne Einschränkung der Armbeweglichkeit. Nur bei 2 Patientinnen trat eine sekundäre Muskelnekrose auf. **Zusammenfassung:** Latissimus-dorsi-Muskellappen-Brustaugmentation mit operativer Behandlung eines Mammakarzinoms ist ein sicheres Verfahren. Patientinnen können mit einem ausgedehnten DCIS, großem invasiven Herd oder größeren Tumorresten nach neoadjuvanter Therapie dadurch brusterhaltend therapiert werden mit einer sehr niedrigen Lokalrezidivrate.

P33

Der Latissimus-Lappen zur Brustrekonstruktion: Eine Analyse von 115 Fällen

E.H. Manassa, T. Al-Hetmi, R.-R. Olbrisch
Kaiserswerther Diakonie, Florence-Nightingale Krankenhaus, Abteilung für Plastische Chirurgie

Einleitung: Der Latissimus-Lappen ist einer der sichersten und am häufigsten verwendeten Lappen in der Plastischen Chirurgie. In der Klinik der Kaiserswerther Diakonie wird der gestielte Latissimus-Lappen als häufigster Lappen bei multiplen Indikationen, insbesondere aber zum Brustaufbau erfolgreich eingesetzt. **Methodik:** Wir haben retrospektiv von 1990 bis 2002 115 Patientinnen analysiert, bei denen der Latissimus-Lappen zur Rekonstruktion zum Einsatz kam. Das Durchschnittsalter betrug 50 Jahre (Range 33–79). In 93% der Fälle war die Indikation eine Brustrekonstruktion. 7% waren Patienten, bei denen der Latissimus-Lappen zur Brustwandrekonstruktion eingesetzt wurde. Bei 19,1% der Patienten kam es zu behandlungswürdigen Komplikationen; darunter stellte bis zum Wechsel unseres Op-Verfahrens das Langzeitserom mit 13,5% die häufigste Ursache dar. 58% der Patienten hatten präoperativ eine Bestrahlung erhalten. Wir sahen in 5,2% Randnekrosen, aber nie einen Totalverlust. 47,9% der Patienten erhielten zusätzlich eine Silikonprothese zur Augmentation. In 17,4% der Fälle wurde kontralateral eine angleichende Mammareduktion durchgeführt. Viele Patientinnen hatten vor der Latissimus-Transposition multiple Rekonstruktionsversuche zu erdulden, bis in 82% der Fälle die Latissimus-Operation den letzten größeren Eingriff als die endgültige und erfolgreiche Problemlösung darstellte. **Zusammenfassung:** In unserer retrospektiven Studie berichten wir über die sehr guten Erfahrungen mit dem gestielten Latissimus-Lappen, der im Vergleich zum Unterbauch-/TRAM-Lappen eine deutlich komplikationsärmere und unverändert sehr sichere und ästhetisch sehr befriedigende Möglichkeit zur Brustrekonstruktion bietet.

P34

ICG-Fluoreszenz zur Durchblutungsmessung nach Brustrekonstruktion mit M. latissimus dorsi Transfer

M. Hünerbein, L. Estevez, U. Liebeskind, P.M. Schlag
Klinik für Chirurgie und Chirurgische Onkologie, Charité Campus Buch, Berlin

Es wurde überprüft inwiefern die Durchblutungsmessung mit ICG-Fluoreszenz eine Beurteilung der Lappen Vitalität ermöglicht.
Bei 10 Patientinnen wurde im Rahmen der Mastektomie und Brustrekonstruktion nach Injektion von 25 mg ICG eine Fluoreszenzmessung der Lappendurchblutung vorgenommen.
Im Allgemeinen zeigte sich eine schnelle und homogene Anflutung des Farbstoffes nach weniger als 10 Sekunden. Kontrastaussparungen zeigten deutlicher als der klinische Eindruck eine Minderdurchblutung. Die Quantifizierung der Durchblutungskintetik war möglich und kann in Zukunft eine Schwellenwertbeurteilung erlauben.
Die ICG Fluoreszenzmessung kann zu einer sensitiveren und objektiveren Einschätzung der Lappendurchblutung nach Brustrekonstruktion führen.

P35

Der freie TRAM- (Transverse Rectus Abdominis Myokutan)-Lappen als Standard für die autologe Brustrekonstruktion

C. Andree[1], A. Bach[1], A. Sultan[1], M. Voigt[2], G.B. Stark[1]
[1]Abteilung Plastische und Handchirurgie, Universitätsklinik Freiburg; [2]Praxis für Plastische Chirurgie, Freiburg i.Br.

Zielsetzung: Auch wenn durch das Konzept der brusterhaltenden Therapie die Notwendigkeit einer Mastektomie gesenkt werden konnte, ist beim multizentrischen und weiter fortgeschrittenen Tumoren eine Entfernung der Brust oft onkologisch die einzig richtige Therapie. Es muss vor der Mastektomie vom onkologischen Operateur über die Möglichkeiten der primären und sekundären Brustrekonstruktion gesprochen werden, idealerweise durch eine zweite Konsultation beim Plastischen Chirurgen. Es werden in der vorliegenden retrospektiven Studie unsere Erfahrungen mit dem freiem TRAM in der Brustrekonstruktion dargestellt. **Material und Methoden:** Die Vorraussetzungen, wie ausreichendes abdominelles Gewebe und eine Durchgängigkeit der Arteriae epigastriae inferiores (Doppler-Sonographie), mussten für die Wahl des TRAM-Lappens gegeben sein. Die Operation wurde in Intubationsnarkose mit zwei Teams durchgeführt. **Ergebnisse:** In den Jahren 1995 bis 2002 wurden in unserer Abteilung 71 Patienten mit einem freiem TRAM Lappen rekonstruiert Das Durchschnittsalter betrug 50,2 Jahre, wobei die jüngste 26 und die älteste 71 Jahre alt war. 66 Patientinnen erhielten eine unilaterale, 5 Patientinnen eine bilaterale Rekonstruktion. Primärrekonstruktionen wurden bei 22 Patienten durchgeführt, bei 49 Patienten erfolgte eine Sekundärrekonstruktion. Als Anschlussgefäße wurden 36 mal die vasa thoracica internae und 35 mal die vasa thoracodorsalis genommen. Komplikationen nach Brustrekonstruktion (n=71) betrugen 5,6% für Lappenverluste, 8.3% mikrochirurgische Revisionen, 11,3% Hämatome, Wundheilungsstörungen bei 7,0% und Hernien wurden in 5,6% der Fälle beobachtet. **Zusammenfassung:** Der freie TRAM ist ein sicherer Lappen zur Brustrekonstruktion und als Standardlappenplastik in Zentren geeignet. Verglichen mit gestielten Lappenplastiken hat die freie Form eine bessere Durchblutung und dadurch mehr Gewebevolumen. Ferner findet man eine geringere Hebemorbidität an der Bauchwand.

P36

Komplikationen bei der Eigengewebsrekonstruktion der Brust durch freie Perforanslappenplastiken

C. Kim[1], G. Maiwald[1], A. Geisweid[1], A.-M. Feller[2], A. Peek[1]
[1]Klinik für Plastische und Handchirurgie, Klinik für Brusterkrankungen Behandlungszentrum Vogtareuth;
[2]Praxis für Plastische Chirurgie München

Der Einsatz von so genannten Perforatorlappen hat als Weiterentwicklung der Eigengewebsrekonstruktion durch freie Muskellappen die Qualität der Brustrekonstruktion durch das Erreichen einer dauerhaften natürlichen Brustform bei gleichzeitiger verringerter Hebedefektmorbidität erheblich gesteigert.
In dieser retrospektiven Studie wurden die Ergebnisse und insbesondere die Komplikationen der zwischen 1997 und 2002 im Behandlungszentrum Vogtareuth durchgeführten 220 Perforanslappenplastiken zur Brustrekonstruktion bei 200 Patientinnen untersucht. Rekonstruktionsverfahren waren: DIEP (deep inferior epigastric perforator) flap (n=158), S-GAP (superior gluteal artery perforator) flap (n=54) sowie der Gracilis perforator flap (n=8). Bei 33 Patientinnen (20%) erfolgte eine Sofortrekonstruktion der Brust.
Als Komplikationen waren die Lappenrevision in 29 Fällen (13%) zu verzeichnen, ferner ein vollständiger Lappenverlust in 13 Fällen (6%), Lappenteilnekrosen in 29 Fällen (13%). Die höchste Lappenverlustrate ergab sich für S-GAP flaps (9%). Bauchwandschwächen (ohne Herniennachweis) wurden bei 8 Frauen beobachtet (5%). Bei Sofortrekonstruktionen traten mehr Lappenverluste und andere Komplikationen auf als bei sekundären Wiederaufbauplastiken. Eine Erhöhung der Anzahl gehobener Peforansgefäße beeinflusste die Lappenperfusion positiv. Für alle Operationstechniken konnte eine deutliche Lernkurve nachvollzogen werden, die sich sowohl in der Operationsdauer als auch in der Komplikationsrate niederschlug.
Freie Perforanslappenplastiken stellen eine exzellente, wenn auch technisch anspruchsvolle Operationsmethode zur Brustrekonstruktion dar. Neben

dem erzielbaren optimalen Rekonstruktionsergebnis ist der erheblich verringerte Schaden im Hebebereich und die damit verbundene verkürzte Rekonvaleszenzzeit im Vergleich zu den Muskellappen hervorzuheben.

P37

Dissektion und Selektion der Muskelperforatoren und oberflächlichen epigastrischen Venen: Der Schlüssel zum Erfolg bei der autologen Brustrekonstruktion mit dem DIEP-Lappen

A. Peek[1], K. Exner[2], G. Holle[2]
[1]Klinik für Brusterkrankungen, Behandlungszentrum Vogtareuth;
[2]Klinik für Plastische Chirurgie, Markus Krankenhaus, Frankfurt/M.

Die Technik der Perforatorlappen und insbesondere des DIEP Lappens war ein Meilenstein in der mikrochirurgischen Brustrekonstruktion mit Verbesserung der Lappenüberlebensraten und Vermeidung der Hebedefektmorbidität. Die Durchsicht der Literatur zeigt eine breite Streuung der Komplikationsraten. Die Ergebnisse sind jedoch nur bedingt vergleichbar, da unterschiedliche Dissektionstechniken, Anzahlen an Perforatoren und Umgang mit motorischen Nerven existieren. Dies führt zu häufigen Diskussionen über die Überlegenheit des DIEP-Lappens über den freien TRAM.
Nach 228 Patienten mit einer DIEP-Lappenrekonstruktion (207 unilateral, 21 bilateral) in den letzten 7 Jahren haben wir die Technik der Lappenhebung und Auswahl der Blutversorgung durch die muskulokutanen Perforatoren und das oberflächliche Venensystem standardisiert. Routinemäßig werden alle größeren Perforatoren beider Seiten, einschließlich der venae epigastricae superficiales identifiziert. Durch Erfassen der Zahl und Größe der Perforatoren und vorübergehendes Abklemmen der einzelnen Gefäßgruppen wird die dominante Seite identifiziert, auf der die tiefen epigastrischen Gefäße gehoben werden. Zusätzlich wird auf die topografische Verteilung der Perforatoren geachtet, um einen geringst möglichen Nervenschaden zu erzeugen. Regelmäßig wird ein einzelner segmentaler motorischer Nerv (von 5–6 im Rektusmuskel) jedoch durchtrennt, um möglichst 2 oder mehr Perforatoren im Lappen zu haben. Der Nerv wird sofort wieder mikrochirurgisch koaptiert. Bei offenen Perforatoren der dominanten Seite wird dann die venöse Drainage des Lappens beurteilt. Liegt eine immer gut erkennbare Stase vor (Refill < 1 Sek.), so wird zusätzlich die gegenseitige vena epigastrica superficialis bis in die Leiste gehoben (in 18% der Fälle). Öffnen dieser Vene führt sofort zur Entstauung des Lappens. Anastomosen der tiefen epigastrichen Gefäße erfolgen an den abführenden Schenkeln der thoracica interna Gefäße; die oberflächliche Vene wird mit dem zuführenden Schenkel der vena thoracica interna verbunden, (oder in seltenen Fällen mit der mobilisierten v. cephalica (4) oder jugularis externa (1). Eine retrograde Drainage wird durch die intercostalen und diaphragmalen Venen garantiert.
Ergebnisse: Der follow up betrug mindestens 3 Monate, längstens 6 Jahre. Die Funktion des Rektusmuskels wurde durch dynamische Ultraschalluntersuchung vor und nach der Operation objektiviert. 5 von 228 Patienten erlitten postoperativ cardiale oder pulmonale Komplikationen, die durch Intensivbehandlung beherrscht wurden. Eine subtotale Fettnekrose und 3 Lappenverluste waren zu beklagen (1,8%). Lokale Fettnekrosen wurden in 34 Fällen (14,9%), Hämatome in 4 Fällen (1,75%), eine Rektusscheidendehiszenz in 1 Fall (0,43%) beobachtet. Eine Bauchwandhernie oder -schwäche war nicht zu verzeichnen. Lappenrevisionen waren 22 mal (9,6%) nötig (9 arterielle und 13 venöse Thrombosen). Auch die Revision erfolgt standardisiert mit Resektion immer der Venen und Arteriennaht sowie intraarterielle selektive Lyse des Lappens mit 500000E Urokinase.
Die Ultraschall-Nachuntersuchung der Rektusmuskeln zeigten im Gegensatz zum muskelsparenden freien TRAM keine signifikante Minderung der Kontraktilität der Spenderseite.
Schlussfolgerung: Wir hatten in unserer Serie von 249 DIEP-Lappen bei 228 Patienten eine sehr niedrige Komplikationsrate, insbesondere bezüglich der Perfusionsstörungen und Hebedefektmorbidität. Eine präoperative Selektion wurde nicht durchgeführt und Risikofaktoren wie Bestrahlung, Nikotin und Adipositas scheinen nur eine untergeordnete Rolle zu spielen. Routinemäßige Dissektion der Muskelperforatoren beider Seiten erlaubt die Wahl der besten Perfusionsseite mit Vermeidung einer Denervierung des Muskels. Die zusätzliche Anastomosierung des zweiten oberflächlichen Venensystems resultiert in einer größeren Sicherheit auch für anatomisch kritische Lappen. Unsere Ergebnisse zeigen, daß die zusätzliche Mühe der Selektion der Perforatoren und intraoperative Prüfung der venösen Drainage, den freien DIEP-Lappen zum Goldstandard der modernen autologen Brustrekonstruktion macht.

P38

Der paraumbilikale Perforator (PUP)-Lappen: Der nächste Schritt zur Brustrekonstruktion

T. Schoeller, G. Wechselberger, H. Hussl, H. Piza-Katzer
Ludwig-Boltzmann-Institut für Qualitätssicherung in der Plastischen Chirurgie, Universitätsklinik für Plastische und Rekonstruktive Chirurgie Innsbruck

Grundlagen: Derzeit gilt der DIEP-flap als golden Standard für die Brustrekonstruktion in Bezug auf die Hebedefektmorbidität. Eine Weiterentwicklung dieses Lappens stellt der von Koshima vorgestellte Paraumbilikale Perforatorlappen dar. Bislang gibt es keine klinischen Studien über die konstante und zuverlässige Perfusion durch diesen paraumbilikalen Perforator. **Methodik:** Es wurden bei 20 Patienten mit einem paraumbilikalen Perforatorlappen ein Brustaufbau durchgeführt. Dabei wurde der stärkste (paraumbilikal gelegene) Perforator ausgewählt und durch eine 2–3 cm lange Inzision in dem vorderen Blatt der Rektusscheide durch den Muskel verfolgt und direkt an der Muskelrückseite abgesetzt. Es wurde stets geachtet keine segmentale Innervation zum Muskulus Rektus Abdominis zu verletzen. **Ergebnisse:** Bei einer Patientin kam es am 4. postoperativen Tag zu einer Lappenvenenthrombose mit konsekutivem Lappenverlust. Die ästhetischen Ergebnisse entsprachen denen des DIEP-flaps. **Schlussfolgerung:** Mit dem paraumbilikalen Perforatorlappen lässt sich die Hebedefektmorbidität weiter senken ohne ästhetische Konzession oder verlängerter OP-Dauer.

P39

Der neu entwickelte myokutane Grazilislappen – die ideale Alternative zur Brustrekonstruktion und Brustaugmentation

G. Wechselberger, T. Schoeller
Ludwig Boltzmann Institut für Qualitätssicherung in der Plastischen Chirurgie, Universitätsklinik für Plastische und Wiederherstellungschirurgie Innsbruck, Österreich

Zielsetzung: Bei schlanken Patienten mit wenig Unterbauchfettgewebe, jedoch adipösen oder schlaffen Oberschenkeln, stellt der myokutane Grazilislappen mit quer orientierter Hautinsel eine gute Alternative zur autologen Brustrekonstruktion oder Augmentation dar. Die Indikation und unser plastisch-chirurgisches Vorgehen bei der Brustrekonstruktion mit einem myokutanen Grazilislappen mit quer orientierter Hautinsel wird an verschiedenen Fallbeispielen aufgezeigt. **Methode:** Im Zeitraum von Mai 2000 bis Dezember 2002 wurde bei 11 Patienten eine Brustrekonstruktion oder Brustaugmentation mit einem freien myokutane Grazilislappen durchgeführt. Bei 4 Patienten erfolgte eine bilaterale Augmentation nach massivem Gewichtsverlust und bei 7 Patienten (6/unilateral, 1/bilateral) eine Sofortrekonstruktion nach vorausgegangener Skin-sparing Mastektomie. Das Durchschnittsalter der Patienten betrug 36 Jahre. **Ergebnisse:** Der Nachuntersuchungszeitraum betrug 9 Monate. Wir hatten einen totalen Lappenverlust in der Gruppe mit Brustaugmentation. Die ästhetische Ergebnisse waren sowohl bei Patienten mit Brustrekonstruktion als auch Augmention gut. Die Ergebnisse der Entnahmestelle am Oberschenkel unter Einschluss des M. grazilis waren zufrieden stellend. **Zusammenfassung:** Mit einer quer orientierten Hautinsel des myokutanen Grazilislappens, welcher dem Resektat einer Oberschenkelstraffung entspricht, lässt sich eine ästhetisch ansprechende autologe Brustrekonstruktion oder Augmentation und Oberschenkelstraffung mit allen Mühen und Risken der Mikrochirurgie erzielen.

P40

Die Wahl der Mammarekonstruktion nach partieller und totaler Mastektomie

A. Abdallah[1], S. Teubner[2]
[1]St.-Anna-Hospital, Herne; [2]Uni-Frauenklinik der Ruhruniversität Bochum, Marienhospital Herne

Im Rahmen der onkologischen Brustchirurgie konnten sich in den vergangenen Jahren zwei Entwicklungen etablieren:
1. Die Rekonstruktion bei Organerhaltung,
2. Die Rekonstruktion nach Mastektomie in Form von Prothesen oder autologer Rekonstruktionen.
Die operative Brustchirurgie umfasst dabei in einem hohen Maße sowohl die Notwendigkeit zur Rekonstruktion der ästhetischen Form, wie auch zur Erhaltung der Funktion. Die rekonstruktive Mammachirurgie (sofortige oder spätere Rekonstruktion) hat eine besondere Bedeutung zur Verminderung des psychischen Traumas im Rahmen der Brustkrebsdiagnose. **Fragestellung:** Welche Rekonstruktion ist bei partieller und totaler Mastektomie möglich? **Methodik:**
1. Autologes Gewebe (Latissimus dorsi Lappen),
2. TRAM-Flap,
3. Tumoradaptierte Reduktionsplastik nach Quadrantektomie,
4. Prothesen,
5. Kombination von autologem Gewebe und Prothesen z.B. Latissimuslappen u. Prothesen.
Typische Ergebnisse werden anhand von Dia erläutert.
Schlussfolgerung: Die Rekonstruktion der Brust nach partieller Mastektomie kann sofort, oder nach totaler Mastektomie entweder als zeitverzögerter Eingriff in Form einer Spätrekonstruktion, oder als gekoppeltes Verfahren mit gleichzeitigem Wiederaufbau durchgeführt werden.

P41

Komplikationsmanagement nach mikrochirurgischem Brustaufbau

A. Rau, G. Maiwald, A. Peek
Klinik für Plastische Chirurgie, Behandlungszentrum Vogtareuth

Die Behandlung der Komplikationen nach mikrochirurgischem Brustaufbau bedarf einem stadiengerechten Schema. Zu unterscheiden sind die Epitheliolyse von der oberflächlichen trockenen Nekrose und der Teil- bzw. Totalnekrose. Letztere müssen differenziert behandelt werden. In unserer Klinik wird seit Dezember 1997 der mikrochirurgische Brustaufbau mit DIEP, freiem TRAM und S-GAP durchgeführt. Seitdem wurden bis August 2002 25 Patientinnen sofort und 103 Patientinnen sekundär mit einem DIEP versorgt. Einen freien TRAM erhielten sofort 4 und sekundär 58 Patientinnen. Mittels S-GAP wurden 12 Patientinnen sofort und 34 sekundär operiert. Bei der Sofortrekonstruktion durch DIEP erlitten 2 (13,3%) der Patientinnen einen Teilverlust, bei einer Patientin (6,6%) entwickelte sich ein Totalverlust des Lappens. Im Rahmen der Sofortrekonstruktion haben wir weder bei der TRAM- noch bei der S-GAP-Methode eine Komplikation beobachtet. Im Rahmen der Sekundärrekonstruktion zeigte sich bei 15 (14,6%) Patientinnen nach DIEP ein Teilverlust und bei 7 (6,8%) ein Totalverlust. Nach sekundärer TRAM Rekonstruktion entwickelte sich bei 7 (12,1%) Patientinnen ein Teilverlust und bei 2 (3,4%) ein Totalverlust. Nach S-GAP mussten wir bei 6 (17,7%) Patientinnen einen Totalverlust beklagen, ein Teilverlust ergab sich nicht. Die Komplikationen wurden stadiengerecht behandelt. Epitheliolysen bedurften keiner besonderen Therapie. Trockene Nekrosen wurden excidiert und mit Sekundärnaht versorgt. Bei Teilnekrosen erfolgte z.Tl. die Excision mit sofortiger Sekundärnaht oder Sekundärnaht nach Konditionierung mit Vakuumversiegelung. Totalverluste wurden mit radikaler Excision, Vakuumversiegelung und Expandereinlage versorgt.

P42

Das Resektatgewicht bei der Mamma-Reduktionsplastik – ein Beitrag zur Einigung auf ein Mindest-Resektatgewicht

L. Zwiorek, K. Bock, U. Wagner
Universitäts-Frauenklinik Marburg

Ziel: Die Kostenübernahme einer Mammareduktionsplastik durch die Krankenkassen ist inkonstant. Es ist versucht worden, die Notwendigkeit an das Resektatgewicht zu koppeln; so sind z.B. 350 g pro Seite oder ein Gesamtgewicht von 1000 g als Untergrenze vorgeschlagen worden. Eine Absolutangabe hat sich aber nicht durchsetzen können, da je nach Körperstatur und Körpergewicht andere Notwendigkeiten bestehen. **Methode:** In unserem eigenen Patientengut haben wir bei den Frauen, die vom MDK begutachtet wurden und deren Operationen als medizinisch indiziert anerkannt wurden, die Parameter Körpergewicht, Körpergröße, Brustgewicht vor der Operation und Resektatgewicht bestimmt. **Ergebnisse:** Wir fanden:
- die Körpergröße zwischen 1,55 m und 1,81 m bei einem Gewicht zwischen 52 kg und 120 kg,
- einen BMI zwischen 18,4 und 40,2,
- das präoperative Brustvolumen (archimedische Messung) zwischen 650 g und 3800 g pro Seite,
- das Resektatgewicht beider Seiten zusammen zwischen 580 g und 5260 g.

Wir haben diese Daten in mehreren Rechenmodellen korreliert mit dem Ziel, einen Parameter für ein zu resezierendes Mindestgewicht zu etablieren, der
- relativ ist,
- einfach zu bestimmen ist,
- von Körpergröße und -gewicht abhängt.

Als bestes Ergebnis hat sich das Quadrat des body-mass-index in Gramm herausgestellt: BMI^2g.
Dieser Parameter bildet die Brust-Übergrößen am besten ab. Bei unseren Patientinnen wurden zwischen $0{,}9 \times BMI^2g$ und $3{,}2 \times BMI^2g$ reseziert, mit einem Mittelwert von $1{,}8 \times BMI^2g$.
Zusammenfassung: Wir schlagen vor, eine Mammareduktionsplastk als medizinisch notwendig zu empfehlen, wenn das zu erreichende Resektatgewicht in Gramm $1{,}0 \times BMI^2$ oder mehr beträgt.
Die Operationsgenehmigung anhand eines solchen griffigen Parameters kann den bürokratischen Aufwand der Kostenträger vermindern und Planungssicherheit für Patientin und Operateur schaffen.

P43

Medizinischer Nutzen der Mamma-Reduktionsplastik – Ergebnisse einer Umfrage

L. Zwiorek, K. Bock, U. Wagner
Universitäts - Frauenklinik Marburg

Ziel: Der medizinische Dienst der Krankenkassen stellt mit der Begutachtungsrichtlinie P29 den Nutzen einer Reduktionsplastik teilweise in Frage, gestützt auf «mangelnde Untersuchungen im deutschsprachigen Raum» und dem Hinweis auf «Kostenaspekte». Wir möchten anhand unseres Patientengutes den Nutzen belegen. **Methode:** 69 Patientinnen aus den Jahren 2000–2001 erhielten einen standardisierten Fragebogen, der sich auf somatische, psychologische, soziale und medizinisch-ökonomische Aspekte bezog. 87% der Bögen waren auswertbar. **Ergebnisse:** Aus den umfangreichen Daten sind hervorzuheben: Das Durchschnittsresektat beider Seiten betrug 1484 g. Der BMI lag bei 26,2, eine präoperative Gewichtsreduktion erreichten 27% der Frauen mit durchschnittlich 14 kg. Dabei ist die Brust in 12,5% kleiner geworden, eine Beschwerdeabnahme haben nur 3% erfahren. Im Vordergrund der Beschwerden standen Nacken- und Schulterschmerzen (96%), Kopfschmerz/Migräne (41%), bis Missempfindungen/Taubheit in den Fingern (23%). 78% hatten reißende Schmerzen bei sportlicher Betätigung und 59% litten unter Anzüglichkeiten und Schamgefühlen. 45% haben Analgetika eingenommen oder erhielten Injektionen, 65% beanspruchten Massagen, Kuren, Krankengymnastik, manuelle Therapie, Rückenschulung sowie Fangopackungen. Postoperativ sind die Schmerzen bei 54% komplett verschwunden, bei weiteren 44% deutlich gebessert. Diese Verbesserung drückt sich in einer verminderten Nachfrage medizinischer Leistungen aus: 87% müssen wegen der genannten Beschwerden nicht mehr zum Arzt, bei den Analgetikakonsumenten wird der Gebrauch in 60% eingestellt, in weiteren 35% reduziert. Vermehrte sportliche Aktivitäten, ein befriedigenderes Sexualleben und ein gehobenes Selbswertgefühl kommen hinzu. **Zusammenfassung:** In den aufgeführten Veränderungen sehen wir eine verbesserte Lebensstellung, die kurzfristig und langfristig zu einer geringeren Inanspruchnahme medizinischer Leistungen führt und damit dem Wirtschaftlichkeitsgebot der Kostenträger entspricht.

P44

Subfasziale periareoläre Augmentation der Mamma

M.A. Stoff-Khalili[1], R. Scholze[2], K.-H. Broer[2]
[1]Universitäts-Frauenklinik, Düsseldorf; [2]Frauenklinik, Krankenhaus Porz

Zielsetzung: Anliegen dieser Studie ist es, die Technik der subfaszialen Augmentation vorzustellen und einen Vergleich zwischen der subfaszialen, der subglandulären und der subpectoralen Augmentation im Hinblick auf postoperative Komplikationen, Operationsergebnis und Zufriedenheit der Patientin zu ziehen. **Material und Methodik:** Von 1997 bis 2002 wurde bei 334 Patientinnen eine periareoläre Augmentationsplastik durchgeführt. 105 Patientinnen erhielten eine subglanduläre Augmentation, 154 eine subpectorale und 75 eine subfasziale Augmentation.. Der durchschnittliche postoperative Beobachtungszeitraum lag bei 2,7 Jahren. **Ergebnisse:** Die Rate der Kapselfibrose war bei der subglandulären Augmentation (21%) deutlich höher als bei der subpectoralen (6,4%) und subfaszialen (1,3%) Augmentation. Das Phänomen des Muscle Movements war nur in der Gruppe der subpectoralen Augmentation (26,3%) zu beobachten. Das Rippling Phänomen trat in der Gruppe der subglandulären Augmentation bei 27,6%, in der Gruppe der subfaszialen Augmentation bei 1,3% auf. Bei der subglandulären Augmentation lag die Rate für postoperative Infektionen, Hämatome und Serome bei 2,9%, 3,8% und 2,9% und bei der subpectoralen Augmentation bei 0%, 3,6% und 4,5%. Bei Patientinnen mit subfaszialer Augmentation wurden diese Komplikationen nicht beobachtet. **Schlussfolgerung:** Die subfasziale Augmentationsplastik vereinigt die Vorteile der subpectoralen und subglandulären Augmentation und stellt somit ein viel versprechendes Verfahren der Augmentationsplastik dar.

P45

Histologische Untersuchung und Komplikationsanalyse von Silikon-Brustimplantatkapseln nach Explantation aufgrund von Kapselfibrose – Korrelation mit dem Baker-Score

W. Siggelkow[1], U. Heinrichs[2], W. Rath[1], A. Faridi[2]
[1]Frauenklinik für Gynäkologie und Geburtshilfe der RWTH, Aachen; [2]Bereich Senologie der Frauenklinik für Gynäkologie und Geburtshilfe der RWTH, Aachen

Zielsetzung: Die häufigste Komplikation in der Anwendung von Silikonimplantaten ist die Kapselkontraktur. Wir haben untersucht, inwieweit die klinische Beschwerdesituation vor der Explantation (erfasst durch den Baker-Score) mit den histologischen Befunden der Implantatkapsel korreliert. Alle Patientinnen wurden retrospektiv einer implantatbezogenen Komplikationsanalyse unterzogen. **Patienten und Methoden:** Wir untersuchten 53 fibröse Implantatkapseln von 43 Patientinnen im Alter zwischen 24 und 75 Jahren. Die Untersuchung erfolgte durch Lichtmikroskopie mit und ohne Polarisation. Die Kapseldicke wurde als Mittelwert aus drei Messungen dokumentiert. Der Nachweis von Histiozyten und Pseudoepithelialisierungen an der Implantatinnenseite sowie der Silikonaustritt in die Implantatumgebung, die Verkalkung der Kapsel und der präoperativ bestimmte Baker-Score wurden erfasst. Die Erfassung aller mit dem Implantat im Zusammenhang stehenden Komplikationen erfolgte durch Auswertung der Krankenakten. **Ergebnisse:** Eine Kapselfibrose mit einem Baker Score III–IV war signifikant häufiger nachzuweisen bei höherem Alter der Patientinnen ($p<0{,}001$), bei steigender Implantatliegezeit ($p<0{,}02$) und ging mit höheren Werten für die Kapseldicke ($p<0{,}009$) einher. Eine Pseudoepithelialisierung fanden wir vollständig oder partiell in 52,8% der Fälle an der Kapselinnenseite. Die höchste Inzidenz ließ sich bei texturierten Implantaten mit einer Liegezeit unter 5 Jahren nachweisen. Eine Gesamtanalyse implantatbezogener Komplikationen wird präsentiert. **Schlussfolgerungen:** Sowohl das Baker-Stadium als auch die Kapseldicke waren signifikant mit der Implantatliegedauer verknüpft. Der histologische Nachweis einer histiozytären Entzündung war ebenfalls von der Liegezeit abhängig und wurde nicht durch Oberflächeneigenschaften der Implantate beeinflusst

P46

Selbstexpandierende osmotisch aktive Gewebeexpander: Brustrekonstruktion bei Mamma Ca und Fehlbildungen

M.A. Ronert, R.R. Olbrisch
Abteilung für Plastische Chirurgie, Kaiserswerther Diakonie, Düsseldorf

Einleitung: Der Osmoseexpander ist ein neuartiger Gewebeexpander, der osmotisch aktiv Gewebeflüssigkeit aufnimmt. Die Absorption von Gewebeflüssigkeit führt dabei zu einer graduellen Schwellung des Expanders und damit zu einer Hautdehnung ohne die Notwendigkeit der externen Auffüllungen. Die Ausgangsgröße des Expanders beträgt bei Implantation 10% seiner definierten Endgröße,die er nach etwa 4–6 Wochen erreicht. Nach 4 bis 6 Monaten kann der Osmoseexpander durch eine permanente Silikonprothese ausgetauscht werden. **Methodik:** Innerhalb von 4 Jahren wurden 55 Osmoseexpander bei 45 Patientinnen implantiert, davon 34 für Brustrekonstruktionen und 21 in tubulären Brustdeformitäten. **Resultate:** 39 Fälle konnten erfolgreich abgeschlossen werden. Eine Wunddehiszenz trat in einem Fall auf. Serombildungen (19,35%) konnten überwiegend lokal therapiert werden, Fibrosenbildung (6,45%) fanden sich ausschließlich in den Fällen der Brustrekonstruktion mit Bestrahlungstherapie. **Schlussfolgerung:** Der Osmoseexpander bietet eine Reihe von Vorteilen gegenüber den konventionellen Expandern. Er ist klein, schnell und einfach zu implantieren und erfordert keine externen Auffüllungen, die Schmerzen verursachen könnten. Gewebetraumata können durch die kleine Inzision und Präparation minimiert werden, der Eingriff kann in Lokalanaesthesie und Dämmerschlaf ambulant durchgeführt werden. Die anfänglichen Schwierigkeiten mit zu schnell schwellenden Expandern sind durch die Einführung einer Silikonhülle, die die Schwellungsgeschwindigkeit präzise reduziert, weitgehend gelöst. Die gegenwärtigen Indikationen für die Osmoseexpander sind sekundäre Brustrekonstruktionen nach Mastektomie, Brustdeformitäten, Defektdeckungen nach Tumorerkrankungen, Verbrennungsnarben oder als Vorbereitung für Radialislappen. Wir sehen einen breiten Anwendungsbereich für Osmoseexpander in der Zukunft der Rekonstruktiven Chirurgie.

P47

Reduktion der Morbidität der Axilladissektion durch Liposuction in Tumeszenz-Technik

G. Heim, H.-J. Grimminger, W. Wiest
St. Vincenz und Elisabeth Hospital Mainz

Um die Morbidität der konventionellen Axilladissektion zu reduzieren sind in der nahen Vergangenheit verschiedene Wege beschritten worden. Dabei hat sich die endoskopische Axilladissektion wegen des erhöhten Material- und Zeitbedarfs im klinischen Alltag nicht durchsetzen können. Die Sentinel-lymphnode-Diagnostik, eine viel versprechende Methode, hat sich bisher ebenfalls noch nicht flächendeckend verbreitet und kommt nur bei nodal-negativen Patientinnen als alleinige Methode in Frage.

Basierend auf unsere Erfahrung mit der kosmetischen Liposuction in Tumeszenz-Technik sowie den Erkenntnissen aus der endoskopischen Axilladissektion haben wir die Vorteile der beiden Methoden für die konventionelle Axilladissektion genutzt. Zwischen 1/2000 und 12/2002 haben wir bei insgesamt 54 Patientinnen mit Mammakarzinom vor der notwendigen Axilladissektion eine axilläre Liposuction durchgeführt. Es wurden jeweils zwischen 250 und 350ml Tumeszenz-Lösung über 2 getrennte Incisionen in die Axilla infiltriert, nach 10minütiger Einwirkzeit erfolgte die Liposuction. Dabei wurden im Mittel 150 bis 250ml Fettgewebe vermischt mit Tumeszenz-Lösung aspiriert. Bei der anschließenden, durch einen hohen bogenförmigen Schnitt aus durchgeführten Lymphknotendissektion, zeigte sich ein, durch die alleinige Liposuction bereits sehr gut vorpräparierter Situs mit guter Darstellung der Leitstrukturen (Vena axillaris, Nervus thoracicus longus und Truncus thoracodorsalis) sowie auch der sensiblen Nerven (Nervus intercostobrachialis). Die Entfernung der Lymphknoten unter gleichzeitiger Schonung der sensiblen Nerven war dadurch erheblich erleichtert. Der nur relativ kleine, kosmetisch günstig liegende Zugangsweg bedeutete

keinen Nachteil für eine gründliche Exploration der Lymphknotenstationen inkl. Level III. Im postoperativen Verlauf, sowie im max. 48 monatigen Follow-up, wurden die Armbeweglichkeit, die grobe Kraft, die Hautsensibilität sowie der Armumfang gemessen und die Patientinnen nach subjektiven Beschwerden und Zufriedenheit befragt. Gemessen wurde außerdem: das abgesaugte Volumen Fett, Menge und Dauer der Sekretion über die axilläre Drainage, Anzahl der exstirpierten Lymphknoten (unterteilt nach Level I, II, III sowie im aspirierten Fett), eventuelle, durch die Liposuction verursachte Verletzungen (Haematom, Nervenläsion, post-op Infektion) und der Zeitpunkt des Erreichens der vollen Armbeweglichkeit. Nach allen Kriterien zeigte sich ein ausgesprochen günstiges Ergebnis mit insgesamt nur geringer Morbidität.
In unseren Augen wird durch die genannte Methode bei geringem zusätzlichen Zeit- und Materialaufwand eine schonende Axilladissektion deutlich erleichtert. Adipöse oder auch normal gewichtige Patientinnen mit fettreicher Axilla profitieren am meisten von dem Vorgehen.

P48

Ultraschallgestützte Aspirationsmammoplastik und aspirationsassisitierte minimal-invasive subkutane Mastektomie bei Gynäkomastie

J. Borges, C. Andree, E.M. Lang, H. Zajonc, H. Bannasch, G.B. Stark
Abteilung Plastische und Handchirurgie der Universität Freiburg

Zielsetzung: Herkömmliche Operationsverfahren zur Behandlung der Gynäkomastie schließen eine periareoläre oder quere Hautresektion ein. Dies resultiert in sichtbaren Narbenbildungen. Rein resektive Verfahren können eine harmonische Brustkontur oft nicht erreichen. Sowohl die weibliche wie auch die männliche Brust bestehen insbesondere bei der Gynäkomastie zu einem großen Teil aus Fettgewebe. Die Anwendung der Aspirationslipektomie zur Behandlung der Gynäkomastie hat die rein resektiven Verfahren mit sichtbaren Hautschnitten weitgehend unnötig gemacht. Durch die Fettabsaugung ist ein gleichmäßiger Übergang zum umgebenden pektoralen Subkutangebe zu erreichen. Postoperativ wird eine Schrumpfung der Haut induziert und hat sich auch bei der Reduktionsplastik der weiblichen Brust bewährt. **Material und Methoden:** Die Operation erfolgt in Tumineszenztechnik mit Kleinscher Lösung. Palpatorisch kann meist abgeschätzt werden, ob eine reine Liposuktion ausreicht oder eine zusätzliche Drüsenkörperresektion erforderlich ist. Nach Markierung erfolgt eine inframammäre Stichinzision, über welche die Infiltration, Ultraschallzertrümmerung und Fettabsaugung erfolgt. Bei vorhandenem Drüsenkörper wird auch dieser penetriert und entfettet und nach Verlängerung der Inzision en bloc reseziert. **Ergebnisse:** Zwischen 1993 und 2001 wurden in unserer Abteilung 80 Patienten mit Gynäkomastie operiert. In 24 Fällen erfolgte eine reine Liposuktion, in 56 mal war eine zusätzliche Drüsenkörperresektion erforderlich. Hautresektionen erfolgten nur noch in 6 Fällen. Rezidive bzw. operationsbedürftige Residuen traten in 15 Fällen auf, weiterhin 2 revisionsbedürftige Hämatome, jedoch keine Haut-oder mamillennekrosen. **Zusammenfassung:** Die ultraschallgestützte Asprationslipektomie erlaubt eine narbenvermeidende und komplikationsarme operative Behandlung der Gynäkomastie. Selbst eine suboptimale Hautschrumpfung hebt sich positiv von den Stigmata ausgedehnter Narbenbildung nach Hautresektion ab. Hautresektionen sind nur in seltenen Ausnahmefällen erforderlich und sollten darüber hinaus vermieden werden.

P49

Sonographisch gesteuerte Mammaabszesspunktion als minimal-invasive Alternative zur chirurgischen Inzision

K. Middendorf, S. Müller-Egloff, I. Heer, I. Bauerfeind, M. Untch, A. Strauss
Klinik und Poliklinik für Frauenheilkunde und Geburtshilfe, Großhadern, Klinikum der Universität München, Deutschland

Zielsetzung: Bei Mammaabszessen ist bislang die chirurgische Intervention mit Inzision und Gegeninzision die Behandlungsmethode der Wahl, wobei das kosmetische Ergebnis jedoch häufig wenig zufrieden stellend ist. Die sonographisch gesteuerte Abszesspunktion mit lokaler Antibiotikaspülung stellt dabei eine viel versprechende Alternative dar. In der vorliegenden Studie werden die beiden therapeutischen Ansätze miteinander verglichen. **Material und Methoden:** Im Zeitraum von 12/1997 bis 9/2002 wurden an der Klinik und Poliklinik für Frauenheilkunde und Geburtshilfe im Klinikum Großhadern 24 Patientinnen mit insgesamt 28 Mammaabszessen behandelt. 25% (6/24) der Patientinnen litten an einem puerperalen und 75% (18/24) an einem non-puerperalen Brustabszess. Die Studiengruppe der chirurgisch versorgten Patientinnen umfasst 15 Frauen mit insgesamt 16 Mammaabszessen. Sonographisch gesteuert drainiert wurde die abszedierende Brustentzündung bei 10 Frauen. Der Vergleich der Therapieerfolgsraten erfolgte mittels Chiquadrat- bzw. t-Test, bei einem Signifikanzniveau von $p=0{,}05$. **Ergebnisse:** Der minimal invasive Zugangsweg war nicht mit einer längeren Zeitspanne einer systemischen antibiotischen Therapie, einer Ausdehnung der Hospitalisierung der Patientinnen oder einem gesteigerten Analgetikabedarf verbunden. Nach Abszesspunktionsbehandlung kam zu keinem Rezidiv, jedoch bei 31% (5/16) der chirurgisch versorgten Patientinnen. Das ästhetisch-kosmetische, wie auch funktionserhaltende Ergebnis bei den laktierenden Patientinnen, war in der Punktionsgruppe für alle Frauen zufrieden stellend. **Zusammenfassung:** Die drainierende Punktionsbehandlung des Mammaabszesses stellt im Vergleich zur chirurgischen Technik durch ihre geringere Invasivität (keine Narkose, günstigere Kosmetik, ambulante Prozedur) eine viel versprechende Alternative dar und genießt deshalb bei den auf diese Weise minimal invasiv behandelten Patientinnen hohe Akzeptanz.

P50

Ist die Resektion isolierter Lebermetastasen nach Mammakarzinom sinnvoll?

M. Weber, J. Fahlke, H.-U. Schulz, C. Schmidt, H. Lippert
Klinik für Allgemein-, Visceral- und Gefäßchirurgie, Otto-von-Guericke-Universität Magdeburg

Zielsetzung: Durch Resektion oder lokoregionäre Chemotherapie kolorektaler Lebermetastasen lässt sich bei betroffenen Patienten eine Verbesserung der Prognose erzielen. Aus diesem Grund werden immer wieder Patientinnen nach Mammakarzinom zur Operation vorgestellt. **Material und Methoden:** Anhand eigener Daten wird der Wert von Resektion und lokoregionärer Chemotherapie überprüft und mit der aktuellen Literatur verglichen. Im Zeitraum 1992–2001 wurden 51 Patientinnen mit Lebermetastasen nach Mammakarzinom zur Resektion an unserer Klinik vorgestellt. Von ihnen konnten letztlich bei 16 Patientinnen die Metastasen reseziert werden. **Ergebnisse:** Von den 16 Patientinnen nach erfolgreicher Metastasenresektion sind derzeit 10 Patientinnen am Leben (medianes Überleben 799 Tage), von den 51 Patientinnen, bei denen eine Resektion nicht möglich war, sind ebenfalls noch 10 am Leben (medianes Überleben 346 Tage). **Zusammenfassung:** Die Ergebnisse belegen, dass die Resektion in ausgewählten Fällen bei Patientinnen mit Lebermetastasen nach Mammakarzinom Vorteile für die betroffenen Patientinnen bringen kann.

P51

Vertebroplastie – neues therapeutisches Verfahren zur Schmerzbehandlung von Wirbelkörperfrakturen bei Knochenmetastasen

W. Schwarz[1], K. Hochmuth[2], A. Kurth[2], K. Eichler[1], D. Menges[1], C. Herzog[1], T.J. Vogl[1]
[1]Institut für Diagnostische und Interventionelle Radiologie, Universitätsklinikum Frankfurt am Main; [2]Abteilung für allgemeine Orthopädie und Traumatologie, Orthopädische Universitätsklinik Friedrichsheim, Frankfurt am Main

Zielsetzung: Vorstellung der perkutanen Vertebroplastie als interventionelles radiologisches Verfahren zur Schmerztherapie bei malignen Wirbelkörperfrakturen sowie klinische und radiologische Beurteilung der Ergebnisse. **Materialien und Methoden:** Bei 6 Patientinnen mit schmerzhaften metastatisch bedingten BWS-Frakturen (n=4) und LWS-Frakturen (n=5) wurden bipedikuläre Vertebroplastien unter Lokalanästhesie und Sedation durchgeführt. Die transpedikuläre WK-Punktion wurde unter CT-Kontrolle und die Knochenzementapplikation unter Durchleuchtungs-CT-Kontrolle durchgeführt. Bei 3 Patientinnen wurde vor der Zementapplikation eine RF-Therapie zur Metastasenverödung und -verkleinerung durchgeführt.

Die Schmerzintensität beim Patientinnen wurde vor und 24 Stunden nach den Vertebroplastien mittels einer Schmerz-Skala beurteilt. **Ergebnisse:** 24 Stunden nach den Vertebroplastien konnte bei allen Patientinnen eine deutliche Schmerzreduktion bzw. eine Schmerzfreiheit erzielt werden. Ebenfalls wurde bei keiner Patientin eine klinische Nebenwirkung in der Beobachtungszeit registriert. Im CT wurden bei 6 Applikationen diskrete Knochenzementaustritte in das paravertebrale Venengeflecht, bei einer Intervention ein Austritt in den epiduralen Raum mit diskreter Einengung des Spinalkanals ohne neurologische Ausfälle und bei 2 Applikationen ein Zementaustritt in die Bandscheiben dokumentiert. **Zusammenfassung:** Die perkutane Vertebroplastie stellt ein minimal invasives, komplikationsarmes Verfahren zur wirksamen Therapie von Schmerzen bei malignen Wirbelkörperfrakturen dar. Durch das sichere Beherrschen der Methode, die genaue Kenntnis der Kontraindikationen und der möglichen Komplikationen ist somit die Vertebroplastie eine hilfreiche Therapiealternative, welche den Patientinnen eine langdauernde und häufig nebenwirkungsbehaftete Schmerztherapie ersparen kann.

P52

MR-gesteuerte Thermoablation von benignen und malignen Mammatumoren mit fokussiertem Ultraschall (MRgHIFUS). Vorstellung einer neuen ambulanten, nicht-invasiven Behandlungsmethode

T. Ehrenstein[1], A. Kleine-Tebbe[2], A. Reles[2], M. Bostanjoglo[1], J.-W. Oestmann[1], W. Lichtenegger[2], R. Felix[1]
[1]Klinik für Strahlenheilkunde; [2]Klinik für Frauenheilkunde und Geburtshilfe Charité Campus Virchow-Klinikum, Medizinische Fakultät der Humboldt Universität zu Berlin

Zielsetzung: Ziel der Untersuchung ist die Evaluation einer neuen, nicht invasiven Methode zur Thermoablation von Mammatumoren hinsichtlich Durchführbarkeit und Verträglichkeit. **Material und Methoden:** Die MR-gesteuerte Anwendung von fokussiertem Ultraschall (MRgHIFUS, Fa. Insightec Israel) erlaubt es, ein wenige mm^3 großes Zielvolumen in der Mamma mittels stark fokussiertem Ultraschall innerhalb von 10–20 sec. auf 60–80 °C zu erhitzen. Durch die gleichzeitig durchgeführte MRT erfolgt die Zielkontrolle und Messung der erreichten Temperatur. Dieses ermöglicht die gezielte thermische Ablation von benignen, aber auch malignen Tumoren der Mamma. Im Rahmen zweier internationaler Phase Studien wird die Anwendung von MRgHIFUS bei Patienten mit Fibroadenomen und invasiven Mammakarzinomen evaluiert. **Ergebnisse:** Im Rahmen der Studie sind bisher ca. 20 Pat. mit Fibroadenomen und 7 Pat. mit invasiven Mammakarzinomen behandelt worden. Bei 70% der rekrutierten Pat. konnte die Behandlung in geplanter Weise durchgeführt werden. Zu den beobachteten Nebenwirkungen gehörten leichte bis moderate lokale Schmerzen, Kutisödem und Hautverbrennungen in wenigen Fällen. Beim Mammakarzinom wurden 97+/-8% des Tumorvolumens erfasst und 87+/-16% des erfassten Volumens nekrotisiert. Beim Fibroadenom zeigten 72% der gehandelten Tumoren in der MRT Kontrolle einen partiellen oder kompletten Perfusionsverlust. **Zusammenfassung:** Die Anwendung von MR-gestütztem fokussiertem Ultraschall bietet einen viel versprechender Ansatz für die nicht-invasive und nebenwirkungsarme ambulante Behandlung von Mammatumoren. Bei therapiebedürfigen Fibroadenomen kann unter Vermeidung einer Operation ein kosmetisch günstiges Resultat erzielt werden. Für die Therapie von invasiven Mammakarzinomen eröffnen sich Einsatzbereiche bei der lokalen Kontrolle beim metastasierten Mammakarzinom, bei lokalen Rezidiven, nicht narkosefähigen Patientinnen oder in Kombination mit Chemo- oder Strahlentherapie.

P53

Operatives Vorgehen beim primären Mammakarzinom, Umsetzung von Leitlinien in den Kliniken der Region Aachen

H. Saler[1], B. Hangarter[2], A. Gransow-Göv[2], E. Breuer[2], G. Kroll[2]
[1]Bethlehem Krankenhaus, Stolberg; [2]Institut für Pathologie, Aachen

Die Umsetzung von Leitlinien erfolgt meist mit einer gewissen Latenz. Die Untersuchung der Umsetzung von Leitlinien im zeitlichen Verlauf und bezogen auf verschiedene Kliniken wurde von uns untersucht.

In der Region Aachen wurden im Rahmen der Feldstudie Mammakarzinom mit Förderung des BMG von August 1995 bis Juli 2000 alle primären Mammakarzinome registriert. Für insgesamt 2398 Fälle konnten bei Vorliegen einer Einverständniserklärung der Patientin Daten zu Therapie und Nachsorge mit erfasst werden. Dies entspricht einer Ausschöpfung von über 70%. Gleichzeitig haben in den Jahren 1996 und 1998 Konsensuskonferenzen in St. Gallen stattgefunden Die entsprechenden Manuale des Tumorzentrums München wurden im Sinne von richtungsweisenden Therapieempfehlungen an die beteiligten Praxen und Krankenhäuser weitergegeben. Im Rahmen unserer Untersuchungen wird nun die Umsetzung der Leitlinien zur operativen und radioonkologischen Therapie des primären Mammakarzinoms der Region anhand der im Rahmen der Feldstudie erhobenen Daten analysiert.
Durch den Vergleich verschiedener Kliniken der Region kann die unterschiedliche Akzeptanz bzw. auch die zeitliche Latenz bis zur Umsetzung deutlich gemacht werden. Durch die Rückmeldung der erhobenen Daten konnte insgesamt die Versorgungssituation deutlich gebessert werden.

Poster: Sentinel-Lymphknoten

P54

Axillasonografie als Standardmethode in der Sentinel-Lymphknoten-Diagnostik beim Mammakarzinom

A. Düran[1], M. Bühner[1], J.Tio[1], H. Volkholz[2], A. H. Tulusan[1]
[1]Frauenklinik Bayreuth; [2]Institut für Pathologie Klinikum Bayreuth

Fragestellung: Die Lokalisation des Sentinel-Lymphknoten (SLN) beim Mammakarzinom ist durch die Darstellung der Lymphbahnen vom Tumor durch Isosulfanblau oder Tc99m-Injektion möglich. Ziel unserer Untersuchung war es, die Frage zu beantworten, ob es durch eine gezielte Sonografie der Axilla möglich ist, den Sentinel-Lymphknoten im B-Bild darzustellen und seine topografische Lage zu lokalisieren um so die Detektionsrate zu erhöhen und die Falsch-Negativ-Rate zu senken. **Methodik:** Im Zeitraum 1/2001 bis 12/2002 erhielten 200 Patientinnen mit Mammakarzinom präoperativ eine gezielte Axilla-Sonografie (Ultraschalgerät Siemens Elegra) der ipsilateralen Seite der erkrankten Brust. Der Lymphknoten, der die ausgeprägteste hypoechogene Randzone besaß und zum Drüsenkörper hin am nächsten lag, wurde in 112 Fällen drahtmarkiert und mit dem präoperativ mit Farbstoff und/oder Tc99m markierten Sentinel-Node verglichen. **Ergebnisse:** Bei allen 200 Patientinnen gelang es in der ipsilateralen Axilla der erkrankten Brust auch bei nodal (N0) negativen Patientinnen, Lymphknoten nachzuweisen. Von den 112 drahtmarkierten Sentinel's konnte in 90% eine Übereinstimmung mit der «Standardmethode» (Farbe, Tc99m) erzielt werden. Des weiteren fanden wir die Lokalisation der SLN immer an der Thoraxwand «lateral-caudal» entsprechend der Lymphknotengruppe am lateralen Rand des M. pectoralis major. **Schlussfolgerung:**
1. Die Lokalisation des Sentinel-Node der Brustdrüse ist im caudalen Winkel der Axilla («anterior pectoralis nodes») sonografisch möglich.
2. Das intranodale Applizieren eines Markierungsdrahtes erleichtert das operative Auffinden des Sentinel-Node.
3. Die sonografische Detektionsrate ist mit der Standardmethode (Blau, Tc99m) vergleichbar.
4. Die Falsch-Negativ-Rate ließ sich verbessern.

P55

Die Sentinellymphknotenbiopsie bei Mammakarzinompatientinnen nach neoadjuvanter Chemotherapie

R. Reitsamer[1], F. Peintinger[2], E. Prokop[3], L. Rettenbacher[4]
[1]Landesklinik für Spezielle Gynäkologie und Brustambulanz, Landeskliniken Salzburg; [2]Abteilung für Gynäkologie und Geburtshilfe, Landeskrankenhaus Leoben; [3]Pathologisch-Anatomisches Institut, Landeskliniken Salzburg; [4]Landesklinik für Nuklearmedizin und Endokrinologie, Landeskliniken Salzburg, Österreich

Ziel: Die Sentinellymphknotenbiopsie (SLNB) ist eine exakte Methode zum axillären Staging bei Frauen mit primärem Mammakarzinom. Ziel der Studie ist es, die Genauigkeit und Durchführbarkeit der SLNB bei Mammakarzinompatientinnen nach neoadjuvanter Chemotherapie zu überprüfen. **Methoden:** Patientinnen mit lokal fortgeschrittenen Mammakarzinomen im Stadium II oder III, die eine neoadjuvante Chemotherapie erhalten hatten, wurden in die Studie eingeschlossen. Die Identifikation und Biopsie der Sentinellymphknoten (SLN) wurde durchgeführt und sofort daran anschließend die komplette Axilladissektion (ALND) durchgeführt. Die histopathologische Untersuchung der SLN und der axillär dissezierten Lymphknoten wurde durchgeführt und der Nodalstatus verglichen. **Ergebnisse:** 30 Patientinnen wurden untersucht. In 26/30 Patientinnen konnten die SLNs aufgefunden werden (Identifikationsrate 86.7%). In 25/26 Patientinnen (96.2%) konnte der Nodalstatus durch die SLNB exakt vorhergesagt werden. 11 Patientinnen hatten negative SLNs und negative Lymphknoten in der ALND, 6 Patientinnen hatten positive SLNs und weitere positive Lymphknoten in der ALND, bei weiteren 8 Patientinnen war der SLN der einzige positive Lymphknoten und die Restaxilla negativ. Eine Patientin hatte eine falsch negative SLNB. Somit ergibt sich eine falsch negativ Rate von 6.7% (1/15). **Zusammenfassung:** Die Genauigkeit der SLNB nach neoadjuvanter Chemotherapie ist vergleichbar mit der Genauigkeit der SLNB bei primärer Operation.

P56

Follow-up von Brustkrebspatientinnen mit negativem Sentinellymphknoten ohne weitere Axilladissektion

R. Reitsamer[1], F. Peintinger[2], E. Prokop[3], L. Rettenbacher[4], C. Menzel[1]
[1]Landesklinik für Spezielle Gynäkologie und Brustambulanz, Landeskliniken Salzburg; [2]Abteilung für Gynäkologie und Geburtshilfe, Landeskrankenhaus Leoben; [3]Pathologisch-Anatomisches Institut, Landeskliniken Salzburg; [4]Landesklinik für Nuklearmedizin und Endokrinologie, Landeskliniken Salzburg, Österreich

Ziel: Evaluierung der Rate an axillären Rezidiven bei Frauen mit invasivem Mammakarzinom, die bei negativem Sentinellymphknoten (SLN) lediglich einer Sentinellymphknotenbiopsie und keiner weiteren axillären Dissektion (ALND)unterzogen wurden. **Methoden:** Zwischen May 1999 und Februar 2002 wurden 333 Patientinnen mit invasivem Mammakarzinom bis zu 4 cm Größe in diese prospektive Studie aufgenommen. Die SLNs wurden mittels der kombinierten Methode mit blauem Farbstoff und Technetium 99m markiertem Albumin dargestellt und entfernt. Die SLNs wurden in Gefrierschnittuntersuchungen intraoperativ beurteilt und postoperativ in Paraffin eingebettet in Serienschnitten in 250 Mikrometern aufgearbeitet und in der H&E Färbung und in der Immunhistochemiefärbung (IHC) untersucht. Bei SLN positiven Patientinnen wurde entweder sofort (Gefrierschnitt positiv) oder sekundär (H&E und/oder IHC positiv) die ALND durchgeführt. Patientinnen, die sowohl im Gefrierschnitt als auch in der H&E Färbung und in der IHC Färbung negative SLNs hatten, wurden keiner weiteren ALND unterzogen. **Ergebnisse:** 333 Patientinnen wurden in die Studie eingeschleust. Die SLNs konnten in 328/333 Patientinnen aufgefunden werden (Identifikationsrate: 98.5%). 128/328 Patientinnen (39.0%) hatten positive SLNs und eine komplette ALND. 200/328 Patientinnen (61.0%) waren SLN negativ und hatten keine weiter ALND. Die mittlere Tumorgröße der SLN negativen Patientinnen war 16.5 mm. Die mittlere Anzahl entfernter SLNs war 2.1 pro Patientin. Nach einer mittleren Nachbeobachtungszeit von 24.4 Monaten konnte kein axilläres Rezidiv, aber auch kein Lokalrezidiv beobachtet werden. **Zusammenfassung:** Die SLN Biopsie ist eine exakte Methode zum axillären Staging. Das Fehlen von axillären Rezidiven und von Lokalrezidiven bestätigt die Sicherheit und Exaktheit der SLN Biopsie als Alternative zur ALND.

P57

Durchführung der Sentinellymphknotenbiopsie beim Mammakarzinom in einem Allgemeinkrankenhaus: Qualitätssicherung durch einen Supervisor

F. Peintinger[1], R. Reitsamer[2], G. Lichtenegger[3], G. Ralph[1], C. Menzel[2]
[1]Abteilung für Gynäkologie und Geburtshilfe, Landeskrankenhaus Leoben; [2]Landesklinik für Spezielle Gynäkologie und Brustambulanz, Landeskliniken Salzburg; [3]Abteilung für Gynäkologie und Geburtshilfe, Landeskrankenhaus Bruck, Österreich

Ziel: Die Durchführung der Sentinellymphknotenbiopsie (SLNB) in einem Allgemeinkrankenhaus bedarf einer Qualitätssicherung und Qualitätskontrolle. Wir analysieren das Modell einer Supervisor-Brusteinheit zur Gewährleistung der Qualitätssicherung. **Methoden:** Die SLNB gefolgt von der axillären Dissektion Level I und II wurde bei 76 Frauen mit invasivem Mammakarzinom durchgeführt. Die Identifikation des Sentinellymphknotens (SLN) erfolgte durch die Injektion von blauem Farbstoff (Patent Blau). Die untersuchten Parameter zur Qualitätskontrolle waren die Sensitivität und die falsch negativ Rate der Methode. Patientenselektion, technische Hinweise, Dokumentation, histologische Aufarbeitung des SLN und operatives Training wurden von der Supervisor-Brusteinheit vorgegeben. **Ergebnisse:** Bei 73/76 SLNB konnte der SLN erfolgreich dargestellt werden. Die Gesamtübereinstimmung betrug 98.6%, die Sensitivität 97.2% und die falsch negativ Rate 2.7%. Hiermit waren unsere Ergebnisse vergleichbar mit jenen der Supervisor-Brusteinheit. **Zusammenfassung:** Die Erfahrungsübertragung und die Standardisierung des operativen Ablaufes der SLNB durch das Modell eines Supervisors in einem Allgemeinkrankenhaus scheinen eine sichere Methode der Qualitätssicherung in der Behandlung von Frauen mit Mammakarzinom zu sein.

P58

Minimalisierung der axillären Dissektion im Rahmen brusterhaltender Operationen – Verzicht auf den separaten Zugang

S. Paepke[1], U. Schwarz-Boeger[1], V. Jacobs[1], J. Nährig[2], H. Höfler[2], M. Kiechle[1]
[1]Frauenklinik des Klinikums rechts der Isar, Technische Universität München; [2]Institut für Pathologie, Technische Universität München

Zielstellung: Der Trend zur Minimalisierung operativer Eingriffe setzt sich auch in der Mammachirurgie durch (What's new in surgery for breast cancer? Morrow M SABCC 2001, Endoscopic breast surgery for breast cancer. Fukuma F. SABCS 2002). Unter Zuhilfenahme endoskopischer Instrumente oder Leuchtspiegeln wurde auf den separaten Axillazugang bei brusterhaltenden Operationen verzichtet. Grundlegende Voraussetzung sind genaue Anatomiekenntnisse und der direkte Zugangsweg nach Abhebung des Brustdrüsenkörpers von der Pectoralisfascie über eine Weite von 3 cm. **Material und Methoden:** Im Rahmen der Konzeptüberprüfung wurden die ersten 11 operierten Patientinnen (11/02–12/02) unter folgenden Fragestellungen ausgewertet:

- Gewährleistete onkologische und intraoperative Sicherheit?
- Kombination mit der Sentinel Lymph Node Biopsy möglich?
- Vergleichbare postoperative Morbidität mit dem konventionellen separaten Zugang?
- Einschränkungen hinsichtlich des kosmetischen Ergebnisses?

Ergebnisse:
Stadienverteilung: pT1b–pT4b, pN0–pN3a
Schnittlänge: 25 bis 80 mm
Resektatgewicht Brust: 27–93 g (Mittelwert 42 g)
Resektatabmessungen axilläres Fettlymphknotengewebe: 4.5×2.5×1.0 cm bis 10×6.0×2.5 cm
Lymphknotenanzahl: 8–28 (Mittelwert 15)
Eingriffsdauer (mit Bilddokumentation): 17–40 min
Alter: 49–80
Tumorlokalisationen: unten außen / zentral-paramamillär-innen / oben außen

Schlussfolgerungen: Die onkologische Sicherheit (Zahl entfernter Lymphknoten) ist gewährleistet, die Kombination des Eingriffs mit der Sentinel Lymph Node Biopsy problemlos möglich. Die Operationstechnik ist sowohl bei nodal negativen Patientinnen als auch bei ausgedehntem Lymphknotenbefall technisch sicher durchführbar. Die Armbeweglichkeit ist uneinge-

schränkt. Lymphserome traten nicht auf. Bei 2 Patientinnen war ein oberflächliches Hämatom zu verzeichnen. Das kosmetische Ergebnis ist absolut vergleichbar, eine Schnittverlängerung zur Gewährleistung eines sichereren Zugangs zur Axilla war nicht notwendig.
Die Operationstechnik und weitere Ergebnisse werden präsentiert.

P59

Qualitätsgesicherte Implementierung der SN-Biopsie beim Mammakarzinom – Konzept und erste Ergebnisse

T. Kühn[1,4], K. Roterberg[1,4], M. Hanke[1,4], M. Blumenröther[2,4], T. Darnedde[3,4]
[1]Frauenklinik Gifhorn, [2]Radiologische Gemeinschaftspraxis, Gifhorn, [3]Institut für Pathologie, Gifhorn, [4]Projektgruppe interdisziplinäre Senologie, Gifhorn

Fragestellung: Die SN-Biopsie gilt als viel versprechendes Verfahren für ein minimal-invasives axilläres Staging beim Mammakarzinom. Die Konditionen für eine routinemäßige Anwendung der SN-Biopsie sowie Möglichkeiten der Qualitätssicherung sind bis heute noch nicht definiert. Analog den EUSOMA-Kriterien entwickelten wir ein Konzept der systematischen Evaluierung von Indikatoren, die eine qualitätsgesicherte Implementierung der SN-Biopsie in die klinische Routine ermöglichen. **Methode:** Zwischen dem 1.4.2001 und dem 31.12.2002 führten wir bei 96 Patientinnen eine SN-Biopsie unter standardisierten Bedingungen (Lymphographie, Operationstechnik, histopathologische Aufarbeitung, Dokumentation) durch. Bei Patientinnen mit Tumoren < 2 cm und maximal einem ungünstigen Prognoseparameter (Grading, Lymphangiosis, Rezeptorstatus HER2-Status) oder auf ausdrücklichen Wunsch der Patientin führten wir eine alleinige SN-Biopsie mit anschließender regelmäßiger Beobachtung durch. Die axilläre Rezidivrate wurde als Qualitätsindikator ermittelt. Alle anderen Patientinnen mit unifokalen Tumoren erhielten eine SN-Biopsie mit anschließender Axilladissektion. Die institutsinterne Falsch-Negativ-Rate wurde aus diesem Kollektiv ermittelt. **Ergebnisse:** Bei 96 Patientinnen, bei denen eine SN-Biopsie durchgeführt wurde, betrug die Detektionsrate 97,9%. 45 Frauen erhielten eine alleinige SN-Biopsie. Während einer medianen Nachbeobachtungszeit von 6 Monaten (Range 1–20) wurde kein axilläres Tumorwachstum beobachtet. Bei 51 Patientinen wurde eine SN-Biopsie mit anschließender Axilladissektion durchgeführt. Die Sensitivität betrug 95,8%. **Zusammenfassung:** Die Erfassung der axillären Rezidivrate sowie die Ermittlung der institutsinternen Falsch-Negativ-Rate sind geeignete Instrumente, um eine qualitätsgesicherte Einführung der SN-Biopsie in die klinische Routine zu ermöglichen.

P60

Die exklusive Sentinel Node Biopsie beim Mammakarzinom

T. Heuser, A. Scheer, H.H. Zippel
Frauenklinik im Klinikum Stadt Hanau

Fragestellung: Ist es praktikabel, Patientinnen mit Mamma-Ca die exklusive Sentinel Node Biopsie (SNB) unter Verzicht auf die axilläre Lymphonodektomie (ALND) bei tumorfreien Sentinel Nodes (SLN) anzubieten? **Methode:** Im Zeitraum von März 2001 bis Dezember 2002 erfolgte bei 86 Patientinnen mit Mamma CA die Operation unter der Option einer exklusiven SNB. Es handelte sich um stanzbioptisch gesicherte, klinisch unifokale Karzinome mit einer Tumorgröße <=25mm. Das Lymphatic Mapping erfolgte unter kombinierter Anwendung von Nanocoll und Patentblau. Die Wächterlymphknoten wurden ab einer Größe von 6–10 mm intraoperativ durch Gefrierschnitt aufgearbeitet. Postoperativ erfolgte die histopathologische Untersuchung mittels Serienschnitten und Zytokeratinfärbung. **Ergebnisse:** Die SNB erbrachte durchschnittlich 3 (1–6, SD 1,36) Sentinel Nodes pro Fall. In 2/86 Fällen war ein intraoperativer Schnellschnitt nicht möglich. In 10/86 (11,5%) der Fälle musste einzeitig die ALND erfolgen. In 7/86 (8,1%) der Fälle wurde sekundär, nach endgültiger Aufarbeitung der SLNs eine Komplettierung der axillären Lymphonodektomie vorgenommen. Die Quote an falsch negativen Gefrierschnitt-Resultaten lag bei 6/86 (7%). In den Fällen sekundärer ALND fanden sich histologisch keine zusätzlichen Lymphknotenmetastasen. **Schlussfolgerung:** Die exklusive SNB ist unter den Bedingungen dieser Untersuchung praktikabel. Es muss mit einer Konversionsrate von 20% gerechnet werden. Der intraoperative SLN-Schnellschnitt erwies sich als ausreichend verlässlich, da eine sekundäre ALND nur in weniger als 7% empfohlen werden musste. Eine offene Frage bleibt, ob in den Fällen mit lediglich Mikrometastasen in den Wächterlymphknoten eine sekundäre ALND erforderlich ist.

P61

Problematik der Detektion multipler Sentinel Nodes beim Mammakarzinom

A. Scheer, T. Heuser, H.H. Zippel
Frauenklinik im Klinikum Stadt Hanau

Fragestellung: Welche Konsequenzen ergeben sich für die Praxis der Sentinel Node Biopsie (SNB) durch die Detektion multipler markierter Lymphknoten? **Methode:** Im Kollektiv von 400 Patientinnen mit Mamma-Ca erfolgten nach subdermaler Injektion von ca. 60 MBq Tc-Nanocoll die Lymphszintigraphie mit Visualisierung der Hot Spots und die sondenunterstützte Detektion der Sentinel Nodes. Deren Aktivität wurde durch Messung im Curiemeter bestimmt. Stufenschnitte und Pankeratin-Färbung der SN schlossen sich an. **Ergebnisse:** Die SNB erfolgte durchschnittlich 19 h nach Injektion des Tracers. In 66% der Fälle ergab die Detektion multiple Sentinel Nodes. In diesen Fällen wurde ein «dominanter» SN mit zumindest zweifacher Nuklidspeicherung und signifikant häufigerer Blaumarkierung definiert. Jedoch war dieser «dominante» SN in 20% nicht repräsentativ für eine positive Axilla. Die durchschnittliche Zahl der SN betrug 2. Bei positiver Axilla lag die SN-Zahl im Median bei 3, bei negativem Nodalstatus im Median bei 2. Das Vorkommen singulärer SN korrelierte signifikant mit einem negativen Nodalstatus. **Schlussfolgerung:** Der Axillastatus hat einen Einfluss auf die technische Ausführung der Sentinel Node Biopsie. Bei multiplen Hot Spots ist ein Lymphknotenbefall wahrscheinlich. In nur 80% ist der «dominante» Sentinel Node repräsentativ für den positiven Axillastatus. Daraus ergibt sich die Notwendigkeit, jeden markierten LK als SN zu deklarieren und histologisch aufzuarbeiten. Im Falle einer exklusiven SNB ohne Axilladissektion erfordert dies große operative Sorgfalt, was bei Detektion multipler Sentinel Nodes zu Lasten der axillären Morbidität gehen könnte.

P62

Sentinelbiopsie beim Mammakarzinom

M.A. Stoff-Khalili[1], K.-H. Broer[2]
[1]Universitäts-Frauenklinik Düsseldorf; [2]Frauenklinik, Akademisches Lehrkrankenhaus Porz der Universität Köln

Fragestellung: Die Sentinel-Biopsie versucht eine prognostische Informationen zum Lymphknotenstatus zu gewinnen, mit dem Ziel die Rate kompletter Axilladissektionen, welche zu einer beträchtlichen Morbidität führen können, zu minimieren. **Material und Methodik:** In einer prospektiven Studie von 173 Patientinnen erfolgte am Akademischen Lehrkrankenhaus Porz eine Darstellung des Sentinel-Lymphknotens (SLN) nach peritumoraler Injektion von 40 MBq Tc 99m markierten Humanalbumin in 2 ml NaCl-Lösung. Untersucht wurde die Detektionsrate der SLN, die Sensitivität der SLN-Biopsie und der negative prädiktive Wert in Abhängigkeit von Tumorgröße und Tumorlokalisation. **Ergebnisse:** Die Detektionsrate der SLN betrug 98% (170/173). In unserem Kollektiv betrug die Falsch-negativ Rate 16,0% bei einer Sensitivität der SLN-Biopsie von 86% im Gesamtkollektiv. Der negative prädiktive Wert lag bei 96%. Die Sensitivität in der Patientinnengruppe mit einem Primärtumor bis zu 1 cm lag bei 100%. Bei Patientinnen mit einer Primärtumorgröße von mehr als 1 cm war die Sensitivität deutlich niedriger. (T1b:100%, T1c:86%, T2:84%). **Schlussfolgerung:** Die Sentinel-Biopsie stellt bei dem Patientinnenkollektiv mit kleinem Primärtumor, welches in Zukunft durch eine verbesserte Früherkennung stetig ansteigen wird, ein vielversprechendes Verfahren dar durch eingeschränkte Lymphonodektomie das Trauma einer kompletten Axilladissektion zu vermeiden.

P63

Die Rolle der Sentinel Node Biopsie beim DCIS mit fraglicher Invasion

J. Gissler, M. Wolf, K. Dominiak, M. Paul, C. Ankel
Gyn. Abteilung des GK-Havelhöhe/Berlin

Da beim duktalen Carcinoma in situ selten axilläre Lymphknotenmetastasen vorliegen, wäre gerade hier der Einsatz der Sentinel Lymphnode Biopsie als operative Methode mit gering begleitender Morbidität wünschenswert.
Ziel des Vortrags ist der kontroversen Diskussion um den Einsatz der SLNB in diesen Fällen unsere Erfahrungen hinzuzufügen.
Hierbei erscheint es uns wichtig, zwischen der Diagnose DCIS ohne Anzeichen der Invasion einerseits und DCIS mit Mikroinvasion andererseits, zu unterscheiden.
In unserer gynäkologischen Abteilung wurden seit 1/99 mehr als 380 Patientinnen mit SLNB operiert. Seit 2001 gehören zu diesem Kollektiv auch 18 Patientinnen mit DCIS und präoperativ fraglicher Invasion.
Bei Patientinnen mit ausgedehnten Mikrokalzifikationen oder mit DCIS als abgrenzbarem Tastbefund wurde im Einverständnis die Indikation zur SLNB gestellt.
Für den Vortrag ist eine Falldemonstration dieses kleinen Patientinnenkollektives vorgesehen, bei der technische Vorgehensweise sowie Ergebnisse aufgezeigt werden, ohne Anspruch eine statistisch fundierte Position innerhalb dieses Grenzbereiches der SLNB zu beziehen.

Poster: Radioonkologie

P64

CT-geplante, adjuvante 3D-Radiotherapie (RT) bei Mammakarzinom nach brusterhaltender Operation: prospektive Messung der Toxizität nach CTC – Klassifikation und der Lebensqualität in dem Zeitraum 0 bis 90 Tage nach Therapiebeginn

R. Galalae[1], J. Michel[1], J. U. Siebmann[2], T. Küchler[2], K. Eilf[1], B. Kimmig[1]
[1]Klinik für Strahlentherapie (Radioonkologie); [2]Klinik für Allgemeine und Thoraxchirurgie / Referenzzentrum Lebensqualität, Universitätsklinikum Schleswig-Holstein, Campus Kiel

Zielsetzung: Die Akuttoxizität und die gesundheitsorientierte Lebensqualität (LQ) wurde prospektiv bei Radiotherapie des Mammakarzinoms gemessen. **Materialien und Methoden:** 109 Frauen wurden mit einem topographischen Toxizität-Arbeitsmodul bei Beginn(t1), während(t2–t7) und 6 Wochen nach RT(t8) untersucht. 15 Organskalen wurden dargestellt. Die LQ wurde mit den EORTC-Modulen QLQ-C30 und BR23 zu Beginn(t1), am Ende(t2) und 6 Wochen nach RT(t3) analysiert. Nach systemischer Therapie wurden diskriminiert: Gruppe I, n = 41 (RT und CTx), Gruppe II, n = 45 (RT und HT) und Gruppe III, n = 23 (alleinige RT).**Ergebnisse:** Grad-1-Dermatitiden wurden in 6,74%(t1) bis 51,65%(t6), Grad 2 in 1,1%(t1) bis 19,78%(t6) und Grad 3 in 1,1%(t1) bis 1,09%(t5) registriert. Höhergradige Dermatitiden wurden nicht beobachtet. Grad-1-Hautpigmentierungen wurden in 3,26%(t3) bis 31,87%(t6), Grad 2 in 1,10%(t6) beobachtet. Höhergradige Pigmentierungen wurden nicht beobachtet. Die Brustsymmetrie wurde in 34,44%(t1) bis 25,71%(t8) sehr gut, in 40%(t1) bis 45,7%(t8) gut, in 22,2%(t1) bis 25,7%(t8) mäßig gut und in 3,33%(t1) bis 2,87%(t8) unbefriedigend beurteilt. Grad-1-Brustschmerzen wurden in 12,22%(t1) bis 8,57%(t8), Grad 2 in 0%(t8) bis 3,30%(t6) gemessen. Höhergradige Brustschmerzen traten nicht auf. Grad-1-Lymphödeme wurden konstant in 37%(t1-t8), Grad 2 in 1,09%(t2) und in 2,86%(t8) registriert. Lymphödeme >Grad 2 traten nicht auf. Univariat ergaben sich hochsignifikante Einschränkungen der Lebensqualität in der Gruppe I gegenüber der Gruppe II, während die Gruppen II und III sich nicht signifikant unterschieden. **Zusammenfassung:** Die Ergebnisse dokumentieren, dass die 3D-Radiotherapie beim Mammakarzinom gut toleriert wird. Die Operabilität bzw. Reliabilität der benutzten Messinstrumente war sehr gut. Hochsignifikante Einschränkungen der LQ ergaben sich durch die adjuvante Chemotherapie.

P65

Adjuvante, CT-geplante 3D-Radiotherapie (3D-RT) bei Mammakarzinom nach brusterhaltender Operation: Erste klinische Ergebnisse nach 3 Jahren.

R. Galalae, J. Schultze, J. Michel, K. Eilf, B. Kimmig
Klinik für Strahlentherapie (Radioonkologie), Universitätsklinikum Schleswig-Holstein, Campus Kiel

Zielsetzung: Die klinischen Ergebnisse in Bezug auf Gesamtüberleben bzw. tumorfreies Überleben nach CT-geplanter 3D-Radiotherapie des Mammakarzinoms sollten berichtet werden. **Materialien und Methoden:** Die 3D-RT wurde CT-geplant. Die Dosisberechnung erfolgte im gesamten erfassten Volumen entsprechend ICRU 50 bzw. 62. Die weitgehende Schonung der Risikoorgane (Lunge, Herz, Leber, kontralaterale Brust) erfolgte durch automatisches Einfahren eines Multi-Lamellen-Kollimators ins Bestrahlungsfeld. Die Dosis betrug 50 Gy in der gesamten Restbrust bei einer Einzeldosis von 2 Gy täglich. Sie wurde mit einem 6 MeV-Photonenstrahl eines Linearbeaschleunigers appliziert. Im Bereich des Tumorbettes (Gross Tumor Volume = GTV) wurde die Dosis auf 60 bis 64 Gy in Abhängigkeit des Operationsrandes mit Hilfe von schnellen Elektronen eines Linearbeaschleunigers aufgesättigt. Die durchschnittliche Gesamtdosis betrug 60,1 Gy. 109 konsekutiv behandelte Patientinnen mit einem Mammakarzinom wurden prospektiv untersucht. 66 Frauen waren in UICC-Stadium T1, 38 in Stadium T2 und eine Patientin in Stadium T3. 4 weitere Patientinnen wiesen ein DCIS auf. Histologisch waren 80,7% inv. duktale und 9,2% inv. lobuläre Karzinome. 34,8% der Patientinnen waren nodalpositiv und 31,2% hatten einen schlecht differenzierten Tumor (G3). **Ergebnisse:** Nach einem medianen Beobachtungszeitraum von 3 Jahren waren 97% der behandelten Patientinnen tumorfrei. Das Gesamtüberleben betrug 98%. **Zusammenfassung:** Die Nutzung des virtuellen CT-Simulators und des entsprechenden 3D-Datensatzes erlaubt eine hoch-präzise Radiotherapieplanung beim Mammakarzinom nach brusterhaltender Operation. Die 3-Jahres-Ergebnisse sind sehr viel versprechend.

P68

Alleinige interstitielle Brachytherapie (iBT) beim Mammakarzinom: Strahlenbelastung der Haut und dermale Toxizität

O. Ott, V. Strnad, M. Lotter, R. Sauer
Klinik für Strahlentherapie Friedrich-Alexander-Universität Erlangen-Nürnberg, Erlangen

Ziele: Quantitative Ermittlung der Hautdosis bei alleiniger iBT nach brusterhaltender Operation zur prospektiven Abschätzung von Akut- und Spättoxizität. **Methoden:** Bei der Rekonstruktion des Brustimplants werden fünf Punkte auf der Haut über dem Zielvolumen markiert (Drahtkreuz) und mitrekonstruiert. Für jeden Punkt wurde eine Hautdosis berechnet, durch Mittelwertbildung ergab sich die mittlere Hautdosis (MHD). **Ergebnis:** Zwischen 06/01 und 12/02 wurde bei 44 Patientinnen mit alleiniger iBT des Tumorbettes die MHD bestimmt. 35 Patientinnen erhielten eine PDR-BT mit 0,6 Gy/h bis 49,8 Gy. Die mediane Anzahl der Afterloadingtubes war 13, verteilt auf 2 (n=30, 86%) bzw. 3 (n=5, 14%) Implantatreihen. Das durch die Referenzisodose umschlossene mediane Volumen (Vref) betrug 57,2 cm^3, die mediane MHD betrug 17,55 Gy. Neun Patientinnen erhielten eine HDR-BT mit 2× 4,0 Gy/die bis 32,0 Gy. Die Anzahl der Tubes dieser Patientinnen betrug im Median 11, verteilt auf 2 (n=6, 67%) bzw. 3 (n=3, 33%) Implantatreihen. Vref war 49,5 cm^3, die mediane MHD betrug 11,49 Gy. Von den 35 Patientinnen mit PDR-BT hatten drei eine MHD >25,0 Gy. Nur diese zeigten eine dermale Toxizität: Zwei hatten eine akute Dermatitis (MHD: 27,49 Gy bzw. 28,65 Gy), eine entwickelte 12 Monate nach der BT Teleangiektasien (MHD: 28,80 Gy). Alle anderen Patientinnen zeigten bislang keine dermale Toxizität. **Schlussfolgerung:** Bei der alleinigen iBT der Restbrust führen MHD von 17,55 Gy (PDR) bzw. 11,49 Gy (HDR) zu keiner Erhöhung der dermalen Toxizität. Mit Radiodermatitis und Teleangiektasien ist bei der PDR-BT derzeit zu rechnen, wenn die MHD mehr als 25,0 Gy beträgt.

P69

Alleinige interstitielle Brachytherapie (iBT) beim Mammakarzinom: Perioperative Morbidität, Toxizität und kosmetisches Ergebnis

O. Ott[1], V. Strnad[1], R. Pötter[2], J. Hammer[3], G. Hildebrandt[4], A. Resch[2], G. Kovács[5], M.W. Beckmann[6], R. Sauer[1]
[1]Klinik und Poliklinik für Strahlentherapie der Universität Erlangen-Nürnberg; [2]Klinik für Strahlentherapie und Radiobiologie der Universität Wien; [3]Abteilung für Radio-Onkologie, Krankenhaus der Barmherzigen Schwestern Linz; [4]Klinik und Poliklinik für Strahlentherapie und Radioonkologie der Universität Leipzig; [5]Interdisziplinäres Zentrum für Brachytherapie der Universität Kiel; [6]Klinik für Frauenheilkunde der Universität Erlangen-Nürnberg

Ziele: Evaluierung von periooperativer Morbidität, Akut- und Spättoxizität und des kosmetischen Ergebnisses nach alleiniger iBT des Tumorbetts nach brusterhaltender Operation. **Patienten und Methoden:** Zwischen 11/2000 und 01/2003 erhielten 86 Frauen nach brusterhaltender Operation eine alleinige PDR/HDR-iBT des Tumorbetts. Wir präsentieren Zwischenergebnisse der ersten 45 Patientinnen bezüglich Morbidität, Toxizität und Kosmetik. Einschlusskriterien in diesem multizentrischen Phase II-Protokoll waren u.a. ein maximaler Tumordurchmesser von 3 cm, ein negativer Nodalstatus (pN0), eine R0-Resektion mit mindestens 2 mm Sicherheitssaum, nur gut oder mäßig differenzierte Karzinome (G1/2), Hormonrezeptor-positive Tumoren, kein Nachweis einer EIC und Patientinnen mit einem Alter von mindestens 35 Jahren. Die PDR-iBT wurde mit 49,8 Gy in 83 stündlichen Pulsen, die HDR-iBT bis 32,0 Gy in zwei täglichen Fraktionen über 4 Tage appliziert. Die mediane Nachbeobachtungszeit betrug 14 Monate. **Ergebnis:** Perioperativen Komplikationen: keine Blutung, eine bakterielle Infektion des Implantats (1/45, 2%). Die Akuttoxizität war gering: 6,7% der Patientinnen (3/45) zeigten eine milde Radiodermatitis. Spättoxizität: Überempfindlichkeit/gelegentliches Stechen 24% (11/45), milde Hyperpigmentation 6,7% (3/45), moderate Hyperpigmentation 2,2% (1/45), milde Fibrosierung 11,1% (5/45) und milde Teleangiektasiebildung 6,7% (3/45). Ein exzellentes oder gutes kosmetisches Ergebnis wurde bei 95% der evaluierten Patienten gefunden. **Schlussfolgerung:** Diese Zwischenanalyse zeigt, dass die alleinige iBT nach brusterhaltender Operation ohne eine erhöhte perioperative Komplikationsrate durchführbar, die Akuttoxizität niedrig und die Spättoxizität mild ist und weiter das kosmetische Ergebnis nicht signifikant beeinflusst.

P70

Lokalrezidivrate nach intraoperativer Elektronenboost Radiotherapie (IORT) versus postoperativer externer Elektronenboostbestrahlung bei brusterhaltend operierten Mammakarzinompatientinnen

R. Reitsamer[1], F. Peintinger[2], F. Sedlmayer[3], M. Kopp[3], C. Menzel[1]
[1]Landesklinik für Spezielle Gynäkologie und Brustambulanz, Landeskliniken Salzburg; [2]Abteilung für Gynäkologie und Geburtshilfe, Landeskrankenhaus Leoben; [3]Landesklinik für Radiotherapie und Radioonkologie, Landeskliniken Salzburg, Österreich

Ziel: Evaluierung der Lokalrezidivrate bei Patientinnen mit invasivem Mammakarzinom nach brusterhaltender Operation und Ganzbrustbestrahlung mit zwei verschiedenen Arten der Boostbestrahlung (Intraoperativer Elektronenboost als Einzeldosis versus fraktionierter postoperativer Elektronenboost). **Methoden:** Nach brusterhaltender Operation erhielten 378 Patientinnen eine Dosis von 51 Gy bis 56.1 Gy in fraktionierten Dosen von 1.7 Gy als Ganzbrustbestrahlung. Gruppe 1 (188 Patientinnen) erhielt zusätzlich im Anschluss an die Ganzbrustbestrahlung eine externe Elektronenboostbestrahlung von 12 Gy auf das ehemalige Tumorbett in Einzelfraktionen von 2 Gy. Gruppe 2 (190 Patientinnen) erhielt intraoperativ eine vorgezogene Elektronenboostbestrahlung direkt auf das Tumorbett mit einer fraktionierten Einzeldosis von 9 Gy. Beide Gruppen sind vergleichbar in Alter, Menopausenstatus, Tumorgröße, Grading und Lymphknotenstatus. Alle statistischen Tests sind zweiseitig. **Ergebnisse:** Nach einer mittleren Nachbeobachtungszeit von 61.5 Monaten in Gruppe 1 und einer mittleren Nachbeobachtungszeit von 31.8 Monaten in Gruppe 2, konnten 8 Lokalrezidive (8/188) in Gruppe 1 (4.3%) und kein Lokalrezidiv (0/190) in Gruppe 2 beobachtet werden (P=0.083). **Zusammenfassung:** Der intraoperative Elektronenboost (IORT) scheint der konventionellen postoperativen Elektronenboostbestrahlung hinsichtlich Lokalrezidivrate überlegen zu sein. Die Ursache dafür dürfte in der exakteren Applikation des intraoperativen Boostes mit der Vermeidung eines «topographic miss», aber möglicherweise auch in radiobiologischen Reaktionen der hohen Einzeldosis liegen.

P71

Ein neues System zur Intraoperativen Radiotherapie (IORT) des Mammakarzinomes – Erste Erfahrungen

L. Bauer[1], U. Tiefenbacher[2], P. Fehervary[1], F. Wenz[2], F. Melchert[1]
[1]Universitätsfrauenklinik Mannheim; [2]Sektion Strahlentherapie, Universitätsklinikum Mannheim

Ziele: Mit einem mobilen Miniaturbeschleuniger wird seit Februar 2002 die intraoperative Radiotherapie (IORT) im Rahmen einer Studie am Universitätsklinikum Mannheim durchgeführt. Ziel ist die einmalige intraoperative Applikation von Röntgenstrahlen in das Tumorbett und nachfolgend die Reduktion bzw. das Wegfallen der postoperativen Restbrustbestrahlung. Erhoffte positive Effekte sind eine Verminderung der strahlenbedingten Nebenwirkungen sowie verbesserte Lokalkontrolle. **Material/Methoden:** Die Bestrahlungseinheit Intrabeam™ erzeugt Röntgenstrahlen von niedriger Energie, durch deren scharfen Dosisabfall zur Tiefe hin das umgebende Normalgewebe minimal belastet wird. Für eine homogene Dosisverteilung stehen kugelförmige Applikatoren zur Verfügung. Die Röntgenquelle ist mit einem flexiblen Tragarm kombiniert und dadurch mobil einsetzbar. Aufgrund der niederenergetischen Strahlung werden keine speziellen Strahlenschutzmaßnahmen benötigt. Vom Februar bis Dezember 2002 wurde am Universitätsklinikum Mannheim bei 38 Patientinnen mit Mammakarzinomen eine IORT des Tumorbettes durchgeführt: 19 Patientinnen wurden nach brusterhaltender Therapie mit einer alleinigen IORT behandelt, 6 Patientinnen aufgrund von Lokalrezidiven nach brusterhaltender Operation in der Vorgeschichte.19 weitere Patientinnen erhielten die IORT als Boost vor einer perkutanen Restbrustbestrahlung. **Ergebnisse:** Bis auf ein Erythem °II und zwei Wundheilungsstörungen wurde bisher keine Akuttoxizität beobachtet. Nach einem kurzen Follow-up von maximal 10 Monaten ist noch kein Lokalrezidiv aufgetreten. **Zusammenfassung:** Die IORT stellt eine innovative Therapiemöglichkeit zur Optimierung der Bestrahlung bei Patientinnen mit Mammakarzinom dar. Im bisherigen Patientenkollektiv sind keine schwerwiegenden Nebenwirkungen und keine Lokalrezidive aufgetreten, wobei es sich hier um die Zwischenauswertung einer laufenden Studie handelt.

P72

Ein mobiles Strahlenschild zur Reduktion der Streudosis an der contralateralen Brust bei der Strahlentherapie des Mammakarzinoms

S. Garbe[1], R. Facius[2], M. Bender[1], C. Lütter[1], H. Schüller[1], H. Schild[1]
[1]Radiologische Universitätsklinik, Funktionseinheit Strahlentherapie, Bonn; [2]Institut für Luft- und Raumfahrtmedizin, Deutsches Zentrum für Luft- und Raumfahrt, Köln

Zielsetzung: Bei Patienten mit BRCA 1/2-Funktionsverlust ist bei der konventionellen Strahlentherapie, d.h. mit tangentialen Photonenfeldern, das Risiko einer Therapie bedingten Cancerogenese durch die Hypersensitivität des Brustgewebes gegenüber ionisierender Strahlung (hier: Streustrahlung in der kontralateralen Brust) erhöht. Lässt sich die Streudosis und damit das Risiko reduzieren? **Materialien und Methoden:** Zur Reduktion der Streudosis auf die contralaterale Brust bei tangentialer Brustbestrahlung mit 6 MV Photonen bei einer Einzeldosis von 2x1 Gy und 50 Gy Gesamtdosis, wurde ein mobiler Bleischutzschild eingesetzt. Während der medialen Bestrahlung wird dieses Schild über die kontralaterale Brust gefahren (zusätzlicher Zeitaufwand 0.5 min). An insgesamt 8 Bestrahlungstagen wurde die Oberflächendosis unter Verwendung von Positions-Schablonen an 12 Stellen der Körperoberfläche bei alternierenden Gantry-Stellungen sowohl für das mediale als auch für das laterale Tangentialfeld mit Thermolumineszens- (TLD) und RPL-Glasdosimetern (DoseAce / PTW) gemessen. Die TLD wurden nach einer Standardprozedur am DLR ausgewertet und die RPL-Glasdosimeter wurden nach Kalibrierung mittels Re-

ferenzdosis automatisch ausgewertet Die Oberflächendosis ohne Schild wurde mit Hilfe des TPS HELAX-TMS Programms berechnet. Die Streudosis hinter dem Bleischild kann gegenwärtig damit nicht berechnet werden. **Ergebnisse:** Durch Einsatz des mobilen Bleibrustschildes wird die Streudosis auf der gesamten Oberfläche der contralateralen Brust bei medialem Feld auf ca. 1% der Einzeldosis (10 mGy) reduziert. Ohne Schild kann die Streudosis dort bis zu 20% der Einzeldosis betragen. **Zusammenfassung:** Bei medialem Strahl reduziert das mobile Brustschild die Streudosis und damit das Risiko der Tumorinduktion in der kontralateralen Brust um bis zu 1 Größenordnung. Das ALARA-Prinzip des Strahlenschutzes legt dessen Einsatz auch bei nicht Risikopatienten nahe.

P73

Problematik der Bestrahlungsfolgen bei Sofortrekonstruktion

F. Biber, R.R. Olbrisch
Plastische Chirurgie, Florence-Nightingale-Krankehaus, Düsseldorf

Die postoperative Bestrahlung ist unverzichtbarer Teil der brusterhaltenden Therapie beim Mammakarzinom. Mikro- und makroskopische konsekutive Veränderungen des Gewebes als Bestrahlungsfolge sind bekannt. Diese «Nebenwirkungen» können kurz-, mittel-, aber auch langfristige nach Strahlentherapie auftreten. Ein lokales Lymphödem, eine zunehmende Hyalinisierung mit Reduktion des Anteiles der elastischen Fasern und thrombotische Verschlüsse von Arteriolen und Venolen können zum exulcerierenden Radioderm führen. Dann ist als einzige Therapie der Wahl das radikale Debridement und die Deckung des Defektes mit einem muskulocutanen Lappen erfolgsversprechend.
Der ganz oder partiell verwendete Latissimus-dorsi-Lappen oder TRAM-Lappen zur Sofortrekonstuktion bei Brusterhaltender Therapie wird jedenfalls mitbestrahlt. Häufig sind schon mittelfristig bleibende Indurationen, Erytheme usw. zu beobachten, und zwar nicht nur im erhaltenen Brustdrüsengewebe mit der Folge der Deformierung, sondern erklärlicherweise auch im transponierten Lappen. Für eine in der Folge notwendige medizinische oder auch ästhetische Rekonstruktion steht dann dieser wichtigste Muskellappen nicht mehr zur Verfügung.
Alternative Verfahren, wie z.B. die unmittelbare Einlage eines Gewebeexpanders, nach dessen Füllung bestrahlt werden kann, um erst nach Abschluß der Bestrahlungsserie zu beurteilen, ob unbestrahltes körpereigenes Gewebe transponiert werden muss, sollten zunächst Verwendung finden. Das bedeutet: Die eigentliche Rekonstruktion mit einem Lappen darf erst nach der Bestrahlung erfolgen.

P74

Das kosmetische Ergebnis nach brusterhaltender Therapie des Mammakarzinoms von Patientinnen mit Seromen und Hämatomen im Bestrahlungsfeld

K. Lößl, J. Schultze, B. Kimmig
Klinik für Strahlentherapie, Campus Kiel, Universitätsklinikum Schleswig-Holstein

Ziele: Bei der Behandlung des kleinen Mammakarzinoms steht neben der Prognose und dem kurativen Ansatz die Kosmetik im Vordergrund. Es wurde evaluiert, ob die gewünschten kosmetischen Ergebnisse bei Patientinnen mit postoperativen Gewebsdefekten erreicht werden konnten. **Methoden:** Von 10/92 bis 12/95 wurden 373 brusterhaltend operierte Pat. bestrahlt. Davon zeigten 97 Frauen im Planungs-CT das Vorliegen von Seromen/Hämatomen (>2 cm). Erhoben wurden die Primärdaten aus Operation und Strahlentherapie sowie die posttherapeutischen Befunde. An Operationen wurden die Quadranten-, die Segmentresektion und die Tumorexzision durchgeführt. Die RT umfasste die Restbrust (50/60 Gy) und ggf. die Lymphabflusswege (46/50 Gy). Es wurde in Form einer Mammatangente mit KF-Technik mit 6 MV bzw. Co-60 bestrahlt (ED 2Gy). Die kosmetischen Ergebnisse von 51 Patientinnen wurden im 4- bzw. 5-Punkte-Score dokumentiert und die Befunde verglichen mit einer Kieler Untersuchung, die ein unsegmentiertes Gesamtkollektiv enthielt. **Ergebnisse:** Bei allen Pat. waren akute Hautreaktionen Grad 1-3 zu verzeichnen. Das kosmetische Gesamtergebnis war zu 52,9% sehr gut und gut, zu 37,3% befriedigend. Es gab 9,8% schlechte Resultate. Ausschlaggebend für die schlechten Befunde waren vor allem Spätnebenwirkungen wie die Asymmetrie (78,4% der Pat.), die Narbeninduration (82,3%), die subkutane Fibrose der Mamma (56,9%), der Narbenaspekt (68,6%) und das Lymphödem (41,2%), die einen Zusammenhang zur Defektlokalisation aufwiesen. 72,5% gaben Sensibilitätsstörungen an. **Schlussfolgerung:** Postoperative Serome/Hämatome im Bestrahlungsfeld haben einen negativen Einfluss auf die resultierende Gesamtkosmetik. Die Pat. neigten zu stärkeren akuten Erythemen und wiesen vermehrte Spätnebenwirkungen im Vergleich zu einem Gesamtkollektiv auf.

P75

Hautpflege mit Thêta-Creme vs. Bepanthol-Lotion während Strahlentherapie bei Mammakarzinom

B. Röper, D. Kaisig, E. Mergen, F. Auer, M. Molls
Klinik für Strahlentherapie und Radiologische Onkologie der TU München, Klinikum rechts der Isar, München, Deutschland

Zielsetzung: Bei insgesamt guter Verträglichkeit der post-operativen Strahlentherapie an der Brust stehen Hautreaktionen im Vordergrund der akuten Nebenwirkungen. Als Neuentwicklung mit prophylaktischer Wirkung wurde nach Phase-II-Studien Thêta-Creme angekündigt, die CM Glucan, Hydroxyprolisilan C und Matrixyl als aktive Substanzen enthält. Diese randomisierte Studie soll prüfen, ob Thêta-Creme einer Standardpflege mit Bepanthol-Lotion überlegen ist. **Materialien und Methoden:** 20 konsekutive Pat. mit Mamma-Ca wurden post-operativ randomisiert für die Anwendung von Thêta-Creme oder Bepanthol-Lotion während der Strahlentherapie. Akuttoxizität an der Brusthaut wurde nach modifiziertem RTOG-Score bei 0, 30 und 50 Gy beurteilt, die Meinung der Pat. zur Hautpflege und die der MTRA´s zur Güte der Hautmarkierungen erfasst. **Ergebnisse:** An definierten Lokalisationen der Brust waren die Scores für einzelne Aspekte (Erythem, Überwärmung, Epitheliolyse, Juckreiz, Effloreszenzen) sowie Summenscores im Median und Range in beiden Studienarmen gleich. Als maximale Ausprägung an beliebiger Lokalisation bestand bei 50 Gy in beiden Gruppen median eine mäßige Rötung, eine geringe Überwärmung, keine Epitheliolysen. Geringer Juckreiz und vereinzelte Effloreszenzen traten eher unter Thêta-Creme auf. Ein ranking der Hauttoxizität anhand anonymisierter Brustphotos bei 50 Gy ergab untersucherunabhängig keinen signifikanten Unterschied (logrank-Test). Die Patientenzufriedenheit war in beiden Gruppen ausgesprochen hoch, median 1,25 nach visueller Analogskala (VAS: 0=absolut positiv, 10=absolut negativ). Der Erhalt der Hautmarkierungen wurde unter Thêta-Creme tendentiell ungünstiger beurteilt. Unerwünschte Ereignisse wurden ausschließlich unter Thêta-Creme beobachtet: 1× V.a. allergische Reaktion, 2× Re-Simulation erforderlich. **Zusammenfassung:** Im direkten Vergleich mit dexpanthenolhaltiger Lotion ist eine Überlegenheit der Thêta-Creme nicht erkennbar. Auch hohe Kosten und Probleme mit Hautmarkierungen sprechen gegen dessen generelle Empfehlung.

P76

Neue Perspektiven in der Behandlung der strahleninduzierten radiogenen Mastitis: low level laser therapy (LLLT)

P. Schaffer[1], M. Schaffer[1], C. Perlet[2], M. Reiser[2], E. Dühmke[1]
[1]Klinik für Strahlentherapie und Radioonkologie,
[2]Institut für Radiologische Diagnostik, LMU, München

Zielsetzung/Hintergrund: Die Strahlentherapie ist ein integraler Bestandteil in der Behandlung des Mammakarzinoms. Leider ist sie auch mit der Entstehung von Nebenwirkungen wie z.B. Mastitis verbunden. Die klassische Behandlung einer radiogenen Mastitis ist die Anwendung von Antibiotika und Cortison, in schweren Fällen wird den betroffenen Patientinnen eine Ablatio empfohlen. Die biomodulierende Behandlung mit einem low level laser (LLLT) hat ihre Anwendung in der Behandlung von Wundheilungsstörungen und Inflammatorischen Prozessen gefunden, wobei der biologische Wirkungsmechanismus noch nicht völlig aufgeklärt ist. Unser Ziel war diese Behandlungsmethode bei Patientinnen mit radiogener Mastitis anzuwenden und die Ergebnisse mit einer MRT Untersuchung zu belegen. **Materialien und Methoden:** 12 Patientinnen mit einer radiogenen Mastitis nach Strahlentherapie wurden mit einem 780 nm diode laser mit einer Dosisrate von 5J/cm^2 bestrahlt. Die LLLT wurde über einen Zeitraum von 3–7 Wochen appliziert; (durchschnittlich 26 Sitzungen pro Patientin, Range

15–35). Die Behandlungsergebnisse wurden durch den Vergleich der Gewebereaktion vor und nach Therapie mittels MRT dokumentiert. Ergebnisse: 10 von 12 Patientinnen zeigten eine komplette klinische Remission der Beschwerden. Die Auswertung anhand der MRT Untersuchung zeigte eine bedeutende Reduktion der typischen inflammatorischen Zeichen in der betroffenen Brust. **Zusammenfassung:** Die LLLT-Behandlung ist eine einfache, viel versprechende, nebenwirkungsarme und kostensparende Behandlungsoption für Patientinnen mit einer durch Strahlentherapie induzierten radiogenen Mastitis.

P77

Ernährungsumfrage bei jeweils 50 Mammakarzinom-Patientinnen während der adjuvanten Radiatio – Ein Vergleich der Jahre 1996 und 2001

R.A. Schneider, B.N. Kimmig
Klinik für Strahlentherapie (Radioonkologie), Universitätsklinikum Schleswig-Holstein, Campus Kiel

Zielsetzung: Untersucht wurden Ernährungsänderungen von Mammakarzinom-Patientinnen während der adjuvanten Radiatio. Der Einfluss von neuen Medien war von Interesse, so dass wir die Untersuchung nach fünf Jahren wiederholten. **Materialien und Methoden:** Es wurden jeweils 50 Patientinnen in den Jahren 1996 und 2001 während der Radiatio 20 Fragen zu Ernährungsänderungen gestellt sowie Daten zum Erkrankungs- und Ernährungsstand erhoben. Die Patientinnen hatten keine Gastrointestinal- oder Stoffwechselerkrankungen. Altersmedian war 54 Jahre. **Ergebnisse:** Patientinnen hatten 1996 zu 64% und 2001 zu 72% die Ernährung umgestellt. Es wurden in beiden Gruppen weniger Fleisch, Fett, Alkohol und Zucker und von jeweils ca. 50% mehr Gemüse, Obst sowie Milchprodukte verzehrt. Verzichtprobleme auf v.a. Fleisch, Alkohol und Süßwaren gaben jeweils 50% an. Während 1996 32% der Befragten Vitaminpräparate einnahmen, waren es 2001 44%. 16% der Gruppe aus 2001 nahmen zusätzlich Enzym- und 14% Selenpräparate ein. 1996 gab keine der 50 Patientinnen die Einnahme derartiger Supportiva an. Das Internet war 1996 kein, 2001 für 12% eine Informationsquelle. 50% hatten sich 2001 und nur 12% 1996 über Bücher und medizinische Broschüren Informationen verschafft. 32% der Patientinnen 1996 wurden durch Ärzte oder medizinisches Hilfspersonal infomiert. 2001 waren es 50%. **Zusammenfassung:** Es gibt einen großen Informationsbedarf bei Mammakarzinom-Patientinnen bezüglich Ernährungsumstellung und Einnahme von Supportiva. Der Patientinnenwunsch, die Erkrankung durch geänderte Ernährungsgewohnheiten günstig zu beeinflussen, scheint in den letzten Jahren zuzunehmen. Zahlreicher werdende Informationsquellen in Werbung, medizinischer Laienpresse und im Internet verunsichern die Patientinnen. Eine fachliche Beratung durch die betreuenden onkologisch tätigen Ärzte und ergänzende medizinische Broschüren können den Patientinnen als seriöse und übersichtliche Hilfestellung dienen.

Poster: Systemische Therapie

P78

ADEBAR – eine Phase-III-Studie zur Evaluierung der Bedeutung von Docetaxel bei der adjuvanten Behandlung von Mammakarzinompatientinnen mit ausgedehntem Lymphknotenbefall (≥ 4 LK +)

F. von Bismarck[1], N. Harbeck[1], B. Rack[2], W. Janni[2], I. Zemzoum[1], B. Strobl[2], E. Klanner[2], J. de Waal[3], C. Schindlbeck[2], H. Sommer[2], M. Kiechle[1]
[1]Frauenklinik, Klinikum rechts der Isar der TU München;
[2]I. Frauenklinik der LMU München,[3]Frauenklinik der Kreiskliniken Dachau

Zielsetzung: Die Frage, ob Mammakarzinompatientinnen mit mehr als 3 befallenen Lymphknoten von einer zusätzlichen Taxangabe in der Adjuvanz profitieren, ist noch offen. Auch der optimale Zeitpunkt einer zusätzlichen Taxangabe – simultan oder sequentiell zur Anthrazyklintherapie – ist ungeklärt. Ziel der zur Rekrutierung offenen ADEBAR Studie ist der Vergleich von Toxizität und Überleben bei Anthrazyklintherapie gegenüber einem Anthrazyklin- und Taxanhaltigen Schema bei Hochrisikopatientinnen (≥ 4 befallene Lymphknoten). **Methode:** ADEBAR ist eine prospektive, multizentrische Phase III Studie, in der für die adjuvante Chemotherapie zwischen 4 Zyklen Epirubicin 90 mg/m^2 und Cyclophosphamid 600 mg/m^2, q3w gefolgt von 4 Zyklen Docetaxel 100 mg/m^2, q3w (EC-Doc) versus 6 Zyklen Epirubicin 60 mg/m^2 i.v. d1+8, 5-Fluorouracil 500 mg/m^2 i.v. d1+8 und Cyclophosphamid 75 mg/m^2 p.o. d1–14, q4w (sog. FEC nach Levine) randomisiert wird. Im Anschluss erfolgt entsprechend den Leitlinien bei positivem Hormonrezeptorstatus eine endokrine Therapie sowie eine adjuvante Strahlentherapie. **Ergebnisse:** Bis zum 29.11.2002 wurden 270 Patientinnen randomisiert. Eigenschaften des Primärtumors wie Tumorgröße (p=0.48), axillärer Lymphknotenbefall (p=0.39) und Hormonrezeptorstatus (p=0.84) sind gleichmäßig zwischen beiden Studienarmen verteilt. 22% der Patientinnen haben eine Tumorgröße <2 cm, 57% zwischen 2 cm und 5 cm. Im Median waren 8 Lymphknoten befallen. 43% der Tumoren waren niedrig differenziert (G 3). Im wissenschaftlichen Beiprogramm wird die prädiktive Bedeutung von uPA/PAI-1 im Primärtumor und von disseminierten Tumorzellen im Knochenmark zum Zeitpunkt der Primärtherapie und nach Abschluss der Chemotherapie evaluiert. **Zusammenfassung:** Die exzellente Rekrutierung bestätigt die gute Durchführbarkeit beider Chemotherapie-Regime. Die ADEBAR Studie wird wichtige Informationen hinsichtlich der Rolle der Taxane bei der adjuvanten Therapie von Hochrisiko-Mammakarzinompatientinnen liefern.

P79

Neoadjuvante Therapie mit Caelyx/Navelbine

J.W. Siebers, D. Schwörer , U. Groh
St. Josefsklinik, Offenburg

Seit 4/2000 wurden 33 Patientinnen neoadjuvant mit Caelyx/Navelbine behandelt.
Therapieschema: Caelyx 40 mg/m^2 Tag 1, Navelbine 25 mg/m^2 Tag 1 u.15, alle 4 Wochen. Erstgabe von Caelyx unter Monitoring. Pat.Charakteristik: Tumorgröße T1–T3, mittleres Alter 46 J. (32–66 J.) Praemenopause 24 P., ER+ 27 P., PR+ 24 P., Her2neu 3+ 4 P., p53 Mutation 11 P.. **Diagnostik:** Mammographie, NMR, Sonographie mit Volumenbestimmung, Hochgeschwindigkeitsbiopsie. Sonographische Kontrolle nach 2 Behandlungszyklen. Nebenwirkungen: 2 Patientinnen konnten wegen «anaphylaktischer» Reaktion auf Caelyx nicht behandelt werden (1 Atemstillstand, 1 Schocksymptomatik). Abbruch der Therapie bei 3 Pat. wegen schwerer Mukositis, Stomatitis, PPE-Syndrom. Zwei dieser Pat. wiesen ein Ansprechen < 50% auf. Die Mehrzahl der Pat. hatte nur geringe Nebenwirkungen. **Ansprechen:** Gesamtansprechen 30 P. (91%); Tumorreduktion >49% 27 P. (82%). Tumorreduktion 30–49% 3 P. (9%), 50–89% 15 P. (46%), >89% 12 P. (36%). Klinische Komplettremission 4 P. (12%), pathologische Komplettremission 3 P. (9%). **Kein Ansprechen:** 3 P. (9%) Therapiebeendigung nach 2–3 Behandlungszyklen. Tumorreduktion nach 2 Behandlungszyklen >49%, 24 P. (72%). Nodalstatus: No 13 P., N+ 20 P. Op. 24 BET (72%). Molekularbiologie: Prädiktion für Therapieansprechen nicht möglich. **Adjuvante Therapie:** 18 P. Taxane, 4 P. Caelyx/ Navelbine, 10 P. ausschließlich endokrine Therapie, 19 P. endokrine Therapie nach adjuvanter Chemotherapie. Nachteil von Caelyx/Navelbine: geringe pCR (9%). Hoher Therapieaufwand bei Erstgabe.
Vorteil: hohe Ansprechrate (91%), geringe Nebenwirkungen (kaum Haarausfall, keine Kardiotoxizität), weitere gute adjuvante Therapieoptionen.
Zusammenfassung: Caelyx/Navelbine ist in der neoadjuvanten Therapie bei günstigem Nebenwirkungsprofil hochwirksam und eröffnet in der anschließenden adjuvanten Situation weitere Therapieoptionen.

P80

Erste Ergebnisse der Pilotphase des Bayreuther Mamma-Neoadjuvantsprotokolls - NECTA -

T. Gilster, B. Lex, J. Tio, V. Russo, A.H. Tulusan
Frauenklinik Bayreuth, Bayreuth

Neoadjuvantes Therapiefolgeprotokoll mit den Studienzielen der Erhöhung der pathologischen Komplettremissionsraten, BET-Raten und DFS von EC-Highdose.
Verglichen werden sollen in einer prospektiv randomisierten Multicenterstudie der Arm A: 3 × Epirubicin/Cyclophosphamid (120/600 mg/qm KOF) q21 gefolgt von 12 × Paclitaxel (80mg/qm KOF) q7 mit Arm B:3 × Epirubicin/Cyclophosphamid (120/600 mg/qm KOF) q21, gefolgt von risikoadaptierter adjuvanter Gabe von 1 × Epirubicin/Cyclophosphamid (120/600 mg/qm KOF) gefolgt von 3 × CMF (600/40/600) 1+8 q28 versus 4× Paclitaxel (175 mg/qm KOF) q21. Untersucht wurde in der Pilotphase der Arm A hinsichtlich der Toxizität und Remissionsraten.
Eingeschlossen wurden 20 Patientinnen mit primärem Mammakarzinom T2-T4, N0–1, M0.Insgesammt wurden bisher 165 Zyklen Chemotherapie appliziert,7 Patientinnen sind bereits operiert.
50% Grad-III- und 15% Grad-IV-Leukopenien (WHO) traten im Rahmen der EC Highdosephase auf. Unter weekly Paclitaxel wurden keine Grad-IV-Leukopenien registriert.
Periphere Neurotoxizität bis Grad III und Therapieabbruch wurde bei zwei Patientinnen festgestellt. Alle weiteren Patientinnen zeigten maximal eine Grad-I-Toxizität. Alopezie Grad III zeigten alle Patientinnen. Weitere Toxizitäten ≥ Grad II traten nicht auf.
Von den 7 vollständig auswertbaren Patientinnen (Z.n. OP) zeigten 3 eine klinische, 2 eine pathologische Komplettremission. Partielle Remissionen zeigten 6 von 7 Patientinnen.
Zum Zeitpunkt der Präsentation werden alle 20 Patientinnen bis nach der OP auswertbar sein.
Zusammenfassend zeigt sich ein bezüglich der Toxizität gut beherrschbares Chemotherapiekonzept, welches von den Patientinnen, auch hinsichtlich der Therapiedauer, gut angenommen wird.
Bei allen bisher operierten Patientinnen war eine BET durchführbar. Die vorliegenden Remissionsraten sind hoffnungsvoll, aber auf Grund der bisher vorliegenden Daten noch nicht beurteilbar.

P81

Neoadjuvante Chemotherapie beim Mammakarzinom unter besonderer Berücksichtigung der histologischen Parameter

C. Löhberg[1], M. Bani[1], P. Fasching[1], A. Magener[2], S. Ackermann[1], U. Pöhls[1], C. Breuel[1], R. Schulz-Wendtland[3], V. Strnad[4], M.W. Beckmann[1]
[1]Klinik für Frauenheilkunde, [2]Pathologisches Institut, [3]Institut für Diagnostische Radiologie, [4]Strahlenklinik der Friedrich-Alexander-Universität Erlangen

Zielsetzung: In der vorliegenden Auswertung wird die Tumorregression als Maß für das Ansprechen bei Patientinnen mit primärem Mammakarzinom unter neoadjuvanter Chemotherapie untersucht. **Material und Methoden:** In den Jahren 2000 bis 2002 wurden 868 an einem primären Mammakarzinom erkrankte Patientinnen an der UFK Erlangen behandelt. Im Rahmen einer Feasibility-Studie wurden 100 an einem fortgeschrittenem Mammakarzinom (cT2-cT4) erkrankte Patientinnen (Pat.) mit einer neoadjuvanten Chemotherapie (Epirubicin 90 mg/m^2, Cyclophosphamid 600 mg/m^2, q21d, 4 Zyklen) behandelt. Es wurden prädiktive Parameter für das Ansprechen einer Chemotherapie untersucht. **Ergebnisse:** Bei der Mehrzahl der therapierten Tumore handelte es sich um invasiv-duktale (55%), steroidhormonrezeptorpositive (58%) Karzinome. Die Ansprechraten ermittelten wir gemäß dem internationalen Standard mittels klinischem Tastbefund. Bei 69% der Pat. konnte eine Remission von mehr als 25% festgestellt werden. Bei den Her2/neu-positiven Tumoren zeigte sich eine bessere Ansprechrate. Bezogen auf die Histologie sprachen die invasiv-duktalen Mammakarzinome deutlich besser als die invasiv-lobulären an. Steroidhormonrezeptornegative Tumoren zeigten ein besseres Ansprechen als steroidhormonrezeptorpositive Tumoren. Jüngere Pat. zeigten gegenüber älteren eine höhere Remissionsrate. Neben der Tastuntersuchung wurden Mammasonographie und Mammographie zur Beurteilung eingesetzt und verglichen, diese zeigten sich als äquieffektiv und der Tastuntersuchung überlegen. **Zusammenfassung:** Die neoadjuvante Chemotherapie in der angewandten Form stellt eine überaus effektive Therapie bei Pat. mit fortgeschrittenen Mammakarzinomen dar. Univariat ergaben sich im untersuchten Kollektiv die Faktoren hohes Grading, junges Alter, Steroidhormonrezeptornegativität und positiver Her2neu-Status sowie die Histologie eines invasiv-duktalen Mammakarzinoms als Prädiktoren für eine Remission. Die Erarbeitung von Untergruppen erscheint nötig, um Patientinnen zu detektieren, die am besten von einer neoadjuvanten Chemotherapie profitieren können.

P82

Einfluss der adjuvanten Hormon- und Chemotherapie auf das Immunstatus im Knochenmark bei Patientinnen mit primärem Mammakarzinom

E. Solomayer[1], M. Feuerer[2], L. Bai[2], V. Umansky[2], P. Beckhove[2], G. Meyberg[1], G. Bastert[3], D. Wallwiener[1], I. Diel[3], V. Schirrmacher[2]
[1]Universitäts-Frauenklinik Tübingen; [2]DKFZ Heidelberg; [3]Universitäts-Frauenklinik Heidelberg

Einleitung: Das Knochenmark ist immunologisch ein spezielles Kompartiment für die Anti-Tumor-Aktivität. Der Einfluss der adjuvanten systemischen Therapie wurde bislang nur im peripheren Blut und noch nicht im Knochenmark untersucht. **Methodik:** Bei 34 Patientinnen mit primärem Mammakarzinom wurde Knochenmark 2 Jahre nach der Erstoperation aspiriert. Der Immunstatus wurde mit dem Immunstatus von 90 Patientinnen zum Zeitpunkt der Erstdiagnose verglichen. Die Flow-cytometrie wurde eingesetzt, um die Anzahl und Aktivität der T-Zellen, der Natural-killer-Zellen (NK), der Monocyten/Makrophagen und deren Untergruppen zu messen. **Ergebnisse:** Der Anteil aller T-Zell-Fraktionen war signifikant erniedrigt nach adjuvanter Therapie. Die Chemotherapie führt zu einer Unterdrückung der naiven und der Memory-CD4-T-Zellen. Die Hormontherapie unterdrückt in erster Linie die CD8-T-Zellen. Die Anzahl der NK-Zellen und der Monozyten/Makrophagen-Fraktion stabilisierte sich schnell nach der adjuvanten Chemotherapie. Subpopulationen aktivierter NK-Zellen wird von der Chemotherapie langzeitig unterdrückt. **Zusammenfassung:** Diese Untersuchungen zeigen, dass die adjuvante Therapie lang anhaltende Effekte im Knochenmark hervorruft.

P83

Mitomycin-C, Folinat, 5-FU (Mi-Fo-Fu) als Salvage Chemotherapie bei Patientinnen mit hepatisch metastasiertem Mammakarzinom und eingeschränkter Leberfunktion

S. Loibl, G. von Minckwitz, K. Schwedler, K. Schmidt, M. Kaufmann
Universitäts-Frauenklinik Frankfurt am Main

Zielsetzung: Patientinnen mit eingeschränkter Leberfunktion bei hepatisch metastasiertem Mammakarzinom besitzen nur eingeschränkte Therapieoptionen. Daher wurde eine prospektive, offene Phase-II-Studie mit Mi-Fo-Fu durchgeführt. **Methoden:** Patientinnen mit Mammakarzinom, messbaren Lebermetastasen und erhöhten Leberenzymen wurden in die Studie aufgenommen. Der Behandlungsplan sah wie folgt aus: Mitomycin-C 8 mg/m^2 am Tag 1, 5-FU 750 mg/m^2 and Folinat 300 mg/m^2 am Tag 1 und 2, Wiederholung alle 28 Tage. Die Therapie wurde bis zum Progress fortgesetzt **Ergebnisse:** Zwischen Mai 1998 und Dezember 2002 wurden 30 Patientinnen mit einem medianen Alter von 53 Jahren (33–74) in die Studie aufgenommen. Alle Patientinnen hatten Lebermetastasen, zwei Patientinnen hatten keine erhöhten Leberenzyme, hatten aber bereits mehr als 4 Chemotherapien erhalten. Im median erhielten die Patientinnen 4 Zyklen Mi-FO-Fu. Insgesamt wurden bisher 105 Zyklen appliziert. Bei allen Patientinnen, die mehr als einen Zyklus erhielten, normalisierten sich die Leberwerte. Myelosuppression war die Haupttoxizität. Ansprechen: 6 PR; 12 SD; 6 PD; 7 NE Die mediane Zeit bis zur Progression betrug 4,5 Monate, aber die Dauer des Ansprechens betrug 6,25 Monate. Das Gesamtüberleben der Gesamtpopulation betrug 6 Monate. **Zusammenfassung:** Mi-Fo-Fu ist eine gut tolerierbare Chemotherapie für schwer vorbehandelte Patientinnen mit hepatisch metastasiertem Mammakarzinom und eingeschränkter Leberfunktion. Durch ersetzen des 5-Fu durch Capecitabin kann die Therapie noch bequemer gestaltet werden.

P84

Kleinhirnsymptomatik unter Chemotherapie mit 5-FU bei einer Patientin mit nachgewiesener Splicemutation im DPYD-Gen

F. von Bismarck, B. Kuschel, S. Neubauer, K. Seck, M. Kiechle, E. Gross
Frauenklinik und Poliklinik rechts der Isar, Technische Universität München

Zielsetzung: Die Dihydropyrimidindehydrogenase (DPD) ist zu 80–90% am Abbau des Chemotherapeutikums 5-Fluorouracil (5-FU) beteiligt. Ein Funktionsverlust der DPD ist möglicherweise die Ursache einer 5-FU-Intoxikation, die bei ca. 3% der 5-FU behandelten Tumorpatienten beobachtet wird. In dieser Patientengruppe ist eine Mutation in der Splicedonor-Sequenz des Intron 14 (IVS 14+1 G>A) im Dihydropyrimidindehydrogenase-Gen (DPYD) sehr häufig nachweisbar. Wir berichten über eine Patientin mit neurologischer und enterotoxischer Symptomatik in Folge einer CMF-Behandlung, bei der eine DPYD-Analyse durchgeführt wurde. **Material und Methoden:** Eine 65-jährige Mammakarzinompatientin wurde adjuvant mit CMF 600/40/500 mg/m^2 d1+8 q28 behandelt. Es traten ausgeprägte Nebenwirkungen auf (deutliche Kleinhirnsymptomatik mit Schwindel, Visusminderung, Wortfindungsstörung, Diarrhoe, behandlungspflichtige Neutropenie), die Therapie wurde nach dem 3. Zyklus abgebrochen. Zur Abklärung einer DPD-Defizienz wurde der gesamte kodierende Bereich des DPYD-Gens über ein DHPLC-Verfahren auf genomische Varianten untersucht. **Ergebnisse:** Die genetische Analyse der Patientin ergab das Vorliegen der heterozygoten Splicemutation Intron 14-+1 G>A neben den Basenpaaraustauschen 85T>C (C29R) und 1236G>A (E412E). Letztere Punktmutationen können als Polymorphismen klassifiziert werden. **Zusammenfassung:** Der bei unserer Patientin vorliegende Defekt in der Spliceregion des Gens könnte die beobachteten klinischen Symptome erklären. Das defekte Allel bewirkt den kompletten Verlust des Exons 14 und damit der Uracil-Bindestelle im DPD-Protein und führt somit zu einem Funktionsverlust des Enzyms. Durch Analyse des gesamten kodierenden Bereichs des DPYD-Gens können wir weitere toxizitätsrelevante Mutationen ausschließen und bestätigen, dass heterozygote Träger der Intron 14-+1 G>A-Mutation ein Risiko für eine 5-FU-Intoxikation besitzen.

P85

Hat eine taxanhaltige Chemotherapie Einfluss auf die Ovarialfunktion und den Knochen?

A. Müller, A.A. Kurth, E.R. Siebzehnrübl, M. Kaufmann
Zentrum für Frauenheilkunde und Geburtshilfe der J.W. Goethe Universität, Frankfurt/Main

Zielsetzung: Der Preis für Erfolge in der Therapie des Mammakarzinoms sind negative Langzeitfolgen. Die Abnahme der Knochendichte ist ein häufig beobachtetes Phänomen im Rahmen einer Chemotherapie und osteoporotische Frakturen haben erhebliche Auswirkungen auf die Lebensqualität der Patienten. Aufgrund der klinischen Beobachtung der sich zumeist entwickelnden Amenorrhoe im Verlauf der Chemotherapie wird angenommen, dass diese Therapien zu einem Hypogonadismus führen. Das Ziel der vorliegenden tierexperimentellen Untersuchung sollte es sein, den Einfluss von Docetaxel auf die Ovarialfunktion und den Knochen zu untersuchen. **Methoden:** 50 weibliche S-D-Ratten wurden im Alter von 6 Monaten einer Ovarektomie (ovx) oder einer Scheinovarektomie (sham) unterzogen. Nach 12 Wochen wurden die Tiere der ersten Gruppe (n=20) mit 6 Zyklen Docetaxel dreiwöchentlich behandelt (sham/Tax). Die beiden anderen Gruppen erhielten eine Placebotherapie (ovx/Placebo) (sham/Placebo). Die Knochendichtemessungen wurden 12 Wochen nach ovx/sham und 12 Wochen nach Ende der Chemotherapie gemessen. Am Ende der Untersuchung wurde mittels Vaginalabstrich und E2-Bestimmung die Ovarialfunktion überprüft. **Ergebnisse:** Im Verlauf der Chemotherapie kam es zu keiner Reduktion der Knochendichte der sham/Tax Gruppe. Auch für eine Ovarialinsuffizienz fand sich unter Chemotherapie kein Anhalt. Die Funktion der Ovarien reichte aus, um hormonelle Effekte am Vaginalepithel der Tiere nachweisen zu können. Die Östradiolspiegel der chemotherapierten Tiere lagen signifikant über denen der ovx-Kontrollgruppe. **Diskussion:** Anhand der vorliegenden Daten kann gesagt werden, dass eine taxanhaltige Chemotherapie keine Ovarialinsuffizienz und dadurch bedingte nachteiligen Effekte am Knochen hervorruft. Damit muss der Zusammenhang von Chemotherapie und Osteoporose weiter untersucht werden.

P86

Proteolytische Abspaltung der extrazellulären Domäne (ECD) als Liganden-unabhängiger Aktivierungsmechanismus des Her-2/neu-Rezeptors bei Mammakarzinompatientinnen unter Trastuzumab

G. Hudelist[1, 5], W.J. Köstler[2], J. Attems[3], K. Czerwenka[4], R. Müller[4], M. Manavi[1], E. Kubista[1, 5], C.C. Zielinski[2, 5], C. F. Singer[1, 5]
[1]Universitätsklinik für Frauenheilkunde, Abteilung für Spezielle Gynäkologie, [2]Universitätsklinik für Innere Medizin 1, Abteilung für Klinische Onkologie, AKH Wien; [3]Institut für Pathologie, Otto Wagner Spital Wien; [4]Abteilung für Klinische Pathologie / Gynäkopathologie, AKH Wien; [5]Ludwig Boltzmann Institut für klinische und experimentielle Onkologie, Wien

Einleitung: Auf Grund von rezenten in vitro Untersuchungen wird über einen eventuellen Zusammenhang zwischen proteolytischer Abspaltung der extrazellulären Domäne (ECD) des Her-2/neu Moleküls und dadurch induzierter Phosphorylierung bzw. Aktivierung des Rezeptors diskutiert. Das Ziel der vorliegenden Studie bestand darin, die Abspaltung der ECD als möglichen Aktivierungsmechanismus in vivo nachzuweisen und die klinische Relevanz des aktivierten/phosphorylierten Her-2/neu Rezeptors bei Patientinnen unter Therapie mit Trastuzumab (Herceptin) zu untersuchen. **Material und Methoden:** Der Aktivitätszustand des Her-2/neu Rezeptors wurde immunohistochemisch mittels phospho-spezifischer Antikörper (PN2A) aus Tumormaterial von 54 Patientinnen mit metastasiertem, Her-2/neu überexprimierenden Mammakarzinom bestimmt. Weiters wurden mittels ELISA die ECD-Serumspiegel der Patientinnen vor Therapiebeginn mit Trastuzumab gemessen. **Ergebnisse:** Patientinnen deren Tumoren aktivierte/phosphorylierte Rezeptoren exprimierten wiesen signifikant höhere ECD Serumspiegel auf als solche mit negativem Aktivierungsstatus (median 157.0 ng/ml vs. 39.8 ng/ml, p=0.03). Weiters tendierten jene Patientinnen mit aktivierten Her-2/neu zu einem längerem progressionsfreiem Überleben unter Therapie mit Trastuzumab (11.7 vs. 5.7 months, p=0.07). **Schlussfolgerung:** Die proteolytische Abspaltung der extrazellulären Domäne des Her-2/neu-Moleküls stellt scheinbar einen liganden-unabhängigen Mechanismus zur Phosphorylierung und damit Aktivierung des Rezeptors und der damit verbundenen mitogenen Signaltransduktionskaskade in vivo dar. Die Bestimmung des Aktivitätszustandes des Rezeptors könnte einen prädiktiven Stellenwert bezüglich dem Therapieerfolg unter Trastuzumab besitzen und sollte unter Einbeziehung größerer Patientenkollektive evaluiert werden.

P87

Cyclooxygenase-2-(COX-2)-Expression als neuer therapeutischer Ansatz für Patientinnen mit HER-2-positiven (3+) bzw. HER-2-negativen (0) invasiv-duktalen Mammakarzinomen (IDMCa)

T. Krämer[1], J. Buchwald[1], B. Heine[2], J. Bartley[1], C. Beutler[1], A. Hagen[1], S. Mechsner[1], D.S. Salomon[3], A.D. Ebert[1]
[1]Frauenklinik & Poliklinik, Labor f. Molekulare Onkologie, [2]Institut für Pathologie, Universitätsklinikum Benjamin Franklin, Freie Universität Berlin, Berlin; [3]Division of Cancer Biology, NCI, NIH, Bethesda, USA.

Zielsetzung: In humanen Mammakarzinomen scheint die COX-2-Expression mit Angiogenese, Invasion, Metastasierung, Apoptose- bzw. Taxolresistenz assoziiert. Die COX-2-Expression in HER-2 (0) bzw. HER-2 (3+) IDMCa wurde untersucht, um zu prüfen, ob die Hemmung der COX-2 ein möglicher therapeutischer Ansatz ist. **Material & Methoden:** Immunhistochemische (IHC) Analyse der COX-2-Expression an paraffineingebettetem Gewebe von 79 Patientinnen mit HER-2 (0) bzw. HER-2 (3+) IDMCa (Hercep®-Test). Ausschlusskriterium: HER-2 (1+/2+). Korrelation mit Alter, ER, PR, Ki-67, Parität, Menopause, TNM-Status, Grading (Chi2-, Students t-Test). **Ergebnisse:** HER-2 (0) IDMCa exprimieren in 25.2% COX-2 stark/moderat, HER-2 (3+) IDMCa in 21.6%. Es gibt eine statistisch signifikante Beziehung zwischen der COX-2/HER-2-Koexpression und der Parität, der Proliferationsrate sowie der PR-Expression. **Zusammenfassung:** Unabhängig vom HER-2-Status exprimieren 24.1% aller IDMCa COX-2 moderat bzw. stark. Ein therapeutischer Ansatz für die additive Gabe von COX-2-Hemmern wird klinisch geprüft. Phase-II-Studien sind in Vorbereitung.

P88

Prospective Trial for clinical evaluation of BoneTRAP as serum marker of bone resorption and for monitoring an oral Bonefos-medication in osteolytic metastases of breast carcinoma

A. di Liberto[1], H. Qush[1], C. Wasemann[1], W. Schmidt[1], M. Friedrich[1, 2]
[1]Universitätsfrauenklinik Homburg/Saar; [2]Universitätsfrauenklinik Tübingen

Question: Tartrate-resistant acid phosphatase (TRAP) has been described as marker enzyme of bone resorbing osteoclasts and can be recorded quantitatively. Throughout regular measurement during treatment with bisphosphonates the efficacy of this therapy can be controlled. The aim of this study was to test the clinical relevance of BoneTRAP-measurements within the scope of monitoring patients with osteolytic bone metastases of breast cancer. **Methods:** So far 14 patients with BC and osteolytic bone metastases have been included. All patients received an oral Bonefos medication (1600 mg/d). BoneTRAP was measured as baseline value and every two weeks. BoneTRAP (standard value: 4,63 ± 1,10 U/l) was measured with an enzyme-immuno-assay of medac Diagnostika (Wedel, Germany). The recruitment of patients is still ongoing. **Results:** Baseline values of 7 patients didn't show a significant elevation of BoneTRAP. 3 patients presented a slight, 3 other patients a clear elevation of BoneTRAP. The baseline value from 1 patient was strongly below the standard value (1,6 U/l). Baseline value for all patients (except the latter) was: 6,08 ± 0,65 U/l ($p<0,05$). In the course of controls of BoneTRAP, 5 patients with normal baseline values demonstrated no variation compared with baseline value during therapy; in 3 patients with significant elevated baseline values (9,59 ± 0,41 U/l) a clear reduction of BoneTRAP appeared more than 2 months after the beginning of treatment (BoneTRAP < 2 months: 11,13 ± 1,63 U/l vs > 2 months: 7,6 ± 0,51 U/l; $p<0,05$). **Conclusion:** These preliminary results allow 3 statements: 1. some patients with normal baseline values show no substantially changes in BoneTRAP concentrations during a bisphosphonate treatment; compared with this fact an other group with high baseline values demonstrated a clear reduction of this marker enzyme; 2. to estimate the response of an oral Bonefos-therapy a longer follow-up (> 2 months) seems necessary; 3. based on individual responses treatment irregularities can be identified on the one hand and an eventual progressive osteolytic disease can be recovered on the other hand; as a consequence BoneTRAP seems a good parameter for monitoring osteolytic metastases and their treatment with bisphosphonates. More results will be presented at the meeting.

P89

Einfluss von Zoledronsäure auf die Tumorzelldissemination beim primären Mammakarzinom

B. Krämer, E.-F. Solomayer, D. Wallwiener
Universitätsfrauenklinik Tübingen

Zielsetzung: Die Universitätsfrauenklinik Tübingen führt derzeit eine klinische Studie zur adjuvanten Bisphosphonattherapie durch. Die Verträglichkeit von Zoledronsäure (Zometa®) sowie dessen Einfluss auf die Tumorzelldissemination im Knochenmark und das Auftreten von ossären Metastasen werden untersucht. **Material und Methoden:** In diese prospektive, randomisierte Multizenterstudie werden Patientinnen nach primärer Ablatio oder brusterhaltender Operation mit axillärer Lymphonodektomie eingeschlossen. Mindestens eine Tumorzelle muss immunzytochemisch zum Operationszeitpunkt im Knochenmarkaspirat vorliegen. Ausschlusskriterien sind Fernmetastasen, vorhergehende oder Zweitneoplasien, neoadjuvante Therapie, Erkrankungen des Skelettsystems, Stammzell- oder Knochenmarktransplantation, schwerwiegende Nierenfunktionsstörungen, Schwangerschaft, Therapie mit anderen Bisphosphonaten und Östrogenen während der Studienphase. Die adjuvante Systemtherapie (hormonell und/oder Chemotherapie) oder Radiatio sind keine Ausschlusskriterien. Nach Randomisierung erhalten die Patientinnen über zwei Jahre entweder 4 mg Zoledronsäure (Zometa®) i.v. alle vier Wochen oder 500 mg Kalzium und 400–500 Einheiten Vitamin D täglich. Innerhalb von 28 Tagen nach der Primäroperation sollten Randomisierung und Medikation beginnen. Regelmäßige Blut- und Urinuntersuchungen zeigen die Auswirkungen auf den Knochenstoffwechsel. Außerdem werden Knochenscans und Knochenmarkaspirationen wiederholt, um Metastasen oder disseminierte Tumorzellen nachzuweisen. **Ergebnisse:** Analysedaten sind innerhalb von zwei Jahren zu erwarten. **Zusammenfassung:** Bisphosphonate verringern das Auftreten ossärer Metastasen beim primären Mammakarzinom (1,2). Disseminierte Tumorzellen im Knochenmark stellen ein erhöhtes Risiko für das spätere Auftreten ossärer Filiae dar (3). Studien müssen die klinische Rolle adjuvanter Bisphosphonate beim primären Mammakarzinom zeigen. An der Tübinger Universitätsfrauenklinik wird die Wirksamkeit von Zoledronsäure (Zometa®) untersucht.

Referenzen:

Diel I, Solomayer E-F, Serban D et al: Reduction in new metastases in breast cancer with adjuvant clodronate treatment. N Engl J Med 1998;339:357–363.

Powles T, Paterson S, Kanis J-A et al: Randomized, placebo-controlled trial of clodronate in patients with primary operable breast cancer. J Clin Oncol 2002;20 (15):3219–3224.

Diel I, Kaufmann M, Goerner R et al: Detection of tumor cells in bone marrow of patients with primary breast cancer: a prognostic factor for distant metastases. J Clin Oncol 1992;10:1534–1539.

Poster: Experimentelles

P90

p21ras-abhängige Aktivierung des Östradiol-Signalwegs durch EGF in einer Östrogenrezeptor α-negativen Mammakarzinom-zelllinie

O. Treeck, A. Weber, J.M. Weiss, O. Ortmann
Klinik für Frauenheilkunde und Geburtshilfe, Universitätsklinikum Schleswig-Holstein

Zielsetzung: Das Wachstum von malignen Tumoren der Brust kann durch Signale wie Östrogene und Wachstumsfaktoren reguliert werden, wobei Interaktionen zwischen den jeweiligen Signaltransduktionsmechanismen eine wichtige Rolle spielen. Das Ziel der hier dargestellen Arbeit war es, das Bestehen einer Interaktion zwischen dem EGF-Rezeptor Signaling und der zellulären Östradiol-Antwort in der ERα-negativen, EGFR-positiven Mammakarzinom-Zelllinie MDA-MB-231 zu untersuchen. **Material und Methoden:** Wir untersuchten den Einfluss von EGF auf die ERE-Aktivierung in MCF-7 und MDA-MB-231 Zellen mittels transienter Reportergen-Assays. Die Zellen wurden mittels Lipofectamine mit den Reportergen-Vektoren pERE-TA-SEAP und pCMVb bzw. den Ras-Expressionsplasmiden pCMV-Ras, pCVM-RasN17 und pCMV-RasV12 transfiziert. Der Nachweis der SEAP-Aktivität als Maß der ERE Aktivierung wurde unter Verwendung eines luminometrischen Nachweisverfahrens durchgeführt (Phospha-Light). **Ergebnisse:** Die ERα-negative, EGFR-positive Linie MDA-MB-231 reagierte im Gegensatz zur Zelllinie MCF-7 mit einer deutlichen Induktion der ERE-Aktivität nach Stimulation mit EGF. Diese EGF-induzierte ERE-Aktivierung wurde durch den EGFR-Inhibitoren AG1478 inhibiert, nicht aber durch Behandlung mit dem reinen Antiöstrogen ICI 182,780. Die Co-transfektion mit einem Expressionsplasmid für dominant negatives $p21^{ras}$ war in der Lage, diesen östrogenen EGF Effekt in MDA-MB-231 Zellen zu blockieren, die Expression von konstitutiv aktivem $p21^{ras}$ war für die Aktivierung von EREs in dieser Zelllinie hinreichend. **Zusammenfassung:** Die ERα-negative Mammakarzinomzelllinie MDA-MB-231 besitzt einen alternativen Mechanismus zur Aktivierung von ERE-regulierten Genen. Diese ERE-Aktivierung durch EGF wird durch $p21^{ras}$ vermittelt und kann durch EGFR-Inhibitoren blockiert werden. Überträgt man diese Ergebnisse in die klinische Situation, könnten sie erste Hinweise auf einen zusätzlichen Nutzen von EGFR- bzw. Farnesyltransferase-Inhibitoren bei der Behandlung von EGFR-positiven Malignomen bedeuten.

P91

Vergleich der «gepulsten» mit kontinuierlicher Estradioleinwirkung auf die Proliferation humaner Brustkrebszellen

A.O. Mueck, H. Seeger, J. Huober, D. Wallwiener
Schwerpunkt für Endokrinologie und Menopause, Universitäts-Frauenklinik, Tübingen, Deutschland

Zielsetzung: Die mittels Nasalspray neuerdings mögliche sog. «gepulste» Estradiolgabe führt zu Serumspiegeln, die etwa 15–30fach höher liegen als bei oraler oder transdermaler Anwendung. Da es sich hierbei um einen kurzzeitigen Peak handelt, mit a/ß-Halbwertzeiten von 20 Min. bzw. 3.7 Stunden, wird diskutiert, dass das Brustkrebsrisiko im Vergleich zu einer konventionellen HRT reduziert sein könnte, aufgrund einer geringeren Aktivierung der Estradiol-Transkriptions-Kaskade. **Methodik:** Estradiol wurde in den Konzentrationen von 10-9 und 10-8 M, die den Spitzenserumwerten unter nasaler Anwendung entsprechen, getestet. Zusätzlich wurden vergleichbare Expositionszeiten untersucht; die Zellen wurden für 10, 20, 40, 60 und 180 min jedenTag über 4 Tage inkubiert und mit einer kontinuierlichen Gabe über den gleichen Zeitraum verglichen. Als Zellmodell diente die weitverbreitete Brustkrebszell-Linie MCF-7. Die Zellproliferation wurde mittels ATP-Assay bestimmt. **Ergebnisse:** Bereits nach einer Inkubationszeit von nur 10 Minuten war Estradiol in den getesteten (mit einem Nasalspray erreichten) Konzentrationen in der Lage, eine signifikante Zellproliferation zu bewirken. Im Vergleich zu einer non-stop, kontinuierlichen Inkubation konnte kein signifikanter Unterschied festgestellt werden. **Schlussfolgerung:** Eine kurzzeitige Estradiolanwendung bewirkt eine Proliferation von Brustkrebszellen in gleicher Größenordnung wie eine kontinuierliche Gabe. Somit bleibt fraglich, ob eine «gepulste» Estradiolgabe das Brustkrebsrisiko unter HRT senken kann. Deshalb sind dringend klinische Studien zur Beantwortung dieser Frage notwendig.

P92

Chemosensibilisierender Effekt von 2-Methoxy-Estradiol bei humanen Mammakarzinom-Zell-Linien

A.O. Mueck, H. Seeger, J. Huober, D. Wallwiener
Schwerpunkt für Endokrinologie und Menopause, Universitäts-Frauenklinik, Tübingen, Deutschland

Zielsetzung: 2-Methoxy-Estradiol (2ME) ist ein endogener Estradiolmetabolit, der antikarzinogen wirkende Effekte auf verschiedene Karzinome entfalten kann, unabhängig vom Rezeptorstatus. Diese Wirkungen sind möglicherweise im Zusammenhang mit antikarzinogenen, autoprotektiven Wirkungen hinsichtlich körpereigener Estrogenaktivitäten von grosser Bedeutung. Wir untersuchten, ob 2ME in Kombination mit verschiedenen chemotherapeutischen oder endokrinen Substanzen eine additive Wirkung hinsichtlich der Proliferation von humanen Brustkrebszellen zeigt. **Methodik:** Die rezeptor-positiven Zell-Linie MCF-7 und T47D sowie die rezeptornegativen Linien MDA-MB 231 und BM wurden für die Versuche verwendet. Die Experimente wurden im Konzentrationsbereich von 1,6 µM bis 25 µM alleine und in äquimolaren Kombinationen mit den folgenden Substanzen durchgefürht: 2ME, Epirubicin, Doxorubicin, Paclitaxel, Docetaxel, Carboplatin, Vinorelbin, 5-Fluorouracil, Mafosfamid und 4-Hydroxytamoxifen. Die Proliferation wurde nach 4 Tagen mittels des ATP-Chemosensitivitäts-Assay bestimmt. **Ergebnisse:** In allen getesteten Zell-Linien war nur für die Kombinationen von 2ME mit 4-Hydroxytamoxifen und mit Docetaxel ein additiver Effekt zu beobachten. Die Proliferationshemmungen lagen im Bereich von 20 bis 100% für 2ME+4-Hydroxytamoxifen und im Bereich von 40 bis 100% für 2ME+Docetaxel. Die Effekte waren für die MCF-7 Linie am ausgeprägtesten. **Schlussfolgerung:** 2ME hemmte die Zellproliferation in verschiedenen Brustkrebszellen. Darüber hinaus konnte 2ME die antiproliferative Wirkung von Tamoxifen und Docetaxel verstärken. Die positiven Ergebnisse einer Verträglichkeitsstudie bei refraktärem Mammakarzinom deuten daraufhin, dass 2ME in Kombination mit Chemotherapeutika oder Tamoxifen eine neue klinisch interessante Therpapieoption darstellen könnte.

P93

Hemmung der Aromataseaktivität durch 2-Methoxy-Estradiol

H. Seeger, J. Huober, D. Wallwiener, A.O. Mueck
Schwerpunkt für Endokrinologie und Menopause, Universitäts-Frauenklinik, Tübingen, Deutschland

Zielsetzung: Aromatasehemmer als adjuvante hormonale Therapie des Mammakarzinoms haben in den letzten Jahren stark an Bedeutung gewonnen. Aufgrund des selektiven, kausalen Wirkmechanismus besteht ein hohes Interesse nach neuen Substanzen mit möglicherweise noch stärkerer Wirksamkeit und/oder Verträglichkeit. Der endogene Estradiolmetabolit 2-Methoxy-Estradiol (2ME), für den bereits eine antiproliferative und antiangiogene Eigenschaft nachgewiesen wurde, scheint nach ersten Untersuchungen auch ein potenter Aromatasehemmer zu sein. Ziel war, die Hemmung der Aromataseaktivität durch 2ME mit derjenigen von Letrozol verglichen. **Methodik:** Als Zellmodell wurde die häufig benutzte Brustkrebszell-Linie MCF-7 gewählt und mit dem Aromatasegen transfiziert. Als Vergleich diente eine MCF-7-Linie ohne Aromatasegen. Die Aromataseaktivität wurde mit Androstendion als Substrat untersucht. 2ME and Letrozol wurden im Konzentrationsbereich von 1,56 bis 50 µM alleine und in äquimoleren Kombinationen getestet. Die Proliferation wurde mit einem ATP-Assay gemessen. **Ergebnisse:** Androstendion alleine bewirkte in der transfizierten Zell-Linie eine Proliferation, die im Bereich von 40% lag. Durch Letrozol konnte diese Proliferation signifikant über den gesamten getesteten Konzentrationsbereich gehemmt werden, die Werte lagen bei 36-46%. Auch 2ME reduzierte die Zellproliferation, die Werte lagen zwischen 51 und 97%. Für die Kombination konnte kein additiver Effekt beobachtet werden. **Schlussfolgerung:** Letrozol und 2ME hemmen effektiv die Zellproliferation der mit dem Aromatasegen transfizierten MCF-7 Linie. 2ME erweist sich dabei potenter als Letrozol, zumindest in den höheren Dosierungen. Somit scheint 2ME klinisch als adjuvante Therapie sowohl des hormon-abhängigen als auch hormon-unabhängigen Mammakarzinom von Interesse zu sein, zumal in einer aktuellen klinischen Studie gezeigt werden konnte, dass 2ME selbst in hohen Dosen sehr gut verträglich ist.

P94

Estradiolmetabolite als Risikofaktor des Mammakarzinoms bei postmenopausalen Frauen?

J. Huober, D. Diesing, B. Zimmermann, H. Seeger, D. Wallwiener, A.O. Mueck
Schwerpunkt für Endokrinologie und Menopause, Universitäts-Frauenklinik, Tübingen, Deutschland

Zielsetzung: Endogene Estradiolmetabolite könnten bei der Krebsentwicklung eine positive als auch eine negative Rolle spielen. Erste klinische Studien weisen daraufhin, dass das Verhältnis der wichtigsten A- und D-Ringmetabolite, 2-Hydroxyestron (2-OHE1) bzw. 16a-Hydroxyestron (16-OHE1) bei Brustkrebspatientinnen zuungunsten des «guten», Metaboliten 2-OHE1 verschoben ist. In einer klinischen Studie wurde dieses Verhältnis bei postmenopausalen Frauen mit Brustkrebs im Vergleich zu einer gesunden Vergleichsgruppe untersucht, wobei speziell nach Risikofaktoren wie BMI und Rauchen stratifiziert wurde. **Studiendesign:** Urinproben von 96 gesunden Frauen (mittleres Alter 59,8 Jahre) und 112 Frauen mit Brustkrebsprimärdiagnose (mittleres Alter 63,3 Jahre) wurden gesammelt. 2-OHE1 and 16-OHE1 wurden mittels ELISA gemessen. Die statistische Auswertung erfolgte zuerst mittels T-Test des logarithmierten Verhältnisses 2-OHE1/16OHE1. Die Stratifizierung erfolgte mittels multipler linearer Regression. **Ergebnisse:** Die T-Test Analyse ergab einen signifikanten Abfall des Verhältnisses von 2-OHE1/16-OHE1 in postmenopausalen Brustkrebspatientinnen (n= 112) im Vergleich zu postmenopausalen Kontrollpatientinnen (n= 96) (1,41 ± 0,03 vs. 1,73 ± 0,03, p= 0,03). Stratifizierung nach BMI, Rauchen und hormonaler Vorbehandlung ergab für die Parameter BMI und Rauchen signifikante Verringerungen für die Gruppe der Krebspatientinnen im Vergleich zur Kontrollgruppe, wobei für den BMI ein hoch signifikantes Ergebnis gefunden wurde. **Schlussfolgerung:** Unsere Studie zeigte einen statistisch signifikanten Zusammenhang zwischen der Relation 2-OHE1/16-OHE1 und Brustkrebsrisiko bei postmenopausalen Frauen. Von speziellem Interesse ist auch die signifikante inverse Korrelation zwischen BMI und Rauchen und diesem Estradiolmetaboliten-Quotienten. Weitere Untersuchungen dürften notwendig sein, um weitere Frauen mit erhöhtem Risiko herauszufiltern.

P95

IL-1 system and sex steroid receptor expression in human breast cancer: IL-1alpha protein secretion is correlated with malignant phenotype

C.F. Singer[1], N. Kronsteiner[1], G. Hudelist[1], E. Marton[1], I. Walter[2], M. Kubista[1], K. Czerwenka[1], M. Schreiber[1], M. Seifert[1], E. Kubista[1]
[1]Abteilung f Spez Gyn Universität Wien,[2]Veterinärmedizinische Universität Wien, Austria

The interleukin-1 system plays an important role in human pathology and in the local control of breast cancer. We have used RT-PCR to analyze the gene expression pattern of IL-1α and other members of the IL-1 family in breast cancer cell lines, stromal cells, and breast in cancer tissue biopsies and compared it to sex steroid receptor expression. In breast cancer cell lines IL-1α and β gene expression was present in the phenotypically most malignant cell lines exclusively, whereas ERα and PR mRNA expression was confined to more differentiated cells. Furthermore, only the highly malignant ERα-/ PR-negative tumor cell line MDA-MB 231 expressed IL-1α, and none of the cell lines secreted IL-1β protein. Tumor-derived fibroblasts all expressed IL-1-αmRNA, and 73% also expressed IL-1β mRNA, while ER α and ER β gene expression was less frequent. ERα and PR mRNA was present in almost all cases and the majority of tumors also expressed ERβ mRNA. Immunohistochemical staining revealed IL-1α protein expression in tumor cells and adjacent stroma 88% of cases. The amount of epithelial protein expression was correlated with increasing de-differentiation (p=0.002), and decreasing epithelial ERα expression (p=0.004). Furthermore, stromal IL-1α was predominant in areas with low or absent ERα protein expression in neighbouring tumor epithelium (p=0.001). Taken together, we have demonstrated the presence of a functional intratumoral IL-1 system, and found that IL-1α is inversely correlated with local sex steroid receptor expression. We hypothesize that the unphysiological expression of IL-1α in less differentiated and ERα- tumors contributes to their malignant behaviour.

P96

Bestimmung und prognostische Relevanz der mRNA-Konzentrationen des Urokinaserezeptors und seiner Splicevarianten del4,5 und del5 in Tumorgewebe von Brustkrebspatientinnen

J. Farthmann[1], V. Magdolen[1], M. Schmitt[1], M. Kiechle[1], M. Kotzsch[2], A. Meye[3], T. Luther[2], G. Baretton[2]
[1]Klinische Forschergruppe der Frauenklinik, Technische Universität München, [2]Institut für Pathologie, Technische Universität Dresden; [3]Klinik für Urologie, Technische Universität Dresden

Zielsetzung: Der Urokinaserezeptor uPAR (CD87) spielt eine wichtige Rolle bei invasivem Wachstum und Metastasierung von Tumoren, indem er die Serinprotease Urokinase an der Zelloberfläche bindet. In der vorliegenden Studie haben wir die uPAR-mRNA und ihre Splicevarianten in humanen Zellen und Tumorgeweben untersucht. **Methoden:** Für die Analyse der uPAR-mRNA wurde Gesamt-RNA aus nicht-malignen Zellen/Zelllinien, Tumorzelllinien sowie Tumorgeweben isoliert. Nach RT-PCR mit spezifischen Primern wurden die DNA-Fragmente sequenziert. Zur Quantifizierung der uPAR-mRNA und ihrer Splicevarianten haben wir spezifische, hoch-sensitive RT-PCR-Assays mittels der LightCycler Technologie etabliert: Detektion von (1) uPAR-wt plus uPAR-del5 (= uPAR-FL), (2) uPAR-wt, (3)uPAR-del5 und (4) uPAR-del4+5. Für die Untersuchungen zur klinischen Relevanz der mRNA-Konzentrationen von uPAR-FL und uPAR-del4+5 in Bezug auf das rezidivfreie Überleben wurde Gesamt-RNA aus 43 Primärtumoren von Mammakarzinom-Patientinnen isoliert. **Ergebnisse:** In nicht-malignen Zellen (Keratinozyten, Granulozyten) wurde vor allem Wildtyp uPAR-mRNA, in Tumorzellen zusätzlich Splicevarianten, denen Exon 5 (del5), bzw. die Exons 4 und 5 (del4+5) fehlen, gefunden. Interessanterweise konnten beide uPAR-Splicevarianten auch in Geweben aus Mamma-, Ovarial- und Prostatakarzinom nachgewiesen werden. Die Expressionsanalyse von uPAR-FL und uPAR-del4+5 in einer repräsentativen Gruppe von Mammakarzinomen zeigte, dass die mRNA-Variante uPAR-del4+5 sehr häufig und unabhängig von uPAR-FL exprimiert wird. Eine höhere uPAR-del4+5- Expression war mit einem signifikant kürzeren rezidivfreien Überleben (p=0,0004) bei Brustkrebspatientinnen assoziiert. **Schlussfolgerung:** Diese Resultate legen nahe, dass die Bestimmung der uPAR-del4+5-mRNA als ein neuer prognostischer Marker bei Brustkrebs dienen kann. Zur Zeit laufen weitere Studien, um die prognostische Relevanz der uPAR-del4+5 und/oder uPAR-del5 mRNA- Splicevarianten beim Ovarial-, Prostata- und Blasenkarzinom zu zeigen.

P97

Identifikation co-regulierter, malignitätsassoziierter Gene in multiplen Tumorprogressionsmodellen mittels Microarrays

G. Gebauer[1, 2], G. Rondeau[1], A. Krones-Herzig[1], J. Welsh[1], G. Glinski[1], M. McClelland[1]
[1]Department of Cell and Molecular Biology, Sidney Kimmel Cancer Center, San Diego, CA, USA; [2]Frauenklinik der Medizinischen Hochschule Hannover, Hannover, Deutschland

Die Progression eines malignen Tumors ist mit multiplen genetischen Veränderungen assoziiert, zu denen unter anderem Veränderungen des DNA Methylierungs- und Genexpressionsmusters zählen. Die Identifikation konstanter genetischer Veränderungen in Tumorprogressionmodellen bietet die Möglichkeit, Targets für neue Therapiestrategien zu definieren.
Mit Hilfe von Oligonucleotidmicroarrays wurden Veränderungen des Genexpressionsmusters von 7129 Genen in Zellinien unterschiedlichen malignen Potentials von Mamma- und Prostatakarzinomen untersucht und mit dem Expressionsmuster von Transplantattumoren im Maus-Modell verglichen. In multiplen Vergleichen der Expressionsprofile konnte eine Konsensus-Klasse von 214 Genen definiert werden, die in allen Zellkulturmodellen gleichermaßen up- oder downreguliert waren. Die Arraydaten wurden mittels Real-Time PCR bestätigt. Eine gleichartige Regulation von 80% dieser Gene konnte auch in korrespondierenden Transplantattumoren nachgewiesen werden.
Die gewonnenen Daten unterstreichen die Bedeutung von Zellkultur- und Xenograft Modellen für das Verständnis genetischer Veränderungen im Rahmen der Progression eines malignen Tumors.

P98

Erstellung eines molekularen Profils wichtiger prognostischer und prädiktiver Marker in primären Brusttumorbiopsien mittels quantitativer RT-PCR(QRT-PCR)

V. Vuaroqueaux[1], M. Labuhn[1]*, W. Küng[2], U. Weissenstein[1], S. Ehret[1], L. Mannhart[1], P. Urban[1], E. Käslin[1], E. Wight[3], F. Harms[1], S. Eppenberger-Castori[2], U. Eppenberger[2]*
[1]OncoScore AG, Riehen; [2]Stiftung Tumorbank Basel & Dept. Forschung, Universitäts Klinik, Basel; [3]Universitäts Frauenklinik, Basel, Schweiz

Zielsetzung: Entwicklung eines auf quantitativer RT-PCR (QRT-PCR) basierenden Test-Systems zur Erstellung eines molekularen Profils in Brusttumorbiopsien. Mit diesem Test ist es möglich aus minimaler Gewebemenge ein Maximum an Informationen zu erhalten, die behandelnden Ärzten als Hilfestellung für die Therapiewahl zu Verfügung gestellt werden. Erste Untersuchungen beschränken sich auf die klinisch wichtigen Marker ERα, PgR, HER-2/neu, VEGF, uPA und PAI-1. **Materialien und Methoden:** In einer Serie Brusttumorbiopsien, die mittels ELISA Tests routinemäßig charakterisiert wurde, sind die oben erwähnten Marker mittels QRT-PCR analysiert. RNA wurde mit RNeasy Kits (Qiagen) extrahiert. Qualität und Quantität der RNA wurden mit dem Bioanalyzer 2100 (Agilent) getestet, bzw. gemessen. Alle Genexpressionsanalysen wurden auf dem TaqMan 7000 (AB) mit Sybr Green durchgeführt. Eine relative Quantifizierung (ΔΔCt) wurde mit Hilfe einer Normalisierung an ribosomale 18S RNA sowie einer Standardisierung mit universeller menschlicher Standard RNA (Stratagen) erzielt. **Resultate:** Erste Resultate an 48 Patientinnen zeigen für alle untersuchten Marker eine signifikante Korrelation zwischen dem mRNA- und dem Protein Gehalt. Zusätzlich, wie schon auf der Proteinebene gezeigt werden konnte, korrelieren uPA und PAI-1 auch auf der mRNA

Ebene miteinander, während HER-2/neu und ER eine inverse Korrelation auf mRNA Ebene aufweisen. **Zusammenfassung:** Die erhaltenen quantitativen Daten über die Genexpression korrelieren mit jenen der Proteinebene. Dieser Ansatz ist schnell- alle Parameter können parallel gemessen werden- und reproduzierbar. Dazu kommt, das schon kleinste Mengen Tumormaterial für eine Analyse ausreichen. Weiter Untersuchungen sind im Gange, um die klinische Signifikanz der bisher unternommenen Analysen zu validieren. Der Ansatz kann ohne großen Zeitaufwand um mehrere Marker erweitert werden.

*Die beiden Autoren haben gleichermaßen zu diesem Poster beigetragen

P99

Identification of candidate breast cancer genes using microcell-mediated chromosome transfer in combination with array-based gene expression profiling

S. Seitz[1], R. Frege[1], J. Weimer[2], A. Jacobsen[2], W. Arnold[3], N. Arnold[2], S. Scherneck[1]
[1]MDC for Molecular Medicine, Berlin; [2]University of Kiel; [3]Atugen AG, Berlin

Breast cancer development is associated with several genetic abnormalities. We previously observed loss of heterozygosity on the short arm of chromosome 8 in up to 86% of breast carcinomas indicating the presence of tumour suppressor genes on this chromosome arm. However the function of gene(s) on this chromosome in breast cancer suppression is poorly understood. To address this question we performed microcell-mediated transfer of human chromosome 8 into two breast cancer cell lines. The stable transfer of chromosome 8 resulted in suppression of tumourigenicity in nude mice and reversion of other neoplastic properties of the hybrids. Loss of the chromosome 8 in the hybrids led to reappearance of the malignant phenotype. These results provide functional evidence that a breast cancer tumour suppressor gene (s) resides on human chromosome 8.
To identify the gene (s) responsible for the reversion of the tumorigenic phenotype a gene expression profiling using the Human Genome U133A array was performed. Results of these analyses will be presented.

P100

Analyse von Aberrationsmustern in Mammakarzinomzellen für Chromosomen 1, 8 und 17 mittels FISH (Fluoreszenz in situ Hybridisierung)

T. Fehm[1], G. Gebauer[2], D. Wallwiener[1], J. Uhr[3]
[1]Universitätsfrauenklinik Tübingen; [2]Universitätsfrauenklinik Hannover; [3]UT Southwestern Medical School, Dallas, USA

Zielsetzung: Numerische Aberrationen treten frühzeitig in der Karzinogenese des Mammakarzinoms auf. Besonders häufig sind die Chromosomen 1, 8 und 17 betroffen. Falls Mammakarzinomzellen charakteristische Aberrationsmuster für die Chromosomen 1, 8 und 17 aufweisen, können diese für die Tumorzelldetektion im Blut und Knochenmark herangezogen werden. **Methode:** Insgesamt wurden Tumorabklatschpräparate von 74 Mammakarzinomen mit zentromerischen DNA-Proben für Chromosom 1 (Fluorochrom: SpectrumOrange), 8 (SpectrumAqua) und 17 (SpectrumGreen) hybridisiert. Pro Abklatschpräparat wurden jeweils 100 einzelne Tumorzellen analysiert. Anschließend wurden die Aberrationsmuster mit denjenigen, die in Leukozyten (n=19) und in einzelnen Zellen von normalen Brustgewebe (n=6) und benignen Brusttumoren (n=14) detektiert wurden, verglichen. **Ergebnisse:** Die häufigsten Aberrationsmuster in einzelnen Mammakarzinomzellen waren Polysomie für alle drei Chromosomen (>2, >2, >2) sowie Polysomie für Chromosomen 1 und 8 (>2, >2, 2). Der Vergleich mit benignen Brustgewebe ergab 4 weitere Aberrationsmuster, die signifikant mit Malignität assoziiert waren. Hingegen war das Vorliegen von Monosomien für zwei bzw. für alle drei Chromosomen vorwiegend in Leukozyten zu finden. **Schlussfolgerung:** Mammakarzinomzellen weisen charakteristische Aberrationsmuster für Chromosomen 1, 8 und 17 im Vergleich zu Leukozyten und epithelialen Zellen benigner Brusttumoren auf. Diese Aberrationsmuster eignen sich somit für den Nachweis bzw. die Charakterisierung von Tumorzellen in Blut und Knochenmark von Mammakarzinompatientinnen.

P101

Fas Ligand Expression in vitro und in vivo beim Mammakarzinom*

C. Bergemann[1], U. Kringel[1, 2], E. Mann[1], H. Terpe[2], D. Koczan[3], H.-J. Thiesen[3], T. Reimer[1]
[1]Frauenklinik, [2]Institut für Pathologie, [3]Institut für Immunologie, Universität Rostock

Zielsetzung: Mammakarzinom-Zellen exprimieren Fas Ligand (FasL) auf der Oberfläche und sind damit in der Lage, in Fas präsentierenden T-Zellen Apoptose auszulösen. Andererseits liegt FasL meist als membrangebundene Form vor und bindet so direkt an den betreffenden Rezeptor. Dies hat zu der Hypothese geführt, dass eine Signalübertragung in beiden Richtungen dieses Rezeptor-Liganden-Paares möglich ist. **Materialien und Methoden:** Mammakarzinom-Zelllinien MCF7, BT20, BT549 und Hs578T mit Interferon-g stimuliert. Anschließend erfolgte die FasL-Detektion mittels Immunfluoreszenz am Laser-Scanning-Mikroscop bzw. eine 24h Inkubation mit einem FasFc-Fusionsprotein. Nach 1h, 4h, 8h und 24h der FasFc-Inkubation wurde die Apoptoserate mittels Nukleosomen ELISA und die Proliferation durch Messung des BrdU-Einbaus bestimmt. Der in vivo-Nachweis von FasL erfolgte mittels Laser-Mikrodissektion und nachfolgender real-time RT-PCR. **Ergebnisse:** Die Immunfluoreszenz zeigte, dass Interferon-g die Expression von FasL an der Oberfläche der Mammakarzinom-Zellen stimuliert. Bei den weniger invasiven Zellkulturen MCF7 und BT20 war dieser Effekt stärker als bei den hoch invasiven Zellkulturen Hs578T und BT549, die FasL stark auf ihrer Oberfläche exprimieren. Die Inkubation der Zellkulturen mit FasFc führte über 24h zu einer signifikanten Erhöhung der Apoptoserate und zu verringerter Proliferation. Durch vorherige Stimulation mit Interferon-g konnten diese Effekte verstärkt werden. Eine in vivo FasL Expression konnte nur in invasiven Karzinomzellen und Lymphozyten nachgewiesen werden. **Zusammenfassung:** Auf Mammakarzinom-Zelllinien exprimierter FasL scheint die für T-Lymphozyten beschriebene Rezeptorfunktion ebenfalls zu besitzen und damit einen antiproliferativen Effekt durch FasFc-Fusionsprotein Inkubation auszulösen. Dies eröffnet neue Möglichkeiten für ein FasL-blockierende Therapie des Mammakarzinoms.

*gefördert durch DFG (RE 1467/3-1) und BMBF-Programm «Laser 2000»

P102

Endotheliale Vorläuferzellen beim Mammakarzinom

C. Richter-Ehrenstein[1], J. Rentzsch[1], S. Runkel[1], G. Schönfelder[2], W. Kühn[1]
[1]Frauenklinik UKBF, Berlin; [2]Institut für Pharmakologie und Toxikologie, Berlin

Zielsetzung: Der Zugang zu existierenden Blutgefäßen und die Bildung von neuen Gefäßen ist die Grundvoraussetzung für das Wachstum von bösartigen Tumoren. Im adulten Organismus geschieht dies durch die Bildung aus bisher existierenden Gefäßen; die Angiogenese. Seit kurzem gibt es Hinweise, dass endotheliale Vorläuferzellen aus dem Knochenmark einen möglichen Beitrag zur Gefäßneubildung auch im adulten Körper leisten können. In der Embryonalzeit werden Gefäße primär durch die Formierung endothelialer Vorläuferzellen gebildet; die Vaskulogenese. Ob zirkulierende endotheliale Vorläuferzellen bei der Tumorangiogenese beim Mammakarzinom beteiligt sind, ist Ziel dieser Untersuchung. **Materialien und Methoden:** Bei 10 stanzbioptisch gesicherten Mammakarzinom Patientinnen und 10 Kontrollpatientinnen wurden 10 ml Blut entnommen. Nach Isolierung der mononukleären Zellen wurden diese zum einen mit einem monoklonalen Antikörper gegen VEGF-Rezeptor 2 und einem monoklonalen Antikörper gegen CD34 inkubiert und nach Fluoreszenzmarkierung im Durchflusszytometer gemessen. Zum anderen wurden CD34 positive Zellen mittels immunomagnetischer Zellsortierung (MACS) isoliert und nach Inkubation mit Antikörper gegen AC133 im Durchflusszytometer gemessen. **Ergebnisse:** Der Anteil der CD34 und VEGFR2 positiven Zellen an der Fraktion der peripher zirkulierenden mononukleären Zellen betrug im Mittel 0,07% bei den Kontrollpatientinnen. Signifikant höhere Werte zeigten die Karzinompatientinnen mit 0,54%. Für AC 133 zeigten die Kontrollpatientinnen und die erkrankten Frauen nahezu identische Verhältnisse wie für die CD34/VEGFR2 positiven Zellen. **Zusammenfassung:** Zum ersten Mal konnten wir zeigen, dass endotheliale Vorläuferzellen aus dem

Knochenmark beim Mammakarzinom zu finden sind. Die Ergebnisse legen nahe, dass zirkulierende CD34 positive Zellen, die VEGFR2 und AC133 exprimieren, eine Zellpopulation bilden, die eine Bedeutung für die Neoangiogenese beim Tumorwachstum haben.

P103

Die Detektion von disseminierten Brustkrebszellen durch Immunzytochemie – Vergleich unterschiedlicher Färbeprotokolle unter Anwendung des A45BB3 Primärantikörpers für Panzytokeratin

S. Dürr-Störzer, S. Becker, G. Becker-Pergola, D. Wallwiener, E. Solomayer
Universitätsfrauenklinik, Tübingen

Immunzytochemie zur Detektion von Mikrometastasen ist als Standardmethode etabliert. Wir evaluierten unterschiedliche Färbemethoden unter Anwendung des A45BB3 Primärantikörpers um disseminierte Brustkrebszellen im Knochenmark zu detektieren.
1. Handfärbemethode
2. Ventana Benchmark Instrument
3. DAKO Autostainer Instrument
Material und Methoden: Die Färbung von Zytospins (über 800 Patientenproben) wurde entweder manuell durchgeführt oder Instrumenten von DAKO oder Ventana. Jeder Färbelauf beinhaltete eine Positivkontrolle bestehend aus MCF-7 Zellen und PBMCs. Die Analyse der angefärbten Zytospins wurde auf dem Chromacis Imaging System durchgeführt.
Ergebnisse:
1. Die manuelle Methode zeigte einen hohen Grad an Variabilität bei Vergleich unterschiedliche Läufe. Die Färbung dauerte ungefähr 4.5 Stunden. Kosten für die manuelle Färbung betragen etwa € 0.70 bis € 1.00.- pro Zytospin.
2. Der Ventana Benchmark ist ein vollautomatisiertes Färbegerät. Resultate sind konsistent und reproduzierbar. Das System beinhaltet eine komplexe Datenverarbeitungs-Software. Reaktionen laufen temperaturspezifisch im Gerät. Die erhältlichen Reagenzien-Kits sind FDA zugelassen, Proben- und Reagenzienverwaltung sind barcodegesteuert. Etablierte Protokolle benötigen lediglich 2–5 Minuten Vorbereitungszeit bevor der Lauf per Computer gestartet werden kann. Kosten betragen etwa € 3,50–5,00.- pro Zytospin.
3. Die Verwendung des DAKO Autostainers und dem DAKO APAAP Kit erzielte ebenso konsistente Ergebnisse. Die Software ist einfach verständlich. Da das Instrument als Pipettierhilfe arbeitet kann jegliche Reagenzienkombination verwendet werden. Die Zeit für das Ansetzen von Reagenzien und die Programmierung beträgt etwa 10 Minuten. Kosten betragen etwa € 2,50 pro Zytospin.
Schlussfolgerung: Automatisierte Systeme sind die Methode der Wahl für routinemäßige immunzytochemische Detektion von disseminierten Tumorzellen und manuellen Färbemethoden überlegen. Beide getesteten Geräte haben ihre Vorzüge. Die letztliche Auswahl muss den unterschiedlichen Laborbedürfnissen entsprechen.

P104

Detektion disseminierter Tumorzellen aus Blut/Knochenmark mit der RT-PCR: Die Zeit zwischen Probengewinnung und Weiterverarbeitung ist ein wichtiger Faktor für die Qualität der anschließenden RT-PCR.

G. Becker-Pergola, S. Becker, S. Dürr-Störzer, D. Wallwiener, E. Solomayer
Universitätsfrauenklinik, Tübingen

Ziel: Der Nachweis von disseminierten Tumorzellen im Blut oder Knochenmark durch One-Step RT-PCR ist eine attraktive Alternative zu konventionellen RT-PCR-Methoden, wie z.B nested PCR. Die allgegenwärtige Präsenz von RNAsen im menschlichen Gewebe sowie der daraus folgende fortschreitende RNA-Abbau vor dem RT-PCR-Schritt stellt ein wichtiges Problem dar, insbesondere wenn die Proben nicht zeitnah verarbeitet werden. Wir verglichen mRNA-Integrität in 4 Proben, die zu unterschiedlichen Zeitpunken nach Abnahme (sofort, nach einer, zwei und acht Stunden) verarbeitet wurden anhand der resultierenden RT-PCR-Ergebnisse. **Material und Methoden:** 4×5 ml peripheren Blutes von gesunden Probanden wurden mit jeweils 10 MCF-7-Zellen vermischt. Eine Probe wurde sofort verarbeitet: Die Probe wurde mit 50 ml RNA/DNA Stabilisations-Reagenz für Blut und Knochenmark (Roche) gemischt. Die Probe wurden dann bei –20 °C eingefroren. Die anderen drei Proben wurden in identischer Weise verarbeitet, nachdem sie eine, zwei bzw. acht Stunden bei Raumtemperatur liegen gelassen wurden. Die mRNA Extraktion wurde mit dem mRNA Isolation Kit für Blood and Bone Marrow (Roche) durchgeführt. **Ergebnis:** Die Amplifikation des CK- und GAPDH-Transkripts war in den Proben die sofort und nach einer Stunde verarbeitet wurden identisch, nahm in der 2-Stunden-Probe ab und war in der 8-Stunden-Probe nicht mehr nachzuweisen. Dies deutet auf eine kontinuierliche Verschlechterung der RNA-Integrität als Folge der RNA-Zerstörung in den Proben hin. **Schlussfolgerung:** One-Step RT PCR zur Detektion disseminierter Tumorzellen im Blut/Knochenmark ist möglich mit einer Sensitivität von 10 CK-positiven Zellen in 5 ml peripheren Blut, wenn diese Proben innerhalb einer Stunde nach Abnahme weiterverarbeitet werden.

P105

Detektion von disseminierten Tumorzellen aus Blut und Knochenmark durch eine One-Step-RT-PCR-Technik am Light Cycler System – Vergleich unterschiedlicher RNA Isolierungsmethoden

S. Becker, G. Becker-Pergola, S. Dürr-Störzer, D. Wallwiener, E. Solomayer
Universitätsfrauenklinik, Tübingen

Zielsetzung: Die Etablierung der RT-PCR-Methode für spezifische Marker disseminierter Tumorzellen erwies sich als schwierig. Unterschiedliche Studien berichteten über unterschiedliche Ergebnisse was Assaysensitivität und -spezifität angeht. Ein wichtiger Grund hierfür sind die unterschiedlichen Probenaufbereitungs- und Analysenprotokolle, die von verschiedenen Laboratorien angewandt werden. Das Light Cyler System hat im Vergleich zu konventionellen RT-PCR-Methoden viele Vorteile. Die Isolierung der RNA aus Probenmaterial als erster Schritt ist hierbei von entscheidender Wichtigkeit und bestimmt die Ergebnisse darauf folgender Techniken nachhaltig. Wir verglichen zwei unterschiedliche Strategien: Erstens, Gesamt-RNA-Extraktion nach Ficoll-Anreicherung (Stratagene RNA miniprep kit) und zweitens, mRNA-Isolierung (Roche Molecular Biochemicals). Die gewonnenen RNA-Proben wurden durch One-Step-RT-PCR amplifiziert und die Resultate verglichen. **Material und Methoden:** 8 × 5 ml Blut von gesunden Probanden wurde mit kultivierten MCF-7 Zellen vermischt (500, 50, 5, 1 Zellen). Nachfolgend wurde das Blut auf zwei unterschiedliche Arten weiterverarbeitet:
1. Die mononukleäre Zellfraktion wurde über Ficoll angereichert. Gesamt RNA Extraktion wurde mit dem Total RNA miniprep Kit (Stratagene) durchgeführt.
2. Blutproben wurden mit 50 ml Stabilisierungsreagenz für Blut und Knochenmark (Roche) gemischt. Die mRNA wurde mit dem mRNA-Isolation-Kit for Blood and Bone marrow (Roche) extrahiert.
Die RT-PCR wurde am LC-System durchgeführt (RNA Master Hybridization Probes Kit, Roche).
Ergebnisse: Direkte mRNA Isolierung hatte die höchste Sensitivität mit einer Detektionsrate von 5 Tumorzellen in 5 ml Blut. Gesamt RNA Extraktion konnte jedoch nur 50 Zellen amplifizieren.

P106

Entwicklung einer Multi-Marker-RT-PCR zur Charakterisierung disseminierter Brust-Krebs-Zellen

S. Becker, G. Becker-Pergola, S. Dürr-Störzer, D. Wallwiener, E. Solomayer
Universitätsfrauenklinik, Tübingen

Ziel: Brustkrebs ist morphologisch und molekular-genetisch eine hochgradig heterogene Erkrankung. Angesichts der wachsenden Zahl molekulargenetischer Marker könnten in Zukunft multi-parametrische Methoden, die unterschiedliche biologische Eigenschaften gleichzeitig untersuchen geeignet sein, die individuellen Tumore zu klassifizieren. Gen-Expressionsmuster unterschiedlicher relevanter Gene können schon jetzt die Genauigkeit der Diagnose verbessern. Wir haben mittels RT-PCR mit dem Light-Cycler-System eine Methode erprobt, die es uns ermöglicht, verschiedene Gen-Transkripte in individuellen Proben zu untersuchen und mittels Doppel-Fluoreszenzmessung zeitgleich darzustellen. Ziel-Gene waren Her2/neu, Östrogen-Rezeptor, Bone-Sialoprotein, Parathormon-Rezeptor-Protein (PTHRP) und Zytokeratin 19. Diese molekulargenetischen Marker wurden ausgewählt auf der Basis ihrer publizierten Spezifität für Brustkrebs so wie - zum Teil - ihrer klinischen Relevanz. CK19 ist ein spezifischer Marker für epitheliale Zellen, Her2/neu und ER sind etablierte prognostische Marker, PTHrP und BSP Expressionen wurden als mit Knochenmetastasierung assoziiert beschrieben. Das GAPDH-Gen wurde verwendet um die RNA-Integrität zu testen. Das System wurde für extrem kleine Probenmengen konzipiert und ist für die Untersuchung von Mikrometastasen, wie disseminierte Tumorzellen im Knochenmark oder Blut geeignet. **Methoden:** Drei unterschiedliche Brustkrebs-Zellinien (MCF-7, EFM 192-A, SKBR3) wurden in Zellkultur-Flaschen lysiert und die Gesamt- RNA wurde mit dem RNA miniprep kit von Stratagene isoliert. RNA Menge und Qualität wurde spektrophotometrisch bestimmt. One-Step RT-PCR wurde mit dem RNA Master Hybridization Probes Kit (Roche Molecular Biochemicals) durchgeführt. **Ergebnis:** Wie erwartet hatten alle Proben ein individuelles Gen-Expressions-Muster. Der Test könnte nützlich sein, Tumorzellen, die nur in geringster Konzentration zur Verfügung stehen zu untersuchen. Ein Expressions Profil mit den o.g. Markern kann leicht in erfahrenen Routine-Labors durchgeführt werden.

P107

Eine adjuvante Bisphosphonattherapie bewahrt die 3-D-Mikrostruktur des Knochens in Knochenmetastasen eines experimentellen Mammakarzinoms

A. Müller[1], M. Kaufmann[1], A.A. Kurth[2]
[1]Zentrum für Frauenheilkunde und Geburtshilfe, Universitätsklinikum der J.W. Goethe Universität, Frankfurt/Main;
[2]Orthopädische Universitätsklinik Frankfurt/Main

Bisphosphonate sind seit vielen Jahren eine etablierte Therapie von Knochenmetastasen. In den vergangenen Jahren hat sich die klinische und experimentelle Bisphosphonatforschung auf die präventive Anwendung gerichtet. Die 3-D-Mikrostruktur des Knochen hat einen entscheidenden Einfluss auf das mechanische Verhalten des Knochens. Aus diesem Grund untersuchten wir den Einfluss einer präventiven Bisphosphonattherapie auf die Mikrostruktur in Tumorosteolysen in einem Rattenmodell.
45 SD-Ratten wurden randomisiert auf 3 experimentelle Gruppen verteilt. Einer Gruppe (T) wurde ein Mammakarcinom (Walker 256) in das li. Femur implantiert, ohne eine weitere Therapie. Der zweiten Gruppe (PTI) erhielt eine präventive Therpaie mit dem Bisphosphonat Ibandronat für 26 Tage. Nach der Tumorimplantaton erhielt diese Gruppe eine Therapie für 28 Tage. Die dritte Gruppe (TI) erhielt eine präventive Placebotherapie und nach der Tumorimplantation eine Ibandronattherapie für 28 Tage. Nach dem Tod der Tiere wurden beide Femora (90 Proben) in einem desktop μCT Imaging System (μCT 20, Scanco Medical) gescannt, die CT Schnitte 3-D rekonstruiert, histomorphometrische Analysen vorgenommen und die Knochendichte bestimmt.
In der TI und PTI Gruppe fand sich eine höhere Knochendichte als in der unbehandelten Tumorgruppe. Bei der morphometrischen Analyse zeigten sich ähnliche Ergebnisse wie bei der Knochendichte. Beim BV/TV waren die Gruppen TI und PTI um 106% und 133% höher. Bei der Trabekeldicke fand sich ein Vorteil von 95% (TI) und 211% (PTI)
Eine präventive Bisphosphonattherapie hat einen deutlichen Vorteil auf den Erhalt der Mikrostruktur des Knochens in Tumorosteolysen. Diese Ergebnisse stellen einen weiteren wichtigen Hinweis zur adjuvanten Gabe von Bisphosphonaten bei Mammakarzinompatienten dar.

P108

Präklinische Evaluation verschiedener Beladungsstrategien dendritischer Zellen mit KS24.22-Mammakarzinom-Zellen

N. Inzkirweli[1], B. Gückel[2], G. Bastert[1], M. Lindner[1]
[1]Universitäts-Frauenklinik Heidelberg;
[2]Universitäts-Frauenklinik Tübingen

Zielsetzung: Antigen-beladene dendritische Zellen sind in verschiedenen immuntherapeutischen Behandlungsstrategien involviert. Es besteht eine Kontroverse über die optimale Beladungsstrategie. Im Speziellen ist dabei unklar, ob nekrotische (Lysat) oder apoptotische Zellen als optimale Quelle von multiplen Tumorantigenen dienen können. Bei den hier verwendeten KS24.22-Zellen handelt es sich um eine Mammakarzinom-Linie, die mit Her-2/neu und CD80 transfiziert ist. Diese Zellen werden derzeit in einer immuntherapeutischen klinischen Phase-I/II-Studie als Immunogen eingesetzt und sollen als Antigenquelle demnächst auch zur Beladung von dendritischen Zellen verwendet werden. Ziel der Arbeit war es, eine optimale Beladungsstrategie für KS.24.22-Zellen zu bestimmen. **Material und Methoden:** KS24.22-Mammakarzinom-Zellen, myeloide dendritische Zellen, Annexin-Färbung, TUNEL-Assay, Caspase-Aktivitäts-Assay, Durchflusszytometrie. **Ergebnisse:** Zunächst wurde nach einer optimalen Methode zur Induktion von Apoptose bei KS24.22-Zellen gesucht. Zur Induktion von Apoptose wurden UV-Bestrahlung und eine Hitzeschock-Behandlung untersucht. Die so präparierten Zellen wurden mit Annexin-Färbung, TUNEL-Assay und Caspase-Aktivitäts-Assay untersucht. Die beste Induktion von Apoptose wurde durch eine 1-minütige Bestrahlung mit UV-Licht erreicht. Schockgefrorene Zellen (Lysat) zeigten erwartungsgemäß keinen Hinweis auf Induktion von Apoptose. Die Beladung von dendritischen Zellen mit Tumorlysat (nekrotische Zellen) führte zu einer Inhibition der Reifung dieser Zellen. Eine Aufnahme von Tumorzellen oder -anteilen konnte nicht nachgewiesen werden. Im Gegensatz dazu führte die Beladung mit apoptotischen Zellen zur Aufnahme von Tumorzellen / -bestandteilen und inhibierte die Reifung der dendritischen Zellen nicht. **Zusammenfassung:** Im Vergleich der Beladung von dendritischen Zellen mit KS24.22-Mammakarzinom-Zellen zeigt sich die Beladung mit apoptotischen Zellen der mit nekrotischen Zellen überlegen.

P109

Eine CD80-modifizierte Tumorzelllinie als therapeutische Vakzine beim Mammakarzinom – Vakzinedesign und klinische Phase-I/II-Studie

B. Gückel[1], S. Stumm[2], S. Kayser[1], C. Rentzsch[1], A. Marmé[3], I. Gruber[1], J. Huober[1], S.C. Meuer[2], D. Wallwiener[1]
[1]Frauenklinik der Eberhard-Karls-Universität in Tübingen; [2]Institut für Immunologie, [3]Frauenklinik der Ruprecht-Karls Universität in Heidelberg

Zielsetzung: Tumore exprimieren Antigene, die dem Immunsystem eine Erkennung erlauben sollten; trotzdem aktivieren sie selten zelluläre Immunantworten. Durch Gentransfer erzielte Expression kostimulatorischer Moleküle (CD80) wurde die Immunogenität einer Mammakarzinom-Zelllinie (KS24.22) in vitro substantiell verbessert, so dass es zur T-Zell-Aktivierung kam. Die Zelllinie exprimiert Mammakarzinom-assoziierte Antigene (CEA, Her2/neu, MAGE-Familie, MUC-1, SSX-2), die sie nachweislich prozessieren und präsentieren kann. In der vorgestellten Phase-I/II-Studie ist das primäre Zielkriterium die Überprüfung der Verträglichkeit therapeutischer Vakzinierungen mit KS24.22-Zellen beim metastasierten Mammakarzinom. Sekundäre Zielvariablen sind die Erfassung klinischen und immunologischen Ansprechens. **Methoden:** Eine Vakzination besteht aus 10^7 i.d. applizierten KS24.22-Zellen. Mittels Verfahren der zellulären und molekularen Immunologie (z.B. ELISpot, quantitative RT-PCR, Proliferation) erfolgt eine Bestandsaufnahme der durch die allogene, HLA-A*0201-teilabgestimmte Tumorzell-Transfektante erzeugten Immunantwort. Dies betrifft die Patienten-Einschlusskriterien und kontinuierliche Verlaufsbeobachtungen. **Ergebnisse:** Neben klinischen Parametern wurde der Funktionszustand des Immunsystems der Patientinnen als Einschlusskriterium berücksichtigt. Dafür wurde in vitro überprüft, ob sich T-Zellen der Patientin durch Mitogene bzw. durch die Vakzinezelllinie zur Proliferation anregen lassen. Hier ist der Abstand zu einer potentiell immunsuppressiven Vortherapie entscheidend: Blutlymphozyten, die in einem Zeitfenster von unter vier Wochen zur Chemotherapie asserviert wurden, waren im Vergleich zu später gewonnenen T-Zellen in ihrer Funktionalität eingeschränkt. Bisher wurden 6 von 15 vorgesehenen Patientinnen gemäß den Einschlusskriterien rekrutiert. Es erfolgten 22 Vakzinierungen, bei denen keine unerwünschten Nebenwirkungen auftraten. Bei einer Patientin kam es zur Stabilisierung der Erkrankung. Alle Patientinnen zeigten DTH-Reaktionen, deren Intensitäten im Verlauf der Therapie zunahmen. Dabei wurde in Biopsien ein entzündliches, zelluläres Infiltrat detektiert. Es wurden kontinuierlich Blut- und Serumproben asserviert und initial gezeigt, dass im Blut die T-Zell-Reaktivität gegen die gesamte Zelllinie sinken kann, jedoch parallel spezifische HLA-A*0201-restringierte T-Zellen gegen die von ihr exprimierten Tumorantigene nachgewiesen werden können. **Zusammenfassung:** Die Vakzinierungen mit einer genetisch modifizierten, allogenen Zelllinie verliefen bisher nebenwirkungsfrei. Die gewählten immundiagnostischen Verfahren erlaubten die Analyse vakzineinduzierter Immunreaktionen. Aussagen über die Korrelation immunologischer und klinischer Parameter können noch nicht getroffen werden.

Poster: Varia

P110

Hereditäres Mamma- und Ovarialkarzinom – Genetische Beratung und Untersuchung auf BRCA1/2-Mutationen

N. Ditsch[1], J. Straub[1], A. Vodermaier[1], A. Meindl[2], M. Untch[1], H. Hepp[1]
[1]Klinik und Poliklinik für Gynäkologie und Geburtshilfe der LMU, Großhadern, München;
[2]Institut für Medizinische Genetik der LMU-München

Fünf Prozent der Brust- und Eierstockkrebserkrankungen sind erblich bedingt. Kennzeichnend dafür sind ein frühes Erkrankungsalter und sowohl ein erhöhtes Risiko für ein bilaterales Mammakarzinom als auch für ein Zweitkarzinom der Mamma oder der Ovarien. Die Hälfte der Erkrankungsfälle ist dabei auf eine Mutation im BRCA1/2-Gen zurückzuführen. Das lifetime-risk einer Mutationsträgerin beträgt für ein Mammakarzinom 85% und 30–60% für ein Ovarialkarzinom.

Einschlusskriterien für die genetische Untersuchung stellen Familien dar mit:

- mindestens zwei an einem Mamma- und/oder Ovarialkarzinom Erkrankten (davon eine unter 50 Jahren),
- mindestens einer an einem Mammakarzinom Erkrankten unter 35 Jahren,
- mindestens einer an einem beidseitigen Mamma- oder Ovarialkarzinom Erkrankten unter 40 Jahren,
- mindestens einer an einem Mamma- und Ovarialkarzinom unabhängig vom Alter Erkrankten,
- einem männlichen an Mammakarzinom-Erkrankten.

Jede Patientin wird genetisch, klinisch und psychoonkologisch beraten. Nach vierwöchiger Bedenkzeit und Entscheidung der Patientin für einen Gentest wird die molekulargenetische Untersuchung einer Blutprobe durchgeführt. Falls bei der Indexpatientin eine Mutation nachgewiesen werden kann, besteht die Möglichkeit des Gentests für alle weiteren Familienmitglieder. Hochrisikopatientinnen und Mutationsträgerinnen sollten ab dem 25. Lebensjahr ein regelmäßiges Screening durchführen. Dieses beinhaltet die Selbstuntersuchung der Brust, gynäkologische und Mamma-Sonographie halbjährlich sowie MRT und Mammographie jährlich. Seit 1997 wurden 800 Patientinnen beraten, 313 entschieden sich für einen Gentest. Mutationsträgerinnen und Frauen mit lifetime-risk von mindestens 20% für ein Mamma- oder Ovarialkarzinom wurden über die Möglichkeit einer prophylaktischen Operation informiert. Dreizehn Patientinnen entschieden sich für eine prophylaktische Ovarektomie, sieben für eine prophylaktische Mastektomie.

P111

Assoziierte Tumorerkrankungen bei Patienten mit familiärem Risiko für Brust- und Eierstockkrebs

V.F. Hübbel, K. Rhiem, B. Wappenschmidt, R.K. Schmutzler
Zentrum Familiärer Brust- und Eierstockkrebs,
Universitäts-Frauenklinik Köln/Bonn

Zielsetzung: Bei familiärem Mamma- und Ovarialkarzinom-Syndrom wird ein gehäuftes Auftreten weiterer Tumorentitäten beschrieben. Durch eine effiziente Prävention des Mamma- und Ovarialkarzinoms erlangen diese assoziierten Tumorerkrankungen zunehmende Bedeutung. **Materialien und Methoden:** Wir untersuchten daher 169 Hochrisikofamilien für familiären Brust- und Eierstockkrebs auf das Auftreten von assoziierten Tumorerkrankungen. Davon wiesen 29 eine BRCA1-Mutation und 23 eine BRCA2-Mutation auf. Bei 117 Familien wurde eine Mutation in beiden Genen ausgeschlossen. **Ergebnisse:** Folgende Tumorerkrankungen treten in abnehmender Häufigkeit auf: Kolonkarzinom (in 17,8% der Familien), Magenkarzinom (14,2%), Bronchialkarzinom (12,4%), Pankreaskarzinom (7,7%), Leukämien (7,1%), maligne Erkrankungen der Haut (7,1%), Prostatakarzinom (4,7%), Lymphome (4,7%), sonstige (<4%). In allen drei Kollektiven stellt das Kolonkarzinom die häufigste Tumorentität dar (17,2% vs. 17,4% vs. 17,9%). Die Häufigkeit der weiteren Tumorentitäten ist vom Mutationsstatus abhängig: Bei den BRCA1-positiven Familien stehen Leukämien (13,8%), Magen- (10,4%) und Pankreaskarzinome (10,4%) im Vordergrund. Bei Mutation im BRCA2-Gen liegen vor allem Bronchial- (13,0%), Magen- (8,7%), Pankreas- (8,7%) und Prostatakarzinome (8,7%) vor. Die Hochrisikofamilien ohne Mutation im BRCA1- und BRCA2-Gen zeichnen sich durch ein erhöhtes Risiko für das Auftreten von Magen- (16,2%), Bronchial- (13,7%) und Pankreaskarzinomen (6,8%) aus. Bei BRCA2-positiven Familien und Hochrisikofamilien ohne Mutationsnachweis sind jeweils 2 Erkrankungsfälle von männlichem Mammakarzinom aufgetreten (8,7% vs. 1,7%). **Zusammenfassung:** Bei der Betreuung von Risikofamilien für familiären Brust- und Eierstockkrebs sollte das gehäufte Auftreten spezifischer assoziierter Tumoren in Abhängigkeit vom Mutationsstatus im Früherkennungsprogramm berücksichtigt werden.

P112

Spektrum und Häufigkeit von BRCA1- und BRCA2-Mutationen bei Patienten mit hereditärem Brust- und Ovarialkrebs in Sachsen

A. Kujat, W. Heinritz, S. Strenge, U.G. Froster
Institut für Humangenetik, Universität Leipzig, Deutschland

Zielstellung: Brustkrebs ist eine der häufigsten Tumorerkrankungen der Frau. Ca. 5% der Brustkrebserkrankungen sind hereditären Ursprungs. 1994 konnten zwei krebsrelevante Gene BRCA1 und BRCA2 durch Kopplungsanalyse in Familien mit Brust- und Ovarialkrebs auf den Chromosomen 13 und 17 identifiziert werden. Ziel der vorliegenden Untersuchung ist die Analyse der BRCA-Gene auf Sequenzveränderungen und die Identifizierung spezifischer regionaler Alterationen. **Material und Methoden:** Als eines der 12 von der Deutschen Krebshilfe geförderten Zentren im Konsortium «Hereditärer Brust- und Ovarialkrebs» führten wir bei 254 Familien eine genetische Beratung bei familiärem Brust- oder Ovarialkrebs durch. Bei 117 Patienten aus 99 Familien erfolgte eine Mutationsanalyse mittels DHPLC (WAVE®, Transgenomic) und anschließende Sequenzierung der auffälligen Fragmente im BRCA1 und BRCA2 Gen. **Ergebnisse:** Die Untersuchung von 99 nichtverwandten Indexpatienten ergab bei 15 Patienten (15/99, 15%) das Vorliegen einer krankheitsrelevanten Mutation in einem der beiden BRCA-Gene. Darüber hinaus konnte ein weites Spektrum unklassifizierter Varianten (UV) und Polymorphismen identifiziert werden. Die häufigsten UV's in unserer Population sind die Intronvarianten IVS8-58delT im BRCA1-Gen soiwe IVS9+65delT im BRCA2-Gen. **Zusammenfassung:** Es ist ein weites Spektrum von krankheitsrelevanten Mutationen und anderen Sequenzalterationen in den Genen BRCA1 und BRCA2 beschrieben, das in der internationalen Datenbank Breast cancer information core (BIC) gelistet ist. Es kann von einer Korrelation spezifischer Sequenzvarianten zur ethnischen Herkunft ausgegangen werden. Unsere Daten stützen diese Hypothese, da im Vergleich mit den deutschlandweit erhobenen Daten spezifische Sequenzvarianten relativ überrepräsentiert sind.

P113

Mammakarzinomprävention in Deutschland - erste Ergebnisse einer Pilotstudie

C. Stolz[1], C. Hüttner[2], J.-U. Blohmer[2], S. Paepke[2]
[1]Achenbach Krankenhaus, Königs Wusterhausen; [2]Charité, Berlin

Einleitung: Theoretische Überlegungen und die Reduktion kontralateraler Rezidive durch Tamoxifen in der adjuvanten Situation führten zum Einsatz in internationalen Mammakarzinompräventionsstudien, deren Ergebnisse heute vorliegen und eine deutliche Senkung der Mammakarzinominzidenz (38%) zeigen. Aufgrund der Tamoxifennebenwirkungen wurde bei der Konzeptplanung einer deutschen Mammakarzinompräventionsstudie nach Alternativen mit dem Ziel der Verbesserung des therapeutischen Index gesucht. 1997 wurde unter Verwendung des Antiöstrogens Toremifen an der Charité Frauenklinik eine Pilotstudie für Frauen mit erhöhtem Brustkrebsrisiko initiiert.
Untersuchungsziele waren:

- Akzeptanz der medikamentösen Prävention
- Compliance
- Nebenwirkungsspektrum.

Methodik: Von 1997 bis 2002 wurden 70 Frauen mit belasteter Familienanamnese oder vorbestehender Präkanzerose (ADH, LCIS, DCIS) eingeschlossen.

Risikofaktoren in der Toremifengruppe:		
Familiäre Belastung*	5/15	(33,3%)
Präkanzerose*	16/17	(94,1%)
ADH	8/17	(47,1%)
DCIS	7/17	(41,2%)
LCIS	1/17	(5,9%)
Riskofaktoren Kontrollgruppe:		
Familiäre Belastung	42/49	(85,7%)
Präkanzerose	7/45	(15,6%)
ADH	2/45	(4,4%)
DCIS	5/45	(11,1%)
LCIS	0	

* p<0.001 Toremifen/Kontrollgruppe

Die Zuordnung zur Verum- (60 mg Toremifen/d) oder Kontrollgruppe ohne Medikamentengabe erfolgte durch Patientinnenentscheidung nach umfassender Aufklärung. Mammasonographie, Mammographie und Laboruntersuchungen der Parameter des Hormon- und Fettstoffwechsels, mögliche Surrogatmarker (VEGF, IGF-1, IGFBP 2,3) für die Entwicklung eines invasiven Mammakarzinoms fanden zu Studienbeginn und nachfolgend regelmäßig statt. Auswertung nachfolgender Brusterkrankungen, Knochendichteveränderungen und Sekundäreingriffe.
Ergebnisse: Mittleres Alter: Toremifengruppe: 54,8 Jahre (38,2–64,8), Kontrollgruppe: 44,3 Jahre (22,4–67,2). Nachuntersuchungsrate (Compliance): 87%
Interimsanalyse nach 3 Jahren: Toremifengruppe (n=18): ein LCIS, Kontrollgruppe (n=52): ein LCIS, ein invasives Mammakarzinom, ein Endometriumkarzinom. Die Auswertung der Nebenwirkungsrate erfolgt.
Schlussfolgerungen:

- Schwierige Rekrutierung.
- Nebenwirkungsspektrum von Toremifen ähnlich dem des Tamoxifen.
- Fallzahlbedingt eingeschränkte Aussagekraft der Pilotstudie.
- Für Deutschland erste Ergebnisse, die die prinzipielle Durchführbarkeit von Präventionsstudien zeigen.

P114

Evaluation der Rolle der Lignane in der Brustkrebsprävention: Eine Pilotinterventionsstudie mit lignanreichem Leinsamen

U. Knust[1], R.W. Owen[2], H. Bartsch[2], B. Spiegelhalder[2], K.-H. Adzersen[1], T. Strowitzki[1]
[1]Abt. für gynäkologische Endokrinologie und Fertilitätsstörungen, Universitäts-Frauenklinik Heidelberg; [2]Abt. für Toxikologie und Krebsrisikofaktoren, Deutsches Krebsforschungszentrum (DKFZ), Heidelberg

Kontext: Der Gehalt an Enterolignanen, die durch die Aktivität der menschlichen Darmflora aus pflanzlichen Precursoren konvertiert werden, gilt als wichtiger Biomarker für das Brustkrebsrisiko. Derzeit existiert jedoch keine praktikable Methode zur validen Bestimmung dieses Biomarkers. **Zielsetzung:** Entwicklung einer geeigneten Bestimmungsmethode der Enterolignane in Körperflüssigkeiten; Einfluss einer Leinsamensupplementation auf den Enterolignangehalt **Methode:** 42 gesunde Frauen mit familiär erhöhtem Brustkrebsrisiko erhielten die Beratung zu einer vollwertigen Ernährung mit möglichst hohem Anteil an pflanzlichen Lebensmitteln. 19 Frauen nahmen zusätzlich über 8 Wochen täglich 20 g angeschrotete Leinsamen ein (Leinsamengruppe). Ernährungserhebung und Blut- und Urinsammlung vor und nach Beratung. Direkte Messung auch der glucuronierten Enterolignane mittels neu etablierter HPLC-Methode mit Elektrospray-Massenspektrometer als Detektor. **Ergebnisse:** Vor Intervention zeigen sich große interindividuelle Schwankungen in den Enterolignangehalten. Durch die Intervention kommt es zu einer signifikante Erhöhung der Enterolignankonzentrationen in der Leinsamengruppe (p=0,0005), während in der Kontrollgruppe keine signifikante Veränderung der Werte zu verzeichnen ist (p=0,25). **Zusammenfassung:** Eine Messmethode, die es erlaubt, eine große Anzahl von Frauen in kürzester Zeit zuverlässig und kostengünstig hinsichtlich ihrer Enterolignangehalte zu screenen wurde etabliert. Im Rahmen unserer Pilotinterventionstudie zeigt sich, dass eine tägliche Leinsameneinnahme die Enterolignankonzentrationen bei den meisten Frauen signifikant erhöht. In groß angelegten Interventionsstudien kann nun die Rolle der Lignane in der Ätiologie des Brustkrebs untersucht werden.

P115

Ein Polymorphismus des Vitamin-D-Rezeptor-Gens als Risikofaktor für das prämenopausale Mammakarzinom

L. Hefler[1, 2, 3], S. Ackermann[1], T. Lantzsch[2], C. Grimm[3], M.W. Beckmann[1], H. Koelbl[2]
Universitätsfrauenkliniken der[1]Friedrich-Alexander Universität Erlangen/Nürnberg, der[2]Martin-Luther Universität Halle/Wittenberg und der [3]Universität Wien

Zielsetzung: Der Vitamin-D-Rezeptor hat durch seinen Einfluss auf die Kalziumresorption einen indirekten Einfluss auf den Knochenmetabolismus. Der BsmI-RFLP-Polymorphismus des VDR Gens (VDR) ist mit einer erhöhten Knochendichte in Wirbelsäule, Hüfte und Extremitäten assoziiert. Publizierte präliminäre Daten weisen aber auch auf eine Assoziation des VDR mit dem Auftreten von Mammakarzinom nach. Ziel der vorliegenden Studie ist es, eine mögliche Assoziation des VDR in einer großen kaukasischen Population zu bestätigen. **Materialien und Methoden:** In der vorliegenden Studie untersuchten wir den VDR Polymorphismus an insgesamt 2122 kaukasischen Frauen, 266 Frauen mit Mammakarzinom, 152 mit Fibroadenom und 1690 gesunde Kontrollen mittels on chip sequencing. **Ergebnisse:** Der VDR Polymorphismus war ein signifikanter Risikofaktor für das Auftreten von prämenopausalem Mammakarzinom (p=0.02, Odds Ratio[OR]=1.9), jedoch nicht für das postmenopausale Mammakarzinom. Bei diesen Patientinnen wiederum zeigte sich ein Trend für einen protektiven Effekt des VDR Polymorphismus bezüglich des Auftretens von postmenopausalen Mammakarcinomen (p=0.08, OR=0.7). Bei allen Patientinnen mit Mammakarzinom war der VDR Polymorphismus mit dem Alter der Patientin korreliert, jedoch nicht mit den anderen klinikopathologischen Parametern Tumorstadium, Lymphknotenbeteiligung, Differenzierungsgrad und Hormonrezeptorexpression. Es konnte keine Assoziation des VDR Rezeptors mit der Inzidenz von Fibroadenomen festgestellt werden. **Zusammenfassung:** Der VDR Polymorphismus ist ein signifikanter Risikofaktor für das Auftreten von prämenopausalem Mammakarzinom.

P116

Die ambulante Portimplantation - eine wirtschaftliche Möglichkeit qualitativ hochwertiger Patientenversorgung

H.-W. Pfeifer[1], H.A. Hofmann[2]
[1]MDK Berlin-Brandenburg e.V., Berlin; [2]Chirurgische Praxis, Berlin

Bei Nachbetrachtung von 1999 an GKV-Patienten vorgenommenen Port-Implantationen wurden bei 182 Patienten (9,10%) insgesamt 253 im Zusammenhang mit Portimplantation und –nutzung stehende Komplikationen erfasst (12,60%). Während des Eingriffs und in den 7 Folgetagen traten 45 Probleme auf (= 2,25% Op-Komplikationen). Spätere Nutzungskomplikationen wurden in 206 Fällen (entspricht 10,30%) dokumentiert. Jede 5. Komplikation (n=49) war eine Thrombose. Dieses Risiko ist bei Lage der Katheterspitze in der Vena subclavia (16%) deutlich höher als bei Spitzenlage in der Vena cava (1,9%) oder im rechten Vorhof (entsprechend 0,16%).Während die am häufigsten über den Port applizierten Medikamente Dexamethason, Vitamine und Fluorouracil sind, werden jeweils 18% der Thrombosen in Verbindung mit der Gabe von Dexamethason und Fluorouracil, 14% bei Ca-Folinat und 12% bei Transfusionen beobachtet.
Die ambulante Implantation stellt bei Fallkosten von 690,93 € gegenüber 882,52 € bei stationärem, dann meist 2-tägigem Klinikaufenthalt (I/2002) eine risikoarme und zugleich wirtschaftliche Versorgungsform dar.

P117

Reduktion der postoperativen Opioid-Schmerzmedikation nach Mastektomie um 65% durch kontinuierliche, subkutane Lokalanästhetika-Applikation

V.R. Jacobs[1, 2], S. Paepke[1], M. Kiechle[1], J.E. Morrison Jr.[2]
[1]Frauenklinik der Technischen Universität, München;
[2]Dept. of Surgery, Fayette Medical Center, Fayette, Alabama, USA

Postoperatives Schmerzmanagement ist von zunehmender Bedeutung insbesondere bei Tumorpatienten. Wir untersuchten die Wirkung eines über die Wundlänge temporär platzierten, subkutanen, porösen Kathetersystems (ON~Q Pain Management System von I-Flow-Corp., Lake Forest, CA, USA) mit kontinuierlicher Applikation eines Lokalanästhetikums nach Mastektomie im Vergleich zu einer Kontrollgruppe ohne Schmerzpumpe bezüglich postoperativer Schmerzmedikation mit Opioiden.
Retrospektive Untersuchung aller Mastektomien (n=49) von 1/1997-12/2001 mit ON~Q-Schmerzpumpe und kontinuierlicher 0,25% Sensorcaine-Applikation (Bupivacaine und Epinephrine) über ca. 72 h (n=22) im Vergleich zu einer Kontrollgruppe ohne Schmerzpumpe (n=27). Die postoperative Schmerzmedikation mit Opioiden wurde vom Verlassen des Aufwachraums bis zur Entlassung vollständig erfasst, in Dosisäquivalente (DE) standardisiert und statistisch analysiert.
Im Vergleich der ON~Q- mit der Kontrollgruppe waren Alter 66.9 vs. 66.7 Jahre, Geschlecht 22 Frauen vs. 26 Frauen/1 Mann und Gewicht 67.7 vs. 71.7 kg sowie die durchgeführten Operationen mit modifiziert-radikaler Mastektomie 17 vs. 24, einfacher Mastektomie 3 vs. 3 und einfacher Mastektomie mit Lymphknotensampling 2 vs. 0 gleich verteilt. Im Vergleich der ON~Q- mit der Kontrollgruppe waren ohne postoperativen Opioid-Schmerzmittelbedarf 18.2% vs. 3.7% (P=0.1) und nach Tag 1 68.2% vs. 11.1% (P<0.001). Der gesamte Schmerzmittelbedarf betrug 1.25 vs. 3.36 DE (-62.8%) (P=0.016), am 1. postoperativen Tag 0.645 vs. 1.82 DE (-64.6%) (P=0.016) und am 2. postoperativen Tag 0.236 vs. 0.748 DE (-68.4%) (P=0.011). Die postoperative Aufenthaltsdauer im Aufwachraum betrug 38.4 vs. 43 min (P=0.13) und der Krankenhausaufenthalt 2.35 vs. 2.93 Tage (P=0.13).
Die Anwendung des ON~Q Pain Management Systems reduziert signifikant um ca. 65% den postoperativen Bedarf von Opioid-Analgetika nach Mastektomie. Die OP-Zeit ist durch die Platzierung von Katheters und Schmerzpumpe geringfügig um 3 min verlängert. Es gab keine Komplikationen in der Anwendung.

P118

Untersuchungen zur therapiebedingten Anämie beim Mammakarzinom

C. Rimkus, S. Paepke, N. Harbeck, M. Aigner, B. Brunner, B. Schmalfeldt, M. Kiechle
Frauenklinik des Klinikums rechts der Isar, München, Deutschland

Einleitung: Die zunehmende Diskussion um die Anämie und anämiebedingte Beeinträchtigungen der Patientinnen (Fatigue-Syndrom) auch bei soliden Tumoren (Littlewood et al, Green et al) führte zur Untersuchung von Hb-Verläufen im Gesamtbehandlungskonzept des Mammakarzinoms. **Material und Methoden:** Von 2/02 bis 6/02 wurden 41 Mammakarzinompatientinnen der Frauenklinik rechts der Isar hinsichtlich ihrer Hb-Verläufe ausgewertet. **Ergebnisse:** Hb-Verlauf:
– Ausgangs-Hb-Wert (Mittel) 13,77 g/dl.
– Postoperativer Hb-Abfall (Mittel) 1,78 g/dl (postoperativer Hb-Wert: 11,90 g/dl).
– Bei 27 brusterhaltend operierten Patientinnen fand sich ein Hb-Abfall postoperativ um 1,81 g/dl auf durchschnittlichen 12,3 g/dl; bei 13 Patientinnen nach modifiziert radikaler Mastektomie um 1,73 g/dl auf 11,43g/dl; 8 Patientinnen (20%) fielen mit einem postoperativen Hb-Wert von <11,0 g/dl auf.
– Unter systemischer Therapie kam es bei einem mittleren Ausgangs-Hb-Wert von 12,08 g/dl zu einem Hb-Abfall von 1,65 g/dl, bei 4 Patienten (9,76%) zu Hb-Werten <11,0 g/dl.
– Der Hb-Wert fiel besonders nach dem ersten Chemotherapiezyklus ab.
Transfusionsbedarf:
– 5 von 41 Patienten (12,2%) benötigten eine einmalige Transfusion von durchschnittlich 1,8 Erythrozytenkonzentraten bei einem durchschnittlichen Hb-Wert von 9,14 g/dl.
– Die Transfusion führte zu einem durchschnittlichen Hb-Anstieg von 2,50 g/dl (Hb-Mittelwert post transfusionem 11,50 g/dl).
Schlussfolgerung:
– Die Ausgangs-Hb-Werte waren im Normbereich, zumeist aber im unteren Drittel.
– Es wurde ein mittlerer Hb-Abfall über die Gesamttherapie von ~ 2g/dl (nicht therapiebedürftig) festgestellt.
– Subgruppe von ca. 10% mit Hb-Abfall auf < 11 g/dl.
– Transfusionsbedarf bestand bei 12,2% aller behandelten Patientinnen.
– Auswertungen der beschriebenen Anämie hinsichtlich der klinischen und subjektiven Bedeutung sowie der therapeutischen Relevanz folgen.

P119

Merkmale des Mammakarzinoms bei der älteren Patientin

C. Glawatz[1], M. Schmidt[1], A. Victor[2], E. Steiner[1], H. Pilch[1], P. G. Knapstein[1]
[1]Klinik für Gynäkologie und Geburtshilfe, Universitätsklinikum Mainz; [2]Institut für medizinische Biometrie, Epidemiologie und Informatik der Johannes-Gutenberg-Universität Mainz

Zielsetzung: Es soll untersucht werden, inwiefern sich Tumoreigenschaften und operative Therapie des Mammakarzinoms bei älteren Patientinnen von denen jüngerer Patientinnen unterscheiden und ob sich das Alter auf die Wahl des Operationsverfahrens auswirkt. **Material und Methoden:** Es wurden 991 Patientinnen untersucht, die zwischen 1983 und 2001 in der Universitätsfrauenklinik Mainz an einem primären Mammakarzinom operiert worden sind. Es sollten die Zusammenhänge von Tumorstadium, Nodalstatus, Anzahl der befallenen Lymphknoten, Grading, Tumortyp, Hormonrezeptorstatus, Operationsverfahren sowie Anzahl der entnommenen Lymphknoten mit dem Alter überprüft werden (Kruskal-Wallis-Test, Korrelation). Ferner wurde untersucht, ob neben Tumorgröße, Nodalstatus und Operationsjahr auch das Alter einen Einfluss auf das Operationsverfahren hat (logistische Regression). **Ergebnisse:** Bei älteren Patientinnen ist die Tumorgröße signifikant geringer (p < 0,0015), der Anteil besser differenzierter Tumoren größer (p < 0,0005). Beim Nodalstatus lässt sich ein Trend zu niedrigeren Nodalstadien bei älteren Patientinnen erkennen. Der Tumortyp zeigt hier keinen Zusammenhang mit dem Alter. Die älteren Patientinnen haben häufiger östrogen- und progesteronrezeptorpositive Tumoren (p<0,001 bzw. p = 0,04) Bei älteren Patientinnen werden signifikant weniger brusterhaltende Operationsverfahren durchgeführt (p=0,001). Je älter die Patientinnen sind, desto weniger Lymphknoten werden entfernt (r=-0,12), die Anzahl der befallenen Lymphknoten zeigte keine Korrelation mit dem Alter (r=-0,03). Neben Tumorgröße, Nodalstatus und Operationsjahr hat das Alter einen zusätzlichen Einfluss auf das Operationsverfahren im Sinne radikalerer Operationsverfahren bei älteren Patientinnen (p < 0,0005). **Zusammenfassung:** Trotz geringerer Tumorgröße, besser differenzierten Tumoren und einem größeren hormonrezeptorpositiven Anteil, werden ältere Patientinnen signifikant seltener brusterhaltend operiert, hierbei werden tendenziell weniger Lymphknoten entfernt werden.

P120

Prognostische Relevanz des primären axillären Lymphknotenstatus beim rezidivierten Mammakarzinom

B. Rack[1], W. Janni[1], B. Gerber[1], B. Strobl[1], C. Schindlbeck[1], C. Kentenich[1], D. Rjosk[1], P. Schaffer[1], G. Rammel[1], H. Sommer[1], T. Dimpfl[2], K. Friese[1]
[1]I. Frauenklinik der Ludwig-Maximilians-Universität, München; [2]Frauenklinik, Klinikum Kassel

Zielsetzung: Der primäre Lymphknotenstatus gilt beim Mammakarzinom als bedeutendster prognostischer Parameter, und stellt ein Hauptkriterium bei der Entscheidung für eine systemische adjuvante Therapie dar. Die prognostische Relevanz des primären Lymphknotenstatus für das Überleben nach dem Auftreten eines Rezidivs ist bisher ungeklärt. Zeigt der primäre Lymphknotenstatus auch nach dem Rezidiv prognostische Bedeutung, wäre er damit Ausdruck des biologischen Verhaltens des Tumors, und nicht nur Zeichen einer verzögerten Diagnosestellung. **Methodik:** Retrospektive Analyse an 813 Patientinnen mit Rezidiv eines Mammakarzinoms. Alle Patientinnen erhielten eine R0-Resektion und systemische axilläre Lymphknotendissektion. Patientinnen mit unbekannter Tumorgröße oder primärer Metastasierung wurden ausgeschlossen. Die mediane Nachbeobachtungszeit betrug 60 Monate. **Ergebnisse:** Zum Zeitpunkt der Primärdiagnose waren 273 Patientinnen (34%) nodal negativ, während bei 540 Patientinnen (66%) Lymphknotenmetastasen nachgewiesen wurden. In der univariaten Analyse korrelierten sowohl Tumorgröße, axillärer Lymphknotenstatus, histopathologisches Grading, Hormonrezeptorstatus als auch Lymphangiosis und Hämangiosis carcinomatosa mit dem Überleben nach dem Rezidiv (alle P<0,0001). Das mediane Überleben nach dem Rezidiv betrug 42 Monate bei Patientinnen mit negativem Lymphknotenstatus (95%CI:31-52), 20 Monate bei Patientinnen mit 1-3 befallenen Lymphknoten (95%CI:16-24) und 13 Monate bei >3 befallenen Lymphknoten (95%CI:12-15). In der mulitvariaten Analyse für Tumorgröße, axillären Lymphknotenstatus, histopathologisches Grading, Lymphangiosis carcinomatosa, Metastasenlokalisation und rezidivfreies Intervall erwiesen sich alle Parameter, außer dem Grading (P=0,14), als unabhängige Risikofaktoren für einen krebsassoziierten Tod. Subgruppenanalysen unter Berücksichtigung der Metastasenlokalisation und der Dauer des rezidivfreien Intervalls bestätigten den Lymphknotenstatus als unabhängigen Prognosefaktor für das Überleben nach dem Rezidiv. **Zusammenfassung:** Der axilläre Lymphknotenstatus zum Zeitpunkt der Primärdiagnose ist mit einer schlechteren Prognose nach dem Auftreten eines Rezidivs assoziiert und scheint damit nicht allein einen zeitabhängigen Indikator für die Tumorprogression darzustellen, sondern auf Tumore mit aggressiverem biologischen Verhalten hinzuweisen.

P121

Die intramammäre Tumorlokalisation (ITL) beeinflusst die lymphogene Metastasierung, aber nicht die Überlebensprognose des Mammakarzinoms

W. Janni[1], B. Rack[1], H. Sommer[1], M. Schmidt[1], B. Strobl[1], D. Rjosk[1], B. Gerber[1], T. Dimpfl[2], K. Friese[1]
[1]I. Frauenklinik, Klinikum LMU, München; [2]Frauenklinik, Klinikum Kassel

Die prognostische Relevanz der intramammären Tumorlokalisation (ITL, medial vs. lateral) wird seit einer Untersuchung von Lohrisch (JCO 2000) kontrovers diskutiert. Ziel der vorliegenden Untersuchung war, den Einfluss der ITL auf die Prävalenz axillärer Lymphknotenmetastasen und die Überlebensprognose von Patientinnen mit und ohne systemische Therapie zu analysieren. **Methode:** Retrospektive Analyse an 2.414 Patientinnen mit einem UICC I-III Mammakarzinom, die sich an den Universitätskliniken I. UFK, LMU München and Berlin-Charlottenburg, einer R0-Resektion des Primärtumors und einer axillären Dissektion (= 5 LK) unterzogen. Patientinnen mit unklarem Tumorsitz, multifokaler Tumorausbreitung, zentralem Tumorsitz oder Tumorsitz innerhalb von je 15° der Grenzen zwischen lateralen und medialen Quadranten wurde aus der Studie ausgeschlossen. Die mediane Nachbeobachtungszeit betrug 6,7 Jahre. **Ergebnisse:** Die ITL war bei 33,6% der Patientinnen (n=810) in den medialen, und bei 66,4% der Patientinnen (n=1.604) in den lateralen Quadranten der Brust. Es zeigten sich zwischen beiden Kollektiven keine Unterschiede hinsichtlich Tumorgröße, histopathologischem Grading und Hormonrezeptorstatus. Allerdings war eine laterale ITL signifikant mit dem Auftreten von axillären Lymphknotenmetastasen assoziiert (P < 0,0001). Die mittlere Anzahl von Lymphknotenmetastasen war bei Patientinnen mit lateraler ITL um 29% höher, als bei Patientinnen mit medialer ITL (P = 0,003). In der multivariaten logistischen Regressionsanalyse, mit den Kovariaten ITL, Hormonrezeptorstatus, Grading und Tumorgröße, bestätigte sich die ITL als unabhängiger, signifikanter Risikofaktor für das Auftreten von axillären Lymphknotenmetastasen (P = 0,02). Allerdings korrelierte die ITL weder mit dem rezidivfreien Überleben (DFS), noch mit dem Gesamtüberleben (OS), sowohl in der univariaten (DFS: P = 0,41; OS: P = 0,57) noch in der multivariaten Analyse (DFS: P = 0,16; OS: P = 0,98). **Schlussfolgerung:** Im Gegensatz zu anderen Studien, bestätigt diese retrospektive Analyse an einer großen Fallzahl, dass die ITL keinen Einfluss auf die Prognose der Patientinnen hat. Allerdings kann eine mediale ITL zu einer Unterschätzung des Ausmaßes der lymphogenen Metastasierung, und damit potenziell zu einer inadäquaten adjuvanten Therapie dieser Patientinnen führen.

P122

Okkultes Mammakarzinom bei CUP- Syndrom mit axillärer und mammärer epithelialer Lymphknotenmetastasierung

A. Belau[1], R. Ohlinger[1], G. Schwesinger[2], G. Köhler[1]
[1]Klinik und Poliklinik für Frauenheilkunde und Geburtshilfe, [2]Institut für Pathologie, Universität Greifswald

Fragestellung: Bei 2–4% aller Neoplasien handelt es sich um ein so genanntes CUP- Syndrom (Carcinom mit unbekanntem Primärtumor). Hinter 44–80% von axillären Metastasen verbirgt sich ein okkultes Mammakarzinom. Ein Cup-Syndrom der Axilla ist dennoch immer wieder eine besondere Herausforderung. **Kasuistik:** Bei einer 40-jährigen Pat. erfolgte außerhalb die Exstirpation eines suspekten Lymphknotens (LK) aus der rechten Axilla. Histologisch fand sich ein undifferenzierter, vom Drüsengewebe ausgehender Tumor. Die Primärtumorsuche mittels Mammographie, Mamma-MRT und -sonographie, Rö-Thorax, Vaginal-, Schilddrüsen- und Oberbauchsonographie, Gastroskopie mit PE, ERCP, Koloskopie, CT des Abdomens/Beckens sowie einer Knochenszintigraphie verlief negativ. Im Thorax-CT wurde ein Rundherd im rechten Lungenunterlappen gefunden. Eine Biopsie und eine wegen einer dolenten Schwellung durchgeführte LK-exstirpation rechts inguinal ergaben keinen Anhalt für Malignität. Auch im Ganzkörper-PET fand sich kein Hinweis auf pathologische Anreicherungen. Als Primärherd kam jetzt trotz negativer Ausgangsbefunde am ehesten ein Mammakarzinom in Betracht. In unserer Einrichtung erfolgte nun die Exstirpation von zwei sonographisch markierten, non-palpablen Herdbefunden im oberen äußeren Quadranten der rechten Brust. Histologisch fand sich in drei LK ein mittelgroßzelliges, solide wachsendes Karzinom und eine Lymphangiosis carcinomatosa bei negativem Estrogen- und Progesteronrezeptor. Der Her-2-Rezeptor zeigte eine starke Farbintensität (Score +3). Auf Grund eines positiven Nachweises von Alpha-Laktatalbumin, einem relativ sicheren Marker für Mammakarzinome, wurde jetzt von einem Primärtumor in der rechten Brust ausgegangen. Nach einer Chemotherapie mit 4 Zyklen Epirubicin/Taxol (60/175 mg/m^2) waren im MRT keine Tumorstrukturen mehr nachweisbar. Daraufhin lehnte die Pat. eine Ablatio mammae mit axillärer LNE ab, ließ aber eine Hochvolttherapie der rechten Brust einschließlich der Lymphabflusswege mit 50,4 Gy GHD durchführen. Die Pat. ist 15 Monate nach Erstdiagnose rezidiv- und metastasenfrei. **Schlussfolgerung:** Beim CUP-Syndrom liegt bereits in 80% eine disseminierte Erkrankung mit schlechter Prognose vor, wobei alleinige lymphogene Metastasen prognostisch günstiger sind. Für die Praxis wurde ein Basisprogramm, mit einer Zuordnung in Gruppen I–III entwickelt, Diagnostik und Therapie sollten immer interdisziplinär erfolgen. Der Aussagekraft eines Ganzkörper-PET sind offensichtlich Grenzen gesetzt. Die Bestimmung des Alpha-Laktatalbumin im Tumor ist außerordentlich hilfreich bei der Erkennung eines Mammakarzinoms. Ist der Primärtumor gefunden, wird er nach den Regeln für das entsprechende Malignom behandelt.

P123

Malignomrate bei Patientinnen mit pathologischer Milchgangssekretion

S. Lau[1], I. Küchenmeister[2], B. Gerber[3], A. Krause[3], A. Stachs[1], T. Reimer[1]
[1]Universitätsfrauenklinik, Rostock; [2]Diagnostische Radiologie, Universität Rostock; [3]Frauenklinik Innenstadt, LMU München

Zielsetzung: Ziel dieser Untersuchung war es, den Anteil maligner Erkrankungen der weiblichen Brust bei Patientinnen mit pathologischer Sekretion aus der Mamille und gegebenenfalls prädiktive Faktoren hinsichtlich der Dignität ihrer Ursache herauszustellen. **Material und Methoden:** Es wurden retrospektiv 118 Milchgangsexstirpationen nach galaktographischer Anfärbung, welche innerhalb der letzten acht Jahre (1995–2002) an der Universitätsfrauenklinik Rostock durchgeführt wurden, analysiert. **Ergebnisse:** Das Durchschnittsalter der untersuchten Patientinnen lag bei 57 Jahren, der mittlere BMI bei 28,3. In 11 Fällen (9,3%) wurden histologisch maligne Läsionen als Ursache für die Milchgangssekretion nachgewiesen, wobei es sich 4 mal um ein Carcinoma in situ (3,4%) und 7 mal um ein invasives Karzinom (5,9%) handelte. Unter den benignen Befunden war am häufigsten die intraduktale Papillomatose mit 36,4% (n=43) vertreten. Solitäre Papillome fanden sich bei 21,2% (n=25) der Milchgangsexstirpationen, andere benigne Läsionen (v.a. fibrös-zystische Mastopathie) bei 27,1% (n=32). Keine spezifische Ursache für die mamilläre Sekretion konnte in 7 Fällen (5,9%) nachgewiesen werden. Der einzige statistisch signifikante Unterschied zwischen Frauen mit benigner und maligner Mammaläsion konnte für den BMI nachgewiesen werden, welcher bei maligner Erkrankung im Mittel höher lag (28,0 versus 31,5). **Zusammenfassung:** Die Rate maligner Erkrankungen der weiblichen Brust bei pathologischer Milchgangssekretion lag in dieser Untersuchung bei 9,3%. Als einziger Risikofaktor für Malignität wurde ein erhöhter BMI ermittelt. Da insgesamt bei 94,1% der Fälle in der Histologie spezifische Veränderungen als Ursache für die Sekretion nachgewiesen werden konnten, hat sich die Kombination von galaktographischer Anfärbung und Milchgangsexstirpation als suffiziente Methode für Diagnostik und Behandlung erwiesen.

P124

Die invaginierte Mamille – eine häufig übersehene Ursache für chronisch- rezidivierende retromamilläre Mastitiden

M. Kiene, T. Elsner, J. Hoch
Klinik für Hand-, Brust- und Plastische Chirurgie, Klinikum Neustadt

In 38% aller Fälle von chronisch rezidivierenden Mastitiden werden nach alleiniger Infektsanierung Rezidive beobachtet. Häufig wird als Ursache der rezidivierenden Entzündung eine invertierte Mamille übersehen.
Am Fallbeispiel einer 35-jährigen Patientin möchten wir das Therapiekonzept vorstellen. Bei den 3 Voroperationen alio loco seien die «Eiterherde» ohne bleibenden Erfolg eröffnet worden. Auf gezielte Nachfrage habe die Patientin schon seit der Pubertät eine «Hohlwarze» links gehabt. Bei der Erstvorstellung in unserer Klinik zeigte sich retromamillär eine 3×3 cm große, druckschmerzhafte Verhärtung mit einer 1 cm langen Fistelöffnung. Die Mamille war invertiert und passiv nicht evertierbar. Nach kurzer konservativer Therapie mit Ausduschen der Wunde, Spülung und Verbandwechsel mit Lavasept wurden bei der operativen Intervention neben der Fistelexzision und Abszessausräumung primär auch die narbig veränderten anatomischen Strukturen zwischen Mamille und der Brustdrüse durchtrennt, die Mamille über einen u-förmig eingebrachten Faden über ein Drahtkörbchen evertiert und für drei Wochen eine breite Silikonlasche retroareolär eingelegt. Nach bisher 6 Monaten ist die Patientin rezidivfrei, die Papilla ist evertiert.
Zusammenfassend möchten wir mit diesem Fall darauf hinweisen, dass bei den rezidivierenden retromamillären Mastitiden ursächlich häufig eine invertierte Mamille zugrunde liegt und in diesen Fällen eine alleinige Abszessausräumung nicht die ausreichende Therapie auf Dauer darstellt. Die durch die wiederholten Entzündungen und häufig auch iatrogen bedingten narbig veränderten Strukturen zwischen der Drüse und der Mamille müssen komplett durchtrennt werden, damit durch die bleibende Evertierung der Papille die während der Hautregeneration abgeschilferten Epithelzellen nach außen gelangen können und nicht eine latente Entzündung unterhalten.

P125

«MammaCare® Zentrum»: Strukturierte Brustselbstuntersuchung nach der MammaCare-Methode als Teil eines Brustkrebs-Screenings

D. Berthold[1], A. Artmann[2], M. Kiechle[2], N. Harbeck[2]
[1]MammaCare Zentrum, TU München; [2]TU München

Zielsetzung: Früherkennung von Brustkrebs ist entscheidend für hohe Heilungschancen. 70–80% der Tumoren werden von den Patientinnen selbst getastet. Die systematische Tastuntersuchung ermöglicht es Frauen, ihr Brustgewebe kennen zu lernen und frühzeitig auf kleine Veränderungen aufmerksam zu werden. Brustselbstuntersuchungskurse sensibilisieren für das Thema Brustkrebs, helfen Ängste zu überwinden und motivieren zur aktiven Teilnahme am Brustkrebs-Screening. **Methode und Ergebnisse:** Im Rahmen eines «MammaCare® Zentrums» an der Frauenklinik TUM besteht ein Kursangebot für strukturierte Brustselbstuntersuchung. Zielgruppe sind Frauen mit oder ohne erhöhtem Brustkrebsrisiko sowie Patientinnen nach Therapie eines Mammakarzinoms. Für Ärztinnen und medizinisches Personal werden «Multiplikatorinnen-Kurse» angeboten. An den Kursen können jeweils sechs Frauen teilnehmen. Sie werden zuerst über Brustkrebs, Früherkennung, MammaCare®-Methode und Kursablauf informiert. Anschließend werden sie angeleitet, unterschiedliche Strukturen in drei Gewebetiefen zu tasten. Zuerst übt jede Frau an einem Silikonmodell, anschließend überträgt sie die Erfahrung auf die eigene Brust. Abschließend werden Fragen beantwortet und Erfahrungen diskutiert. Jede Teilnehmerin bekommt einen Fragebogen, mit dem sie Kursqualität, Informationsgehalt und Auswirkung auf ihre Einstellung zu Brustselbstuntersuchung und Screening-Angeboten beurteilen kann. Erste Ergebnisse mit diesem Projekt werden vorgestellt werden. **Zusammenfassung:** Die Behandlung des Themas Brustkrebs in den Medien weckt zwar ein Bewusstsein für Brustkrebs, aber auch diffuse Ängste bei Frauen. Die Mamma Care®-Methode bietet durch Verhaltenstraining und Vergleich zwischen Silikonmodellen und der eigenen Brust eine strukturierte Technik, die Selbstvertrauen stärkt und Frauen motiviert sich aktiv an der Brustkrebsfrüherkennung zu beteiligen. Durch die Anbindung des «Mamma Care® Zentrums» an eine Universitätsfrauenklinik wird ein enger Kontakt zwischen Teilnehmerinnen und Ärzten gewährleistet, mit dem Ziel der hohen Akzeptanz eines Mammakarzinom-Screenings.

P126

ZIELE-Workshop zur Förderung familiärer Unterstützung von Krebspatientinnen durch Verbesserung kommunikativer Fähigkeiten

A. Marmé[1], H. Stammer[1], R. Verres[2], G. Bastert[1]
[1]Universitäts-Frauenklinik, Heidelberg;
[2]Institut für medizinische Psychologie, Heidelberg

Eine wesentliche Quelle familiärer Unterstützung von Krebspatienten ist die gelungene Kommunikation mit dem Partner. Patienten, die ein großes Maß an psychozozialer Unterstützung erfahren, haben bessere Möglichkeiten der Krankheitsbewältigung und leiden weniger unter Ängsten und Depressionen. Leider funktioniert diese Kommunikation nicht immer in wünschenswerter Weise. Dies erklärt sich zum einen durch das Bedürfnis, dem Partner schlimme Wahrheiten zu ersparen. Zum anderen kann auch eine übergroße Bevormundung des Patienten durch den Partner zu einer wenig hilfreichen Kommunikation. Der eintägige ZIELE-Workshop für Brustkrebspatientinnen und ihre Partner soll Gelegenheit geben, durch eine kurze Intervention Schwierigkeiten in der Kommunikation zu erkennen und anleiten Gespräche entsprechend des ZIELE-Protokolls zu strukturieren.
Kern des Workshops soll die Vermittlung des ZIELE-Protokolls zur besseren Strukturierung der Gespräche sein. Diese Protokoll ist aus dem SPI-

KES-Protokoll abgeleitet, welches von Buckman und Bailes zur Strukturierung ärztlicher Aufklärungsgespräche entwickelt wurde. Es wurde der anderen Gesprächsituation angepasst.
Der erste Teil des Workshops besteht aus getrennter Gruppenarbeit von Patientinnen und Partnern. Hier sollen hilfreiche und schwierige Situationen in der Kommunikation herausgearbeitet werden und anschließend der anderen Gruppe präsentiert werden.
Es schließt sich eine kurze musiktherapeutische Intervention an, die die Möglichkeiten nonverbaler Kommunikation erfahrbar machen soll.
Im zweiten Teil wird das ZIELE-Protokoll vermittelt und seine Anwendung auf die jeweiligen Gesprächsituationen erklärt. Diese kann dann in Rollenspielen von den Partnern geübt werden.
Vor und nach dem Workshop werden Fragebögen ausgeteilt um den Erfolg des Workshops zu evaluieren. Die Daten aus diesen Umfragen werden zum Kongress ausgewertet sein und sollen präsentiert werden.

P127
Beratung von Mammakarzinompatientinnen durch Betroffene bereits bei der Primärtherapie: Erste Erfahrungen mit einem Pilotprojekt

M. Winkelmayer[1], R. Haidinger[2], B. Rüssmann[1], M. Kiechle[1], N. Harbeck[1]
[1]Frauenklinik der Technischen Universität München;
[2]brustkrebs-muenchen e.V.

Zielsetzung: Bei der Primärtherapie sind Patientinnen durch die Diagnose Brustkrebs und damit verbundene Ängste oft so belastet, dass sie kaum in der Lage sind, gemeinsam mit behandelnden Ärzten einen Therapieplan zu entwickeln. Deshalb haben wir in Kooperation mit brustkrebs-muenchen e.V. im Juli 2002 das Pilotprojekt «Patientinnen beraten Patientinnen» (Förderung: Sturmstiftung München) begonnen. Patientinnen haben bereits bei ihrem ersten stationären Aufenthalt und begleitend während der Primärtherapie die Möglichkeit zu Gesprächen mit einer Betroffenen. **Methode:** Um die Akzeptanz dieser Sprechstunde auszuwerten, wurde den Patientinnen ein Fragebogen mit 18 Fragen ausgehändigt. In den ersten 4 Monaten hatten wir eine Rücklaufquote von 73% (n=24). **Ergebnisse:** Von besonderem Interesse waren für die Patientinnen Fragen zu einzelnen Therapieschritten der Brustkrebsbehandlung (Operation, Chemotherapie, Bestrahlung), weiterhin Nachsorge und Komplementäre Medizin. Als wichtigste Aufgabe der Sprechstunde sahen die meisten den Erwerb zusätzlicher Informationen. Auch persönlicher Erfahrungsaustausch und Möglichkeit, über Ängste zu sprechen, wurden als sehr wichtig erachtet. Alle Befragten empfanden unser Angebot einer Sprechstunde mit einer Betroffenen als zusätzlichen Gewinn zum ärztlichen Gespräch und würden die Sprechstunde weiterempfehlen. **Zusammenfassung:** Die Sprechstunde wurde seitens der Patientinnen als sehr positiv bewertet. In der Phase, in der sie stationär behandelt werden und eine Vielzahl von Entscheidungen innerhalb kurzer Zeit treffen müssen, besteht für Patientinnen ein großer Informationsbedarf. Ärztliches Gespräch und psychoonkologische Betreuung werden hier durch ein Beratungsangebot mit Betroffenen optimal ergänzt. Deshalb wird die Sprechstunde weiterhin in unserer Frauenklinik angeboten, ein ähnliches Angebot in anderen Kliniken ist in Vorbereitung, zwischenzeitlich steht die Sprechstunde auch anderen Patientinnen offen.

P128
Shared Decision Making bei Mammakarzinompatientinnen – eine qualitative Untersuchung

C. Caspari, M. Untch, A. Vodermaier
Klinik und Poliklinik für Frauenheilkunde und Geburtshilfe-Großhadern, Klinikum der Universität München

Im Rahmen des Förderschwerpunktes des Bundesministerium für Gesundheit «Der Patient als Partner im medizinischen Entscheidungsprozess» wird in der Frauenklinik Großhadern eine Studie zur «Evaluation von Arzt und Patientin gemeinsam getroffener Therapieentscheidungen beim Mammakarzinom» durchgeführt. Neben einer quantitativen Fragebogenerhebung zu Therapieentscheidungen wird in einer qualitativen Untersuchung das Konstrukt des Shared Decision Making beleuchtet.
Kernstück dieser Untersuchung bilden Videoaufnahmen des Aufklärungsgespräches zwischen Ärzten und Patientinnen mit der Verdachtsdiagnose Mammakarzinom. In einer Kohortenstudie werden zuerst die Daten der Kontrollgruppe erhoben und nach einer Schulung für die behandelnden Ärzte in Gesprächsführung, die Intervention durch die Experimentalgruppe evaluiert.
Inwieweit können Brustkrebspatientinnen in die Therapieentscheidungen miteinbezogen werden und wie setzt man dieses Vorhaben um, stellen zentrale Fragen dar. Um das Konstrukt des Shared Decision Making zu validieren werden Interviews mit betroffenen Frauen, Ärzten und Experten durchgeführt. Daraus werden relevante Kategorien nach der Methode der Grounded Theory extrahiert. Diese Kategorien bilden die Grundlage eines Ratingsverfahrens um damit die Videos zu evaluieren.
Erste Ergebnisse konnten aus den Interviews mit den behandelnden Ärzten und den Beobachtungen herausgearbeitet werden. Im Aufklärungsgespräch konfundieren zwei Bereiche: zum einen, stellt das Gespräch einen Abschnitt des Diagnoseprozesses dar, im Sinne des «breaking bad news», in der der Patientin zunehmend bewusst wird, dass sie an Brustkrebs erkrankt ist und zum zweiten, die Therapieentscheidung in der Primärbehandlung, das Abwägen der Optionen. Welche implizite Annahmen die behandelnden Ärzte gegenüber dem Konstrukt haben und wie wirken sich diese auf die Gestaltung der Aufklärungsgespräche aus, wird Thema des Vortrages sein.

P129
Friedvoller Tod vs. Lebensverlängerung in der Terminalphase der Mammakarzinomerkrankung – diagnostische und therapeutische Interventionen in der Onkologischen Klinik und im Hospiz

H. Sommer[1], S. Hansen[3], S. Gastroph[1], G. Rammel[1], W. Janni[1], B. Rack[1], K. Gutschow[2], T. Binsack[3]
[1]I. Universitäts-Frauenklinik, Klinikum Innenstadt, LMU München;
[2]Onkologische Klinik Bad Trissl, Oberaudorf; [3]Krankenhaus Barmherzige Brüder München

Zielsetzung: Das Sterben am Mammakarzinom verläuft für die Betroffenen sehr unterschiedlich ab, wobei der Ort des Sterbens (zu Hause, im Hospiz, in der Klinik, Palliativstation) oft entscheidend ist für den Inhalt der Betreuung. Bei progredienter Erkrankung sollte das Behandlungsteam das offene Gespräch mit der Patientin und der Familie nicht scheuen und mit Empathie die letzte Lebensphase beraten. **Materialien und Methoden:** An 2 Onkologischen Kliniken (I. Univ.-Frauenklinik München und Onkologische Klinik Bad Trissl) wurden 326 am Mammakarzinom verstorbene Frauen analysiert im Vergleich zu 99 im Johanneshospiz München an der gleichen Diagnose Verstorbenen. Die Art und Frequenz der diagnostisch-therapeutischen Maßnahmen wird gegenübergestellt. Ebenso wird eine Befragung der nächsten Angehörigen 1 Jahr später zu ihrer Einschätzung der Betreuung in der Terminal- und Finalphase interpretiert. **Ergebnisse:** An den universitären Einrichtungen erfolgten in den letzten vier Lebenswochen bei 92,3% der Patientinnen Röntgenuntersuchungen, bei 39% weitergehende Diagnostik wie CT u. a. Im Vergleich wurde im Hospiz nur 8,1% der Patientinnen geröntgt. 44,5% der Patientinnen in den onkologischen Kliniken erhielten im Beobachtungszeitraum noch Chemotherapien, im Hospiz hingegen wurde dieser Phase keine Chemotherapie appliziert. Während des Sterbens waren Angehörige in allen Einrichtungen nur bei einem Drittel der Sterbenden unmittelbar anwesend. **Zusammenfassung:** Die Vergleichsanalyse zeigt die Problematik «rechtzeitig» auf nicht mehr sinnvolle Maßnahmen zu verzichten und Patientinnen nicht unnötig zu belasten. Das Sterben wird im Hospiz für alle Beteiligten konfliktärmer erlebt als in einer akademischen Tumorklinik, die sich die Aufgabe stellt, Leben mit maximalen Maßnahmen zu verlängern.

Poster: Pathologie

P130

Die neue Version des UICC Telepathology Consultation Center – ein benutzerfreundlicher, internetbasierter Telepathologieservice

T. Schrader, T. Feig, E. Ascan, P. Hufnagl
Institut für Pathologie, Medizinische Fakultät Charité, Berlin

Zielsetzung: In etwa 3 bis 5% der Fälle der Routinediagnostik ist die Diagnosestellung durch den Pathologen so schwierig, dass das Einholen einer zweiten Meinung notwendig wird. Auch im Rahmen von Studien wird die Bestätigung der Primärdiagnose durch einen Referenzpathologen erwartet. Das Telepathology Consultation Center der International Union against Cancer (UICC) stellt einen solchen Service kostenlos zur Verfügung. Seit September 2002 gelangt eine neue entwickelte Software zum Einsatz, die eine schnelle und einfache Abwicklung von Expertenanfragen ermöglicht. **Material und Methoden**: Der einfache und geradlinige Workflow des vollständig internetbasierten Service ist darauf ausgerichtet, dass der anfragende Pathologe schnell zu einer Expertenmeinung gelangt. Alle Kommunikationsprozesse werden über einen Webserver abgewickelt, auf dem auch alle Falldaten und digitalen Bilder gespeichert werden. Unter Verwendung des Internet-Information-Servers (Microsoft) als Webserver, des SQL-Servers (Microsoft) als Datenbank-Backend sowie der Programmiersprache Active Server Pages (Microsoft) wurde eine benutzerfreundliche und zuverlässige Arbeitsumgebung für Pathologen geschaffen, wobei die technischen Voraussetzungen gering geblieben sind. Es wird lediglich ein Webbrowser (Internet Explorer 5.x oder höher, Netscape 6.x oder höher) ohne weitere Plug-Ins benötigt. **Ergebnisse:** Seit September 2002 ist die neue Version des Telepathology Consultation Centers unter der Adresse www.uicc-tpcc.org im Internet zu finden. Über eine leicht verständliche, übersichtliche, webbasierte Benuteroberfläche kann ein Fall eingegeben, durch einen Experten beurteilt und wieder von dem anfragenden Pathologen angesehen werden. Darüber hinaus gibt es die Möglichkeit, dass der anfragende Pathologe und der Experte direkt miteinander kommunizieren können und somit gegenseitige Rückfragen stellen und beantworten können. Durch die UICC wurden bisher 61 international anerkannte Experten akkreditiert, die das gesamte Spektrum der Pathologie einschließlich der Molekularpathologie und der Zytologie abdecken. Erstmals ist ein 24-Stunden-Service realisiert worden, bei dem die Diagnosestellung innerhalb einen Arbeitstages erfolgt. **Zusammenfassung**: Mit dem UICC-Telepathology Consultation Center steht ein vollständig internetbasierter, kostenloser Service für das Einholen einer zweiten Meinung für schwierige und seltene Tumordiagnosen zur Verfügung, eine Möglichkeit zur Qualitätssicherung. Ein Cito-Service sichert eine Expertendiagnose innerhalb eines Arbeitstages zu. Die Benuteroberfläche ist leicht verständlich und einfach zu bedienen.

P131

Rolle der Pathohistologie im Rahmen der Qualitätssicherung der axillären Lymphonodektomie beim Mammakarzinom

L.-C. Horn[1], A. Pützschel[2], S. Briest[2]
[1]Institut für Pathologie, Gynäkopathologie,
[2]Universitäts-Frauenklinik Leipzig (Triersches Institut)

Zielsetzung: Evaluierung morphologischer Parameter zur Qualitätssicherung der operativen Therapie des Mammakarzinoms unter besonderer Berücksichtigung der axillären Lymphonodektomie (LNE). **Material und Methode:** Analyse von 422 konsekutiven MCA`s bezüglich der Radikalität der axillären LNE und anderer morphologischer Parameter. **Ergebnisse:** 6,9% aller Karzinome waren DCIS und 44,1% MCA kleiner als 2 cm (pT1mic bis pT1c). 61,1% der brusterhaltenden und 48,3% der onkoplastischen Eingriffe erfolgten bei MCA`s bis 2 cm; 64,2% der größeren Karzinome wurden ablativ operiert. Die Sensitivität der im Zeitraum durchgeführten Schnellschnittuntersuchungen betrug 98,5%; das Verhältnis maligner zu benigner Befunde in der Exzisionsbiopsie 1: 1,01. In 37,2% aller MCA's fanden sich axilläre Lymphknotenmetastasen (LKM); bei den pT1-Karzinomen in knapp 25%. In 15,9% aller pN+-Fälle handelte es sich um Mikrometastasen mit weniger oder maximal 0,2 cm Größe. In 1,9% lagen skip-Metastasen vor. Fast zwei Drittel der LKM (63,8%) fanden sich im Level I. In rund einem Drittel (33,5%) waren Level I und II befallen. Im Durchschnitt wurden pro Fall 18,9 LK reseziert; im Level I durchschnittlich 14, im Level II 4,4 und im Level III 3 LK. Die Rate der subradikalen LNE (<10 entfernte LK) wurde halbiert und betrug am Ende des Untersuchungszeitraumes 2,4%. **Zusammenfassung:** Die systematische Aufarbeitung der Präparate der axillären LNE liefert valide Daten im Rahmen der Qualitätssicherung der operativen Therapie beim Mammakarzinom

P132

Detektion von Mikrometastasen bei nodal negativen Mammakarzinompatientinnen durch immunhistochemische Lymphknotenuntersuchung

G. Gebauer[1], T. Fehm[2], A. Scharf[1], C. Sohn[1], M. Mitze[3]
[1]Frauenklinik der Medizinischen Hochschule Hannover;
[2]Frauenklinik der Universität Tübingen;
[3]Birmingham Women's Hospital, Edgbaston, Birmingham, UK

Der Stellenwert des Lymphknotenstatus ist in den letzten Jahren gesunken, da (1) ein zunehmender Anteil von Mammakarzinompatientinnen bei Diagnosestellung nodal negativ ist und (2) sich die Entscheidung über adjuvante Therapien nicht mehr strikt am Nodalstatus orientiert. Es wurde untersucht, ob sich durch zusätzliche immunhistochemische Untersuchung negativer Lymphknoten mit dem Ziel vorher unentdeckte Mikrometastasen zu identifizieren, die prognostische Relevanz des Nodalstatus verbessern lässt.
Lymphknoten von 212 Mammakarzinompatientinnen, die in einer multilevel HE Untersuchung als negativ eingestuft worden waren, wurden immunhistochemisch nachuntersucht. Jeweils 6 Stufen wurden pro Lymphknoten analysiert. Verlaufsdaten über einen 10 Jahres Zeitraum wurden mit den immunhistochemischen Ergebnissen in Beziehung gesetzt.
Mittels Immunhistochemie wurden lediglich in 14 (7%) Fällen Mikrometastasen gefunden, die zuvor in den HE Schnitten nicht entdeckt worden waren. Ein signifikanter Unterschied bezüglich des disease-free survival oder overall survival zwischen Patientinnen mit vs. ohne Mikrometastasen in Lymphknoten ließ sich nicht zeigen.
Die zusätzliche immunhistochemische Untersuchung axillärer Lymphknoten ergibt keine relevante zusätzliche Information, sofern eine multilevel HE Untersuchung durchgeführt wird.

P133

Atypische Duktale Hyperplasie (ADH): Praktische Relevanz in Diagnostik und Therapie

T. Decker[1], M. Ruhnke[1], U. Kettritz[2], R. Obenaus[3], G. Morack[3]
[1]Pathologisches Institut, [2]Institut für Röntgendiagnostik,
[3]Frauenklinik, Mamma-Zentrum, HELIOS-Klinikum Berlin

Zielsetzung: Die ADH gehört (im Gegensatz zu den duktalen Hyperplasien) zu den intraduktalen Neoplasien. Von den non-high grade DCIS unterscheidet sie sich unter anderem durch die geringe Größe. Häufig wird deshalb die Frage gestellt, ob derartige Minimalbefunde bei der minimal invasiven Biopsie (MIB) mit ausreichender Sicherheit zu entfernen wären. Wir untersuchten prospektiv: 1. die relative Häufigkeit der ADH ohne assoziiertes intraduktales oder invasives Karzinom und 2. die Relevanz derartiger Minimalbefunde bei der MIB. **Materialien und Methoden:** Von 1998 bis 2002 wurden 2825 Mamma-Läsionen mittels MIB im interdisziplinären Team abgeklärt. In sämtlichen Fällen mit minimalen intraduktalen non-high grade Neoplasien (Differentialdiagnose ADH vs. DCIS) wurden Exzisionen durchgeführt. Die MIB- und Op.-Präparate wurden prospektiv von zwei Teampathologen entsprechend den Kriterien von Page und Tavassoli untersucht. **Ergebnisse:** Der Anteil von ADH an allen in dem Zeitraum operierten intraduktalen Neoplasien (ADH + DCIS) betrug 1,56% (25/163). Bei 2825 MIB wurden 25 mal Befunde mit der Differentialdiagnose ADH vs. DCIS erhoben (0,88%). Im Exzisat erwiesen sich 16/25 (64%) als non-high grade DCIS und 9/25 (36%)als ADH. Die übrigen 16 ADH waren Zufallsbefunde in Exzisaten benigner Läsionen. **Zusammenfassung:** Die ADH ist ein äußerst seltener Befund. Unter strikter Anwendung der weit verbreiteten morphologischen Definitionen ist es auch spezialisierten

Mamma-Pathologen nicht möglich bei der MIB-Diagnostik mit ausreichender Sicherheit ein non-high grade DCIS auszuschließen. Die hohe Rate von 64% an DCIS im Präparat der nachfolgenden Operation unterstreicht die Indikation zur Abklärung durch Exzision (gemäß den European Guidelines for Quality Assurance in Mammography Screening).

P134

Bedeutung zytometrischer DNA-Analysen in Hochrisikokonstellationen primärer Mammakarzinome

S. Yildirim-Assaf[1], A. Coumbos[1], W. Hopfenmüller[2], H.-D. Foss[3], H. Stein[3], W. Kühn[1]
[1]Frauenklinik und Poliklinik, [2]Institut für Medizinische Informatik, Biometrie und Klinische Epidemiologie, [3]Institut für Pathologie, Universitätsklinikum Benjamin Franklin, Freie Universität Berlin

Zielsetzung: Prognostische Faktoren stellen die Grundlage für risikoadaptierte Therapiekonzepte beim Mammakarzinom dar. Risikokonstellationen sind hierbei prämenopausale Patientinnen mit Mammakarzinomen der Tumorstadien T2-T4 und positivem axillären Lymphknotenbefall. Die Bedeutung der DNA-Aneuploidie als moderner Prognoseparameter wird anhand dieser Risikogruppen an 314 Mammakarzinom-Patientinnen untersucht. **Materialien und Methoden:** 370 Tupfpräparate von frisch entnommenem Tumorgewebe wurden spezifisch nach Feulgen gefärbt und der computergestützten DNA-Zytometrie (CAS 200) zugeführt. Die Anzahl aneuploider (DNA-Gehalt >5c) und hochaneuploider Tumorzellen (DNA-Gehalt >9c) wurde bestimmt und zum klinischen Verlauf korreliert (medianes Follow-up: 35 Monate). Ein statistischer Grenzwert wird für aneuploide Zellen >5c bei mehr als 10 Tumorzellen und für hochaneuploide Zellen >9c bei mehr als 1 Tumorzelle festgelegt. In multivariaten Analysen wird der Stellenwert des Aneuploidiegrads gegen etablierte Prognosefaktoren auf seine prognostische Relevanz untersucht. **Ergebnisse:** Innerhalb des prämenopausalen Risikokollektivs weisen nodal negative Patientinnen mit hoher Aneuploidierate ein entscheidend kürzeres rezidivfreies Intervall (DFS) und Gesamtüberleben (OS) auf als Patientinnen mit niedriger Aneuploidie ($p<0{,}042$). Die Anzahl aneuploider und hochaneuploider Tumorzellen erweist sich als prognostisch signifikant ($p<0{,}002$). Nodal negative Patientinnen mit Mammakarzinomen der Tumorstadien T2-T4 (n=149) und hoher Aneuploidie sind nodal positiven Patientinnen (n=153) mit niedriger Aneuploidie hinsichtlich ihrer Prognose gleichzusetzen ($p<0{,}000$). Der Aneuploidiegrad stellt neben dem Nodalstatus einen additiven Malignitätsmarker dar. Im Subkollektiv prämenopausal nodal negativer Frauen ohne adjuvante Chemotherapie ist die Anzahl aneuploider Zellen >5c von klinischer Bedeutung, bei prämenopausal nodal positiven Frauen mit Chemotherapie hingegen die Anzahl hochaneuploider Zellen >9c. **Zusammenfassung:** Der mittels DNA-Analyse ermittelte Aneuploidiegrad ermöglicht eine Differenzierung in risikoadaptierte Subkollektive und damit eine präzisere Einschätzung prognostisch ungünstiger Mammakarzinome.

P135

Endothelin-1(ET-1)-, Endothelin-A(ETAR)- und Endothelin-B-Rezeptor(ETBR)-Expression in prämalignen und malignen Läsionen der Mamma

P. Wülfing[1], R.I. Diallo[2], C. Kersting[2], C. Wülfing[3], C. Poremba[2], R.R. Greb[1], W. Böcker[2], L. Kiesel[1]
[1]Klinik für Gynäkologie und Geburtshilfe, [2]Gerhard Domagk-Institut für Pathologie, [3]Klinik für Urologie, Universitätsklinik Münster

ET-1 ist ein vasoaktives Peptid, das über die Rezeptoren ETAR und ETBR Transformation, Differenzierung und Wachstumsprozesse der Mamma beeinflusst. Bei Mammakarzinomen konnte eine Überexpression dieser Faktoren nachgewiesen werden. Die vorliegende Studie sollte die Bedeutung der ET-Expression für die Karzinogenese des Mammakarzinoms evaluieren.

Hierzu wurde die immunhistochemische Expression von ET-1, ETAR und ETBR bei 176 Mammakarzinom-Proben, 83 koexistenten DCIS bzw. 14 LCIS sowie bei korrespondierendem, histologisch normal erscheinenden Brustdrüsengewebe (n=166) bestimmt.

Bei 42.5% der Mammakarzinom-Proben fand sich eine mäßige bis starke zytoplasmatische Färbung für ET-1, 47.1% waren ETAR-positiv und 54.9% ETBR-positiv. Die Untersuchung von 88 Fällen, deren Präparate histologisch das gesamte Spektrum von benignen zu malignen Läsionen aufwiesen, ergab einen schrittweisen Anstieg der ET-1- und ETAR-Expression von normalem Mammagewebe (NG) über das Carcinoma-in-situ (CIS) bis hin zum invasiven Karzinom (CA). Eine Überexpression von ETBR wurde häufiger bei prämalignen Läsionen als bei Karzinomen beobachtet. Beim Vergleich der ETAR- und ETBR-Expression innerhalb der Sequenz von benignem Brustdrüsenepithel zum invasiven Karzinom resultierten signifikante Unterschiede (NG vs. CIS und NG vs. CA jeweils $p<0.001$). Für ET-1 zeigte sich ein Anstieg der Expression vom Normalgewebe zum invasiven Karzinom ($p=0.035$). Interessant ist ferner die Beobachtung einer Korrelation zwischen nodal-positiven Karzinomen und ET-Rezeptor-Überexpression.

Unsere Ergebnisse weisen auf einen möglichen Zusammenhang zwischen der Expression von ET-1, ETAR und ETBR und der malignen Transformation von Mammaläsionen hin. Weiterhin könnte die ET-Rezeptor-Expression ein weiterführendes diagnostisches Mittel darstellen, mit dessen Hilfe Aussagen zu Invasionsverhalten und metastatischem Potential von Brustläsionen getroffen werden können.

P136

Analyse von Mammatumoren mittels Multiple Tissue Arrays – Einfluss von Hypoxie auf die Proteinexpression

C. Leo[1], S. Briest[1], L.-C. Horn[2], M. Höckel[1]
[1]Universitätsfrauenklinik, Leipzig,
[2]Institut für Pathologie, Universität Leipzig

Zielsetzung: Ziel unserer Untersuchungen ist es, die in vorangegangenen Studien auf RNA-Ebene nachgewiesenen hypoxie-abhängigen Genexpressionsänderungen anhand klinischer Proben von Mammatumoren auch auf Proteinebene zu analysieren. Zu diesem Zweck wurden Multiple Tissue Arrays angefertigt, mit deren Hilfe Protein-Expressionsmuster parallel und reproduzierbar in zahlreichen Gewebeproben untersucht werden können. **Material und Methoden:** Bei Patientinnen mit Mammakarzinom wurde präoperativ der intratumorale Sauerstoffpartialdruck mit Hilfe des Eppendorf-Histographen gemessen. Das intraoperativ gewonnene Gewebe von 25 Mammakarzinomen, sowie Gewebe von 20 Fibroadenomen und normales Brustdrüsengewebe, wurde dann mittels Tissue Microarrayer (Beecher Instruments) zu Multiple Tissue Arrays verarbeitet. Die gewonnenen Schnitte wurden mit Antikörpern gegen Proteine bearbeitet, deren Hypoxieinduktion zuvor auf RNA-Ebene nachgewiesen wurde (z.B. Cox-2 und Bnip3). **Ergebnisse:** Die immunhistochemische Analyse der Multiple Tissue Arrays erlaubte es, Tumorproben von zahlreichen verschiedenen Patientinnen unter gleichen experimentellen Konditionen hinsichtlich der Expression von Bnip3, Cox-2 und anderen Kandidatenproteinen zu untersuchen. Dabei zeigten sich proteinspezifische Expressionsmuster in benignen und malignen Mammatumoren. **Zusammenfassung:** Multiple Tissue Arrays stellen ein effizientes Hilfsmittel für die Verifizierung von Expressionsdaten anhand klinischer Gewebeproben dar. Durch Korrelation der Proteinexpression mit Hypoxiegrad und klinischem Verlauf können in Zukunft für Diagnostik und Therapie relevante Proteine identifiziert werden.

P137

Prospektiver Vergleich der HER2-Genamplifikation primärer Mammakarzinome mit Fluoreszenz in situ Hybridisierung (FISH) und Chromogen in situ Hybridisierung (CISH)

G. Raab[1], B. Högel[2], M. Thammer[1], D. Scheich[3], W. Eiermann[1]
[1]Frauenklinik vom Roten Kreuz, München; [2]Pathologisches Institut des Rotkreuzkrankenhauses, München; [3]Radiologische Abteilung der Frauenklinik vom Roten Kreuz, München

Zielsetzung: FISH ist die Standardmethode zum Nachweis einer HER2 Genamplifikation des Mammakarzinoms bei unklarem immunhistochemischen (IHC) HER2 Proteinexpressionsstatus. Diese Methode ist aufwendig und bleibt größeren Zentren vorbehalten. CISH verwendet als Nachweisreagenz ein Chromogen, das lichtmikroskopisch die Auszählung der amplifizierten Kerne ermöglicht. Um herauszufinden, ob CISH und FISH übereinstimmende Ergebnisse liefern, wurden diese Methoden prospektiv verglichen. **Materialien und Methoden:** Im Stanzgewebe von T2 Mammakarzinomen wurde die HER2 Proteinexpression immunhistochemisch (DAKO-Herceptest) sowie die Genamplifikation mittels FISH und CISH ermittelt. **Ergebnisse:** Am Tumorgewebe von 234 Patientinnen wurden HER2 Analysen vorgenommen. Immunhistochemisch fand sich: Score 0: 37% (n=86), Score 1+: 19% (n=45), Score 2+: 32% (n=75), Score 3+: 12% (n=28). FISH zeigte eine Genamplifikation in 25% (n=59) und keine Genamplifikation in 75% (n=175). Score 0 war mit FISH in 3% amplifiziert, Score 1+ in 16%, Score 2+ in 36% und Score 3+ in 79%. Bei 61 Patientinnen wurde die HER2 Genamplifikation zusätzlich mit CISH untersucht. Hier betrug die Rate der mit FISH und CISH nicht amplifizierten Fälle jeweils 62% (n=38) und die der amplifizierten 38% (n=23) mit einer Konkordanz von 91,3% bei Genamplifikation und 94,3% ohne Genamplifikation. Im Vergleich CISH mit ICH (n=63) zeigte sich eine Genamplifikation in 75% bei Score 3+, in 35,4% bei Score 2+, in 20% bei Score 1+ und in 0% bei Score 0. **Zusammenfassung:** CISH und FISH weisen dieselbe Konkordanz mit IHC auf. Die Übereinstimmung zwischen CISH und FISH liegt bei über 90%. CISH kann möglicherweise alternativ zu FISH zur HER2 Analyse bei primären T2 Mammakarzinomen herangezogen werden.

P138

Klinische Relevanz der Expression der humanen Epidermal Growth Factor Rezeptoren (HER-1, HER-2, HER-3 und HER-4) in ER-positiven bzw. ER-negativen invasiv-duktalen Mammakarzinomen (IDMCa)

J. Buchwald[1], T. Krämer[1], B. Heine[2], J. Bartley[1], C. Beutler[1], S. Mechsner[1], W. Kühn[1], D. S. Salomon[3], A. D. Ebert[1]
[1]Frauenklinik & Poliklinik, Labor für Molekulare Onkologie,
[2]Institut für Pathologie, Universitätsklinikum Benjamin Franklin, Freie Universität Berlin;
[3]Division of Cancer Biology, NCI, NIH, Bethesda, USA

Zielsetzung: Die Rezeptoren der Epidermal Growth Factor Receptor Familie (HER-1, HER-2, HER-3, HER-4) spielen eine essentielle Rolle in der Tumorbiologie des humanen IDMCa. Es wurde geprüft, ob eine Assoziation zwischen der HER-Expression und der ER-Expression besteht. **Material & Methoden:** Immunhistochemische (IHC) Analyse der HER (HER-1 bis HER-4)-Expression an paraffineingebettetem Gewebe von 79 Patientinnen. ER-negative IDMCa: 19%, ER-positive IDMCa: 81%.(Chi2-, Students t-Test). **Ergebnisse:** Der HER-1 (EGFR) wurde in 46.8%, der HER-2 in 46.8%, der HER-3 in 75.9% und der HER-4 in 88.6% aller Fälle stark bzw. moderat exprimiert. ER-negative IDMCa exprimieren in 66.7% HER-1, 53.3% HER-2, 66.7% HER-3 und 93.3% HER-4 stark bzw. moderat, während in ER+ IDMCa in 43.8% der HER-1, in 46.9% der HER-2, in 78% der HER-3 und in 87.5% der HER-4 stark bzw. moderat exprimiert wurde. **Zusammenfassung:** Unabhängig vom ER-Status wurden die Rezeptoren der EGFR-Familie moderat bzw. stark exprimiert. Auffällig ist die hohe Expression von HER-3 und HER-4, die im Rahmen der Rezeptor-Dimerisierung eine zentrale Rolle in der Modulation der Signaltransduktion spielen. In den prognostisch ungünstigen ER-negativen IDMCa wird HER-1 (EGFR) signifikant öfter stark exprimiert, HER-3 jedoch signifikant seltener als in prognostisch günstigen ER+ IDMCa.

P139

HER-2/neu-Genamplifikation und Proteinexpression in 114 primären männlichen Mammakarzinomen

C. Rudlowski[1], N. Friedrichs[2], A. Faridi[1], R. Büttner[2]
[1]Senologie/Brustchirurgie, Frauenklinik UK Aachen;
[2]Institut für Pathologie, Universitätsklinik Bonn

Zielsetzung: Untersuchungen zum Stellenwert von HER-2/neu für das männliche Mammakarzinom sind widersprüchlich und konnten bis jetzt keine HER-2/neu-Genamplifikation nachweisen. In Analogie zum weiblichen Mammakarzinom wäre der Einsatz der Antikörper-Therapie mit Herceptin® für männliche Mammakarzinome denkbar, wenn eine HER-2/neu-Genamplifikation bzw. Protein-Überexpression nachgewiesen worden ist. In der von uns durchgeführten Studie wurde deshalb ein großes Kollektiv von primären männlichen Mammakarzinomen mittels FISH-Analyse und Immunhistochemie auf eine der Genamplifikation bzw. Protein-Überexpression hin analysiert und mit prognostischen Parametern korreliert. **Material und Methoden:** Tumorgewebe von 114 männlichen Patienten mit einem primären Mammakarzinom wurden immunhistochemisch semiquantiativ mittels HerceptTest® untersucht und der entsprechende DAKO-Score ermittelt. FISH-Analysen (Path-Vysis HER-2 DNA Probe Kit) wurden zur Analyse einer HER-2/neu Genamplifikation durchgeführt. Die Ergebnisse wurden statistisch evaluiert und mit klinisch-pathologischen Parametern korreliert. **Ergebnisse:** Eine immunhistochemische HER-2/neu Überexpression fand sich in 18/114 Fällen (15,7%), wobei ein DAKO-Score 3+ für 12 (11,4%) und 2+ für 6 (5,3%) Fälle ermittelt wurde. Alle 3+ Tumoren waren Gen-amplifiziert, hingegen nur 2 von den 2+ Tumoren. Eine statistisch signifikante Korrelation zwischen HER-2/neu Status und Tumorgröße, Differenzierungs-, Nodal- oder Rezeptorstatus konnte nicht gezeigt werden. **Zusammenfassung:** In unserer Studie wurde erstmalig eine HER-2/neu-Genamplifikation in männlichen Mammakarzinomen nachgewiesen. Der Prozentsatz der HER-2/neu positiven Tumoren lag in dem für das weibliche Mammakarzinom angegebenen Bereich. Ein therapeutische Anwendung von Herceptin® beim männliche Her-2/neu-positive Mammakarzinom erscheint deshalb bei entsprechender Indikation sinnvoll.

P140

HER2 im Serum korreliert mit der Anzahl axillär befallener Lymphknoten

I.B. Runnebaum[1], M. Weyermann[2], V. Arndt[2], E. Stickeler[1], R. Kreienberg[3], H. Brenner[2]
[1]Universitätsfrauenklinik Freiburg; [2]Abt. Epidemiologie, Deutsches Zentrum für Alternsforschung, Universität Heidelberg;
[3]Universitätsfrauenklinik Ulm

Zielsetzung: Proteolytische Abspaltung der extrazellulären Domäne von HER2 (HER2 ECD) resultiert in verkürztem Protein p95HER2 mit verstärkter Tyrosinkinase-Aktivität. p95HER2 im Western Blot korreliert mit Lymphknotenbefall. Wir haben HER2 ECD im Serum auf Assoziation mit Kriterien der Tumoragressivität untersucht. **Patientinnen und Methoden:** 273 Patientinnen mit Erstdiagnose eines Mammakarzinoms zwischen 1. Oktober 1996 und 28. Februar 1998 wurden in eine bevölkerungsbezogene Studie in 80 Krankenhäusern für eine Region mit einer Million Einwohnern (Saarland) aufgenommen. Postoperative Seren wurden mittels eines HER2-ELISA (Oncogene Science, Gütesiegel der American Medical Association) analysiert. In der multiplen logistischen Regression wurde die unabhängige Assoziation der verschiedenen Parameter mit einer HER2-Konzentration im oberen Tertil versus dem unteren Tertil der Verteilung untersucht. **Ergebnisse:** 8 repräsentative, konsekutive Patientinnen (4 mit Lymphknotenbefall) zeigten einen mittleren HER2-Konzentrationsabfall von nur 32 HNU/ml pro Tag über 10 postoperative Tage. Die postoperative Serum-HER2-Konzentration in der bevölkerungsbezogenen Studie variierte zwischen 1268 und 63355 HNU/ml (median: 2899 HNU/ml). Unabhängige signifikante Prädiktoren für erhöhte HER2-Konzentration waren Alter > 50 (OR 2.0; 95%-KI 1.0- 3.6), erhöhter Tumormarker CEA (OR 7.0; 95%-KI 1.4-35.0), Befall axillärer Lymphknoten (1-3 Lymphknoten: OR 1.8; 95%-KI 0.9-3.9; > 3 Lymphknoten: OR 3.0; 95%-KI 1.3-7.0) sowie Tumorausbreitung (regional T4 oder N+: OR 2.0; 95%-KI 1.1-3.7; M1: OR 5.0; 95%-KI 0.5-49.5). Keine Assoziation bestand zwischen HER2 und dem histologischen Subtyp, dem Grading, der Tumorgröße, dem Östrogen- oder dem Progesteron-Rezeptorstatus. **Zusammenfassung:** Diese erste bevölkerungsbezogene klinische Studie demonstriert: Hohe HER2 ECD-Serumkonzentration ist unabhängig assoziiert mit lymphogener Tumorausbreitung, aggressivem Tumorphänotyp, Alter > 50 und erhöhtem CEA.

P141

Charakterisierung der auf Chromosom 17p lokalisierten Gene GABARAP und RPL26 beim Mammakarzinom

C. Klebig[1], S. Seitz[2], S. Scherneck[2], I. Petersen[1]
[1]Institut für Pathologie, Universitätsklinikum Charité, Berlin;
[2]Abteilung für Tumorgenetik, Max-Delbrück-Zentrum für Molekulare Medizin, Berlin

Das Mammakarzinom ist mit über 45.000 Neuerkrankungen im Jahr die häufigste Krebsart bei Frauen in Deutschland. Wir konnten in Voruntersuchungen zeigen, dass zahlreiche chromosomale Veränderungen, insbesondere auch Deletionen auf Chromosom 17p, mit der Tumorprogression assoziiert sind. Anhand von LOH-Studien wurden 7 Regionen identifiziert, die in bis zu 73% der untersuchten Fälle Allelverluste zeigen, was auf die Existenz von dort lokalisierten Tumorsuppressorgenen hinweist. Ausgehend von dieser Beobachtung wurde eine SSH-Bibliothek erstellt, die differenziell exprimierte Gene zwischen einer nicht-tumorigenen Chromosom-17-Transfektante und ihrer tumorigenen Ausgangszelllinie CAL51 aufwies. Anhand von Northern-Blot-Untersuchungen konnten zwei Gene detektiert werden, die in den meisten der getesteten Mammakarzinom-Zelllinien unterexprimiert vorlagen. Hierbei handelt es sich erstens um das ribosomale Protein RPL26, für das bereits der Verlust beider Wildtyp-Allele in Maustumoren beschrieben ist. Das zweite Gen, GABARAP, kodiert für ein cytoplasmatisches Protein, welches der Translokation und Verankerung des Neurotransmitter-Rezeptors (γ-Amino-Buttersäure-Rezeptor) im Cytoplasma dient. Beide Gene sind in der Kandidatenregion 17p13.1 lokalisiert. Mittels semiquantitativer RT-PCR wurde die mRNA-Expression von RPL26 und GABARAP sowohl in Tumor- als auch Normalgewebsproben analysiert. Desweiteren erfolgte die Untersuchung der Proteinexpression durch Immunfärbung an Mamma-Gewebearrays (TMAs). Die Ergebnisse weisen darauf hin, dass die Gene auch in vielen primären Mammakarzinomen vermindert exprimiert werden, was weitere Untersuchungen bzgl. deren Status als potenzielle Tumorsuppressorgene rechtfertigt.

P142

Das High Mobility Group-Protein HMGA1 induziert epigenetische Veränderungen bei Tumorzellen und korreliert bei Mammakarzinomen mit dem Tumorgrading

A.M. Flohr[1], P. Rogalla[1], S. Loeschke[1, 2], U. Bonk[2], U. Deichert[3], J. Bullerdiek[1]
[1]Zentrum für Humangenetik, Universität Bremen;
[2]Institut für Pathologie, Zentralkrankenhaus, Bremen;
[3]Abteilung für Gynäkologie, Stadtkrankenhaus Cuxhaven, Cuxhaven

Die High Mobility Group (HMG)-Proteine der HMGA-Familie sind kleine, Chromatin-assoziierte Nicht-Histon-Proteine, die über sog. AT-Hooks an die kleine Furche AT-reicher DNA-Sequenzen binden und damit eine Konformationsänderung der DNA bewirken. In Folge dieser epigenetischen Veränderungen wird der Zutritt zahlreicher Transkriptionsfaktoren zu ihren Zielgenen moduliert. Man bezeichnet die HMG-Proteine daher auch als architektonische Transkriptionsfaktoren, d.h. sie wirken als molekulare Schalter der Chromatinorganisation. Viele gutartige mesenchymale Tumoren wie z.B. Uterusleiomyome, Lipome und Hamartome der Lunge weisen Chromosomenaberrationen in den Banden 12q14–15 oder 6p21.3 auf. Dies führt zu einer aberranten Expression der Gene HMGA2 (12q15) oder HMGA1 (6p21.3), die so bei Entstehung und Progression dieser Tumoren eine entscheidende Rolle spielen. Für das HMGA1-Gen konnte gezeigt werden, dass es auch in verschiedenen Karzinomen wie z.B. Prostata-, Pankreas-, Zervix-, und Schilddrüsenkarzinom überexprimiert wird. Im Gegensatz dazu wurde jedoch bisher nicht untersucht, ob HMGA1 auch in primären Mammakarzinomen exprimiert wird. In dieser Studie wurden 170 primäre Mammakarzinome immunhistochemisch auf eine mögliche Expression des HMGA1-Proteins untersucht. Als wichtigstes Ergebnis dieser Studie ergab sich eine stark unterschiedliche HMGA1-Expression in den einzelnen Mammakarzinomen. Nach einem immunhistochemischen Score wurden 14,1% der Tumoren mit einem Score von 8–12 (starke Expression), 24,7% mit einem Score von 4–6 (moderate Expression), 25,3% mit einem Score von 1–3 (schwache Expression) bewertet und 35,9% zeigten keine Expression des HMGA1. Eine statistische Auswertung dieser Ergebnisse ergab eine deutliche Korrelation zwischen Tumorgrading und HMGA1-Expression (rs=0,3516, p<0,0001). Die Korrelation der Expression von HMGA1 mit erhöhtem Proliferationspotential und invasivem Wachstum epithelialer Neoplasien macht das HMGA1 zu einem möglichen prognostischen Marker für Brustkrebs und interessanten Target für neue Therapieansätze.

P143

Molekulare Embryologie und Entwicklung der Brustdrüse

A.D. Ebert[1], J. Bartley[1], S. Mechsner[1], R. Brandt[2], N.J. Kenney[3], D.S. Salomon[4]
[1]Frauenklinik & Poliklinik, Labor f. Molekulare Onkologie, UK Benjamin Franklin, FU Berlin; [2]Bionomics Ltd., Cell Biology, Adelaide, Australia; [3]Department of Biological Sciences, Hampton University, VA, USA; [4]Division of Cancer Biology, National Cancer Institute, NIH, Bethesda, MD, USA

Zielsetzung: Die Entwicklung der humanen Brustdrüse wurde morphologisch für ihre verschiedenen Entwicklungsstadien beschrieben. Die molekularen Mechanismen sind weitgehend unbekannt. Molekularbiologische Studien wurden reevaluiert, um mögliche neue interdisziplinäre Forschungsansätze herauszuarbeiten. **Methoden:** Literaturanalyse; Sprache: englisch; Zeitraum: 1977-2003 (25 Jahre). Suchworte: fetus, embryology, infant, breast, breast development, mammary development, growth factors, receptors, hormones, signalling pathways, morphology. **Ergebnisse:** Folgende Faktoren/Systeme stehen gegenwärtig im Zentrum der Forschung: EGF-verwandte Peptide/EGFR-System, CFC-verwandte Peptide, ALK-Rezeptor-System, BMP2, nodal, Lefty-1, Pitx2, NKX3, Activin-Rezeptorsystem, IGF-Liganden/Rezeptoren, PI3-Kinase, Akt, Östrogen/Östrogenrezeptorsystem, Vimentin, Zytokeratine (8/18, 14, 19), Vimentin, sm-Actin, κ-Casein, ß-Casein, Tenascin-C, TGFß, Kollagen-Type-IV, a-catenin, ß-Catenin, E-Cadherin, wnt, ZO-1-Protein, WAP. **Zusammenfassung:** Verschiedene molekulare Faktoren spielen zeitlich und räumlich versetzt sowie in gegenseitiger Wechselwirkung eine Rolle in der Embryologie & Entwicklung der humanen Brustdrüse. Eine epigenetische Bedeutung für die Entwicklung funktioneller Asymmetrien, Fehlbildungen oder von Mammatumoren wird postuliert.

Poster: Lebensqualität

P144

Gynäkologische Onkologie: Erfassung der Lebensqualität zur Qualitätssicherung – eine prospektive Längsschnittstudie

S. Hawighorst-Knapstein, G. Schönefuß, C. Fusshoeller, C. Franz, R. Seufert, Y. König, K. Trautmann, P. G. Knapstein
Universitätsfrauenklinik Mainz

Einleitung: Durch die systematische Erfassung der therapiebezogenen Lebensqualität wie auch anderer psychometrischer Dimensionen sollen die Voraussetzungen für eine optimierte Versorgungsqualität von Tumorpatientinnen erreicht werden. **Methodik:** Seit 1999 wurden bisher n=210 Patientinnen mit Karzinomen der Mamma und n=179 mit Karzinomen des Genitale präoperativ befragt. Die Befragungen werden 4 und 12 Monate postoperativ sowie zu jeder zweiten Chemotherapie und während der Radiatio mittels halbstrukturierter Interviews und standardisierter Erhebungsbögen zur Lebensqualität und präoperativen Angst wiederholt (EORTC, FBK, CARES, STAI). **Ergebnisse:** Die präoperativen Belastungen unterscheiden sich signifikant von denen der postoperativen Phase. Vor der Operation korreliert das Angstniveau positiv mit der Arzt-Patienten-Unzufriedenheit und dem Wunsch nach Informationen. Postoperativ beeinträchtigen radikale Operations- und adjuvante Behandlungsverfahren signifikant einzelne Dimensionen der Lebensqualität in physischer und psychosozialer Hinsicht sowie im zeitlichen Verlauf. Auf Itemebene wird als vorrangiges Problem die Sorge um die Familie benannt. **Diskussion:** Präoperativ sollten optimierte Informationsangebote erstellt werden, die die Ängstlichkeit mindern und die Arzt-Patienten-Beziehung verbessern können. Die Angehörigen sollten in das Aufklärungskonzept prä- und postoperativ einbezogen werden. In der prä- und postoperativen Phase können psychosoziale Betreuungsangebote angepasst an das Ausmaß der Behandlung und individuelle Belastungsfaktoren (Alter, Sozialstatus, Krankheitsstadium) zu einer verbesserten Lebensqualität und Krankheitsbewältigung führen.

P145

Körpererleben und Sexualität bei Frauen mit Mammakarzinom - eine prospektive Studie

S. Hawighorst-Knapstein, G. Schönefuß, C. Fusshoeller, C. Franz, R. Seufert, Y. König, K. Trautmann, P. G. Knapstein
Universitätsfrauenklinik Mainz

Einleitung: Durch die systematische Erfassung der psychometrischen Dimensionen Körpererleben und Sexualität werden die therapieabhängigen Probleme gynäkologischer Behandlungsverfahren evaluiert. **Methodik:** Seit 1999 wurden bisher n=210 Patientinnen mit Mammakarzinomen präoperativ befragt. Die Befragungen werden 4 und 12 Monate postoperativ sowie zu jeder zweiten Chemotherapie und während der Radiatio mittels halbstrukturierter Interviews und standardisierter Erhebungsbögen zum Körpererleben und zur Sexualität wiederholt (EORTC, FBK, CARES, Fragebogen zum Erleben des eigenen Körpers (FbeK) von Strauss und Appelt). **Ergebnisse:** Nicht nur radikale Brustoperationen, sondern auch adjuvante Chemotherapien schränken das Körperleben und das sexuelle Empfinden signifikant ein. Bestrahlungsverfahren wirken sich weniger belastend aus ebenso wie brusterhaltende und rekonstruktive Operationstechniken. **Diskussion:** Postoperativ wie auch in der Nachsorge sollten frühzeitig therapiebezogene psychosexuelle Beratungsgespräche vermittelt werden. Bereits präoperativ könnten umfassendere Informationsangebote spätere Belastungen antizipieren und die Möglichkeiten der Krankheitsbewältigung hinsichtlich Körpererleben und Sexualität verbessern.

P146

Mammakarzinom und Rekonstruktion - Beeinflusst die symmetrische Angleichung der kontralateralen Brust die Lebensqualität?

M. Kiene, J. Hoch
Klinik für Hand-, Brust- und Plastische Chirurgie, Klinikum Neustadt

Zielsetzung, Materialien und Methoden: 71 Patientinnen mit rekonstruierter Brust nach Ablatio wurde der "SF36" und der EORTC-Brustkrebsfragebogen "QLQ-BR23" zur Erfassung der Lebensqualität vorgelegt. Es wurden 4 Patientinnengruppen gebildet:

Gruppe 1: Kontralaterale Brust tumorfrei, mit Angleichung (n=31)
Gruppe 2: Kontralaterale Brust tumorfrei, ohne Angleichung (n=22)
Gruppe 3: Kontralaterale Brust mit Tumorerkrankung, mit Angleichung (n=9)
Gruppe 4: Kontralaterale Brust mit Tumorerkrankung, ohne Angleichung (n=9)

Ergebnisse: Bei beiden Fragebögen zeigten sich statistisch signifikante Unterschiede zwischen den Patientinnen mit Angleichung der kontralateralen Brust gegenüber den Patientinnen mit alleiniger Rekonstruktion der erkrankten Brust ohne Operation an der Gegenseite sowohl in der Patientinnengruppe mit nichtbefallener kontralateraler Brust als auch bei den Patientinnen mit Erkrankung beider Brüste.

SF36: Verteilung auf die wesentlichen Unterbereiche der Lebensqualität:

	Gruppe 1	Gruppe 2	Gruppe 3	Gruppe 4
Körperliche Rollenfunktion	81,63	63,02	73,73	65,29
Allgemeine Gesundheitswahrnehmung	79,18	59,23	75,77	62,39
Soziale Funktionsfähigkeit	85,71	77,66	69,71*	68,45*
Vitalität	81,29	63,47	82,16	59,69
Emotionale Rollenfunktion	75,16	63,91	79,18	62,44
Psychisches Wohlbefinden	81,29	58,62	78,64	55,66
Veränderung d. Gesundheitszustandes	70,16	42,55	75,45	49,57

jeweils statistisch signifikanter Unterschied zw. Gruppen 1/2 bzw. 3/4
*=kein signifikanter Unterschied zwischen Gruppe 3 und 4

QLQ-BR23: Innerhalb der Gruppen 1 und 3 im Vergleich zu den Gruppen 2 und 4 waren bessere Werte für das Item «Functional scales» (83,57:66,77 bzw. 81,67:68,45) nachzuweisen, für die Gruppen 1 und 2 ergab sich im Bereich «Symptom scales»: 15,67:26,79 (hier: niedrigere Werte = höhere Lebensqualität). **Zusammenfassung:** Es existieren statistisch signifikante Unterschiede der Lebensqualität beim Vergleich von Mammakarzinom-Patientinnen in Abhängigkeit von angleichenden plastisch-chirurgischen Eingriffen an der kontralateralen Brust. Dies gilt sowohl für ein- als auch beidseitig betroffene Patientinnen. Ein angleichend-rekonstruktiver Eingriff an der kontralateralen Brust korreliert positiv mit einer höheren Lebensqualität.

P147

Das Schicksal der kontralateralen Brust nach Mammarekonstruktion - eine Langzeitverlaufsbeobachtung bei 111 Patientinnen

M. Kiene, J. Hoch
Klinik für Hand-, Brust- und Plastische Chirurgie, Klinikum Neustadt

Zielsetzung, Materialien und Methoden: 111 Patientinnen wurde 1,5 Monate bis 20,2 Jahre (durchschnittlich 6,5 Jahre) nach Erstdiagnose eines Mammakarzinoms mehrschrittig die abladierte Brust rekonstruiert und 71 Patientinnen davon durchschnittlich 7,5 Jahre nach dem Wiederaufbau nachuntersucht. Bei der Analyse des gesamten Patientengutes wurde die kontralaterale Brust herausgestellt. Überlebensrate und Befall der primär nicht operierten Brust wurde in Korrelation zum Lymphknotenbefall, Hormonrezeptorstatus und Grading der ersterkrankten Brust gebracht. **Ergebnisse:** 24 von 111 Patientinnen wiesen Karzinome an der kontralateralen Brust auf (21,6%), die kontralaterale Brust erkrankte durchschnittlich 1,3 Jahre nach der primär befallenen Brust. 18 der 24 Patienten waren zum Zeitpunkt der Untersuchung noch am Leben. In 4 Fällen handelte es sich um denselben histologischen Typ wie an der primär erkrankten Brust, in den übrigen 20 Fällen um histologisch andersgeartete Tumoren. 87 Patientinnen hatten keine kontralaterale Erkrankung. In 7 der 24 Fälle (29,2%) waren die primären Lymphknoten befallen (von diesen 7 Patientinnen zum Zeitpunkt der Untersuchung noch 2 am Leben, 5 Patientinnen durchschnittlich 1,7 Jahre nach Diagnosestellung verstorben). Von den 17 Patientinnen ohne Lymphknotenbefall starb 1 Patientin nach 3,6 Jahren. 14 der beidseits erkrankten Patientinnen (2 Patientinnen nach durchschnittlich 2,7 Jahren verstorben), wiesen einen positiven, die übrigen 10 einen negativen Hormonrezeptorstatus auf (auch hier 2 Patientinnen verstorben, durchschnittlich nach 2,9 Jahren). Die 8 Patientinnen mit einem Grading 1 und 8 der 14 Patienten mit einem Grading 2 (6 nach durchschnittlich 3,1 Jahren verstorben) waren zum Untersuchungszeitpunkt noch am Leben. Beide

G3-Patientinnen starben beide nach durchschnittlich 1,2 Jahren. **Zusammenfassung:** Bei unseren Mammakarzinompatientinnen, die einen Befall der kontralateralen Brust aufwiesen, korrelieren ein negativer LK-Status und ein niedriges Grading bei der ersterkrankten und rekonstruierten Brust positiv mit einer höheren Überlebensrate. Der Hormonrezeptorstatus hatte dagegen keine nachweisbaren Auswirkungen auf die Überlebensrate.

P148

Der Einfluss der axillären Operationsmethode auf die Lebensqualität von Frauen mit Mammakarzinom

F. Peintinger[1], R. Reitsamer[2], H. Stranzl[3], C. Menzel[2], G. Ralph[1]
[1]Abteilung für Gynäkologie und Geburtshilfe, Landeskrankenhaus Leoben; [2]Landesklinik für Spezielle Gynäkologie und Brustambulanz, Landeskliniken Salzburg; [3]Abteilung für Radioonkologie und Radiotherapie, Universitätsklinik Graz, Österreich;

Ziel: Die Lebensqualität (LQ) von Frauen mit Mammakarzinom nach axillärer Dissektion (ALND) und nach Sentinellymphknotenbiopsie (SLNB) im Verlauf der Erkrankung zu evaluieren und zu vergleichen. **Methoden:** In einer prospektiven Studie wurde die LQ von 56 Frauen mit invasivem Mammakarzinom mit Hilfe der EORTC QLQ-C30 und EORTC QLQ-BR23 Fragebögen evaluiert. 32 Frauen erhielten nach brusterhaltender Operation die ALND in Level I und II (Gruppe 1) und 25 Frauen wurden der SLNB unterzogen (Gruppe 2). Die Zeitpunkte der Datenerhebung waren: t1 (präoperativ), t2 (eine Woche nach Entlassung), t3 (9–12 Monate nach der Operation). **Ergebnisse:** Die globale Einschätzung der LQ zeigt eine signifikante Beeinträchtigung zu Zeitpunkt t2 nach axillärer Dissektion (t1: 63.8+/-24.9, t2: 57.8+/-20.5). Die Mittelwerte für die Globalbeurteilung der LQ liegen 9–12 Monate nach der Operation deutlich höher in beiden Gruppen, ohne jedoch einen signifikanten Unterschied zu zeigen (Gruppe 1: 72.1+/-22.7, Gruppe 2: 70.2+/-20.3). Die Beurteilung des Körperbildes zeigt in beiden Gruppen ebenso keinen signifikanten Unterschied im gesamten Verlauf. **Zusammenfassung:** Die axilläre Operationsmethode scheint die Globalbeurteilung der LQ nach einem Kurzzeit follow-up nicht signifikant zu beeinträchtigen. Über den gesamten Behandlungsverlauf zeigt sich jedoch nach der SLNB eine deutlich raschere Wiederherstellung der LQ als nach der ALND.

P149

Soziodemographische und klinische Determinanten der gesundheitsbezogenen Lebensqualität bei Patientinnen mit Brustkrebs ein Jahr nach der Diagnosestellung

V. Arndt[1], H. Merx[2], U. Fuchs[2], T. Stürmer[1], C. Stegmaier[3], H. Ziegler[3], H. Brenner[1]
[1]Deutsches Zentrum für Alternsforschung, Abteilung für Epidemiologie, Heidelberg; [2]Abteilung für Epidemiologie, Universität Ulm; [3]Epidemiologisches Krebsregister Saarland, Saarbrücken

Zielsetzung: Die gesundheitsbezogene Lebensqualität von Patienten mit Krebs ist ein multidimensionales Konstrukt und wird von klinischen, soziodemographischen und psychosozialen Faktoren bestimmt. Bisher wurde die Lebensqualität von Krebspatienten überwiegend als Endpunkt im Rahmen therapievergleichender Studien bestimmt. Ziel dieser Studie war die Analyse soziodemographischer und klinischer Determinanten der gesundheitsbezogenen Lebensqualität in einem bevölkerungsbezogenen Kollektiv von Patientinnen mit Brustkrebs ein Jahr nach Diagnosestellung. **Methoden:** Wir bestimmten die gesundheitsbezogene Lebensqualität ein Jahr nach Diagnosestellung in einem bevölkerungsbezogenen Kollektiv von 387 Frauen mit Brustkrebs aus dem gesamten Saarland mittels des EORTC-QLC30-Fragebogens und des brustkrebsspezifischen Moduls BR-23. Funktions- und symptombezogene Scores der Lebensqualität wurden mittels ANOVA in Abhängigkeit von Alter, Familienstand, Komorbidität, Erwerbstätigkeit, Tumorstadium und Therapie verglichen. **Ergebnisse:** Als wichtigste Determinanten der gesundheitsbezogenen Lebensqualität wurden Alter, Tumorstadium und Komorbidität identifiziert. Während das physische Befinden und die allgemeine Lebensqualität mit zunehmendem Alter abnahmen, berichteten ältere Patientinnen seltener über Einschränkungen bezüglich der Rollenfunktion und des emotionalen Befindens und waren wegen ihrer Zukunft und ihres Körperbildes weniger besorgt. Ähnlich günstig wirkte sich eine Partnerschaft auf die Zukunftsperspektive aus. Die Art der OP (brusterhaltend, Mastektomie) hatte keinen Einfluss auf die allgemeine gesundheitsbezogene Lebensqualität (p=0.38). Frauen mit brusterhaltender Therapie waren mit ihrem Körperbild deutlich zufriedener als Frauen nach Mastektomie (p<0.001), klagten aber andererseits vermehrt über Beschwerden im Bereich der betroffenen Brust (p=0.05). **Zusammenfassung:** Neben Tumorstadium und Therapiemodi spielen andere, nicht tumorbezogene Faktoren wie Alter, Komorbidität und Partnerschaft eine wichtige Rolle bei der gesundheitsbezogenen Lebensqualität von Frauen mit Brustkrebs 1 Jahr nach der Diagnosestellung.

P150

Gesundheitsbezogene Lebensqualität bei Patientinnen mit Brustkrebs ein Jahr nach der Diagnosestellung im Vergleich zu Frauen gleichen Alters aus der Allgemeinbevölkerung

V. Arndt[1], H. Merx[2], T. Stürmer[1], C. Stegmaier[3], H. Ziegler[3], H. Brenner[1]
[1]Deutsches Zentrum für Alternsforschung, Abteilung für Epidemiologie, Heidelberg; [2]Abteilung für Epidemiologie, Universität Ulm; [3]Epidemiologisches Krebsregister Saarland, Saarbrücken

Zielsetzung: Neben der Überlebenswahrscheinlichkeit spielt die gesundheitsbezogene Lebensqualität für Krebspatienten eine wichtige Rolle. Bisher wurde die Lebensqualität überwiegend im Rahmen klinischer Studien in hochselektiven Kollektiven bestimmt. Ergebnisse aus bevölkerungsbezogenen Studien fehlen weitgehend. Ziel dieser Untersuchung war eine vergleichende Analyse der gesundheitsbezogenen Lebensqualität von Patientinnen mit Brustkrebs und Frauen gleichen Alters aus der Allgemeinbevölkerung. **Methoden:** Wir bestimmten mittels des EORTC-QLC30-Fragebogens die gesundheitsbezogene Lebensqualität in einem bevölkerungsbezogenen Kollektiv von 387 Frauen mit Brustkrebs aus dem Saarland ein Jahr nach der Diagnosestellung. Funktions- und symptombezogene Scores der Lebensqualität wurden mit Referenzdaten einer repräsentativen Stichprobe aus der deutschen Allgemeinbevölkerung verglichen. **Ergebnisse:** Die 1-Jahres-Überlebenswahrscheinlichkeit der Brustkrebspatientinnen betrug 96.4%. Angaben zur Lebensqualität lagen von 314 der 373 überlebenden Patientinnen vor (Responserate 84.2%). Ein Jahr nach der Diagnose wiesen die Brustkrebspatientinnen gegenüber Frauen aus der Allgemeinbevölkerung keine Einschränkungen bezüglich der allgemeinen gesundheitsbezogenen Lebensqualität und des physisches Befindens auf. Jedoch fanden sich spezifische Beeinträchtigungen bezüglich der Rollenfunktion, dem emotionalen Befinden, der kognitiven Funktion und den sozialen Aktivitäten. Patientinnen mit Brustkrebs berichteten zudem vermehrt über Symptome wie Müdigkeit und Schlafstörungen sowie über finanzielle Einschränkungen. Altersspezifische Vergleiche zwischen den Patientinnen mit Brustkrebs und der Referenzpopulation ergaben, dass diese spezifischen funktionalen und gesundheitlichen Einschränkungen der Lebensqualität am ausgeprägtesten bei den jüngeren Krebspatientinnen waren. **Zusammenfassung:** Die allgemeine gesundheitsbezogene Lebensqualität von Patientinnen mit Brustkrebs ein Jahr nach Diagnosestellung ist gegenüber der Allgemeinbevölkerung vergleichbar. Es finden sich jedoch einige spezifische Beeinträchtigungen, die insbesondere jüngere Patienten zu betreffen scheinen.

P151

Lebensqualität nach primärer Behandlung eines Mammakarzinoms

B. Hangarter, G. Kroll, T. Marinopulous, A. Gransow-Göv, E. Breuer
Institut für Pathologie, Aachen

In der Region Aachen (1,1 Mio Einwohner) wurden im Rahmen der Feldstudie Mammakarzinom mit Hilfe einer Förderung des BMG Patientinnen mit primärem Mammakarzinom dokumentiert, wenn die Erstdiagnose zwischen August 1995 und Juli 2000 lag. Die Fragebögen zur Lebensqualität der EORTC (EORTC QLQ C30 und QLQ BR 23) wurden an alle Patientinnen, die ihr Einverständnis gegeben hatten, drei Monate und sechs Monate nach Diagnosestellung verschickt und anschließend alle sechs Monate.

Es wurden Scores zu verschiedenen Aspekten der Lebensqualität berechnet, z.B. «körperliches Befinden», «emotionales Befinden», «body image» und «emotional functioning».
Die Lebensqualität während und nach Diagnosestellung und Therapie sollte in den Entscheidungsprozess zur Behandlung eines primären Mammakarzinoms einbezogen werden. Insbesondere, wenn bei unterschiedlichen therapeutischen Ansätzen keine signifikanten Überlebensvorteile zu erwarten sind. Um die Lebensqualität in den Entscheidungsprozess integrieren zu können, müssen jedoch ausreichend Daten erhoben werden und Auswertungen vorliegen. Einige in unserer Datenerhebung untersuchte Einflussgrößen sind Tumorstatus und Art der Primärtherapie. Aufgrund der Komplexität der Lebenssituation jeder einzelnen Patientin können solche Daten sicher auch nur einen Hinweis zur möglichen Beeinflussung der Lebensqualität geben, sollten jedoch bei der Therapieplanung Berücksichtigung finden.

P152

Die diagnostische Wertigkeit der Positronen Emissionstomographie in der Nachsorge des Mammakarzinoms

W. Siggelkow[1], U. Heinrichs[2], W. Rath[1], A. Faridi[2]
[1]Frauenklinik für Gynäkologie und Geburtshilfe der RWTH Aachen; [2]Bereich Senologie der Frauenklinik für Gynäkologie und Geburtshilfe der RWTH Aachen

Einleitung: Ziel der vorliegenden Untersuchung ist die Prüfung des diagnostischen Wertes der FDG-PET in der Nachsorge des Mammakarzinoms bei asymptomatischen Patientinnen und bei Patientinnen mit Rezidivverdacht. Die diagnostische Wertigkeit der FDG-PET in den einzelnen Untersuchungsregionen wird mit denen konventioneller Diagnostik verglichen. **Methode:** Insgesamt wurden 73 PET-Untersuchungen an 57 Patienten mit bekanntem Mammakarzinom vorgenommen. 38 Untersuchungen (52%) wurden unter Nachsorgebedingungen durchgeführt. 35 PET-Untersuchungen (48%) wurden bei Patientinnen mit klinischem Rezidivverdacht oder Tumormarkeranstieg vorgenommen. Abhängig von der Rezidivlokalisation wurden folgende konventionelle Untersuchungen durchgeführt: Magnetresonanztomographie, Computertomographie, Röntgen, Szintigraphie oder Sonographie. Alle Patientinnen dieser Studie wurden für 12 Monate nachbeobachtet. **Ergebnisse:** Die korrekte Diagnose von Rezidiven oder Metastasen erfolgte in 25 von 27 Fällen. In Fällen von Tumormarkeranstieg (CA 15-3) konnte mit Hilfe der PET die Metastasenlokalisation in 6 von 8 Fällen gefunden werden. Der korrekte Ausschluss eines Rezidivs/ Metastasierung gelang in 35 von 38 PET-Untersuchungen im Rahmen der Mammakarzinomnachsorge. Die Sensitivität und Spezifität der FDG-PET lag jeweils bei 80,6% und 97,6%. Auf der Basis einer jährlichen Krankheitsprogressionsrate von 5–8% liegt der mittlere positive Vorhersagewert bei 74,5% und der mittlere negative Vorhersagewert bei 98,3%. **Schlussfolgerungen:** Die Bedeutung der Positronen-Emissionstomographie in der Tumornachsorge beim Mammakarzinom besteht in der sicheren Rezidiv- Metastasendiagnostik mit einem Untersuchungsgang.

P153

Ernährung und Brustkrebsrisiko – eine Fall-Kontroll-Studie in Heidelberg

K.H. Adzersen[1], C. Schendera, C. von Hagens[1], T. Strowitzki[1], G. Bastert[2]
[1]Abt. Gyn. Endokrinologie und Fertilitätssötörungen, [2]Abt. Allg. Frauenheilkunde u. Geburtshilfe, Frauenklinik der Universität Heidelberg

Zielsetzung: Einfluss des Verzehrs von Gemüse und Obst sowie Aufnahme ausgewählter Mikronährstoffe auf das Mammakarzinomrisiko. **Methode:** 1998–2000 Durchführung einer Altersgruppen-gematchten, hospital-basierten Fall-Kontroll-Studie; konsekutive Erfassung von 310 primären Ma-Ca-Fälle in der Frauenklinik Heidelberg und 353 Kontrollen im Klinikum unter Ausschluss von ernährungs- oder hormonabhängigen Erkrankungen. Detaillierte Erfassung der Ernährungsgewohnheiten mit semiquantitativen Ernährungsfragebogen (EPIC, modif., 161 Items) und der klassischen Mammakarzinomrisikofaktoren. Modellierung der Daten mittels multipler logistischer Regressionsanalyse zur Kontrolle von demographischen, reproduktiven und anderen Brustkrebsrisikofaktoren und Schätzung der ORs mit 95% CI. **Ergebnisse:** Erhöhte Aufnahme von rohem Gemüse einschließlich von Salaten (signifikant), von Gemüse insgesamt und von Vollkornprodukten (signifikant) sind mit einer Verringerung des Ma-Ca-Risikos assoziiert (oberes vs. unteres Quartil, adjustiertes OR = 0.51; 95% CI 0.31-0.84, OR = 0.62; 95% CI 0.38-1.02 and OR = 0.57; 95% CI 0.34-0.95, respektive). Gleichfalls zeigte sich eine inverse Assoziation mit vermehrter Aufnahme einiger ausgewählter Vitamine und Mineralstoffe, von denen eine DNA-stabilisierende Wirkung angenommen wird: Vitamin C (OR = 0.49; 95% CI 0.27-0.86), Folate-Äquivalente (OR = 0.47; 95% CI 0.25-0.89), β-Carotin (OR = 0.46; 95% CI 0.26-0.79), Zink (OR = 0.36; 95% CI 0.16-0.80) und Kupfer (OR = 0.57; 95% CI 0.30-1.04). Kein Einfluss wurde für die Aufnahme von Obst, gekochtem Gemüse, Ballaststoffen, Calcium, Mangan und Eisen beobachtet. **Zusammenfassung:** In dieser Population von deutschen Frauen aus der Region Heidelberg scheinen vermehrter Verzehr von rohem Gemüse und von Vollkornprodukten oder Substanzen, die mit diesen Ernährungsmustern assoziiert sind, das Brustkrebsrisiko zu senken.

Poster: Kasuistiken

P154

Monströses intraduktales, intrazystisches Mamma-Karzinom – eine seltene Differenzialdiagnose des Fibroadenoma-Phylloides

S.K. Seelig[1], R. Krech[2], A. Mundinger[3], M. Butterwegge[1]
[1]Klinik für Gynäkolgie und Geburtshilfe, [2]Klinik für Radiologie, Marienhospital Osanbrück, akadem. Lehrkrankenhaus d. Medizinischen Hochschule Hannover; [3]Klinik für Pathologie, Städtisches Klinikum Osnabrück, akadem. Lehrkrankenhaus Univ. Münster

Wir berichten über eine 82-jährige Patientin, die aufgrund eines schmerzlosen, schnell wachsenden Tumors der linken Brust vorgestellt wurde. 4 Jahre zuvor war eine Tumorexzision in der gleichen Brust außerhalb erfolgt.
Innerhalb von 3 Jahren hatte sich das Volumen der Brust im Vergleich zur Gegenseite mehr als verdoppelt. Die gesamte Brust war nun von einem mehrknollig-zystischen, prallelastischen Tumor von 15 × 20 cm Größe ausgefüllt, eine Ulzeration stand kurz bevor. Die axillären Lymphknoten waren palpatorisch unauffällig.
Eine Stanz-Biopsie konnte lediglich eine erhebliche Fibrose mit alten Blutungen ohne Hinweis auf Malignität oder das Vorliegen eines Phylloides-Tumors nachweisen. Das klinische Erscheinungsbild entsprach einem ausgedehnten Sarkoma Pylloides, so dass operativ eine Ablatio simplex unter Mitnahme eines ausreichenden Sicherheitsabstandes durchgeführt wurde.
Nach der Aufarbeitung des 1581 g schweren Präparates ergab die histologische Untersuchung ein seltenes intrazystisches, intraduktales Karzinom mittelgradiger Differenzierung bei monströser Gangerweiterung, entstanden auf dem Boden einer zystischen Mastopathie mit regressiven Veränderungen in Form ausgedehnter Blutungen und Fibrosearealen. Der Tumor wurde als pTis pN0 (0/6) pMx, histologisch Grad 2 (nach Silverstein) klassifiziert.
Dieser Fall wird mit dem Bildmaterial der radiologischen und pathologischen Diagnostik vorgestellt und anhand der internationalen Literatur diskutiert.

P155

Fallbericht: Erfolgreiche primäre Chemotherapie eines exulcerierten Mammakarzinom

V. Bjelic-Radisic, G. Luschin-Ebengreuth
Geburtshilflich-gynäkologische Universitätsklinik Graz, Österreich

Das primäre Vorgehen bei fortgeschrittenem Mammakarzinom ist oft entscheidend für die Therapieerfolg.
Die erhobene Anamnese einer 53-jährige Patientin mit blutender Wunde der linken Brust erwies, dass die ersten Veränderungen im Sinne von Hauteinziehungen 3 Jahre zurück lagen und eine Eigen- und Familienbrustkrebsanamnese unauffällig waren.
Die klinische Untersuchung ergab: die linke Brust durch tumoröses, exulzeriertes Gewebe ersetzt, im Randbereich bis 1 cm große Hautknötchen, ein-

zelne Lymphknoten in der linke Axilla tastbar, supraclaviculär frei. Die Histologie der durchgeführten Stanzbiopsie ergab ein invasiv-ductales Mammakarzinom, E-Score 9 , PR-Score 6, keine HER-2-Neu-Überexpression. Die rechte Brust mit Lymphabflusswegen, Th-Rö, OB-Sonographie und Knochenszintigraphie waren unauffällig. Als primäres Vorgehen verabreichten wir 4 × Epirubicin 60 mg/m^2 -Cyclophosphamid 600 mg/m^2, danach 6 × Taxotere 100 mg/m^2 (alle 3 Wochen). Die Hautmetastasen wurden mit Miltefosin behandelt.

Die nachfolgende Untersuchung zeigte einen Restbefund derber geröteter Haut (15 × 22 cm) mit diffuser Gewebsverdichtungen, die Axilla und Supraclavicularregion palpatorisch frei. Eine radikale Mastektomie mit axillärer Dissektion wurde durchgeführt und der Defekt mittels eines thorakoepigastrischen Transpositionslappens gedeckt.

Die Histologie des Präparates ergab: tumorfreie Resektionsränder, invasivductales Mammakarzinom G3 -5 mm, einzelne mikroskopische Foci DCIS G3, eine Lymphknotenmikrometastase (1,5 mm). Die Thoraxwand wurde bestrahlt -Gesamtdosis 50 Gy. Als adjuvante Therapie erhält die Patientin derzeit Femara 2,5 mg 1×1 Tbl und ist seit 1 Jahr rezidiv- und beschwerdefrei.

Das Ausmaß des Lokalbefundes korreliert nicht immer mit Fernabsiedelung. Die Anwendung einer primären Chemotherapie bei primär inoperablen Tumoren ist eine Option, die bei gutem Ansprechen die Durchführung einer adjuvanten Therapie ermöglicht.

P156

Mammakarzinom im Fibroadenom

S. Grunwald[1], R. Ohlinger[1], G. Schwesinger[2], G. Köhler[1]
[1]Klinik und Poliklinik für Frauenheilkunde und Geburtshilfe,
[2]Institut für Pathologie der Ernst-Moritz-Arndt-Universität Greifswald

Fragestellung: Fibroadenome haben als häufigste gutartige Tumoren der weiblichen Brustdrüse mit 0,2% eine geringe Entartungstendenz. Nach obligater zytologischer bzw. stanzbioptischer Sicherung der klinischen, mammo- und sonografischen Verdachtsdiagnose Fibroadenom ist das weitere Vorgehen nicht unumstritten. Die derzeitigen Leitlinien empfehlen nachfolgend halbjährlich sonografische Kontrollen, erst bei Proliferationstendenz wird eine diagnostische Exstirpation angeraten. Der eigene Fall und eine Reihe von Literaturberichten werfen die Frage auf, ob diese Vorgehensweise weiterhin gerechtfertigt ist. **Kasuistik:** Es wird über eine 46-jährige Patientin mit einem invasiv duktalen Mammakarzinom (Herdbefund 1) und einem invasiv duktalen Karzinom in einem Fibroadenom (Herdbefund 2) in der ipsilateralen Brust berichtet. **Ergebnisse:** Der klinisch, mammo- und sonografisch karzinomverdächtige Befund und die sonografisch als Fibroadenom imponierende Läsion wurden durch Stanzbiopsie histologisch gesichert. Erst durch die im Rahmen der Karzinomoperation durchgeführte diagnostische Exstirpation wurde ein 0,35 cm großes invasiv duktales Karzinom im Fibroadenom verifiziert. **Schlussfolgerungen:** In der Gesamtschau sollte deshalb nach histologischer Sicherung eines Fibroadenoms insbesondere bei über 40-jährigen Frauen die Tumorexstirpation diskutiert werden. Bei sonografischem Verdacht auf multiple Fibroadenome ist konsequenterweise die histologische Sicherung aller Herdbefunde sinnvoll.

P157

Vollständig verkalktes Fibroadenom der weiblichen Brust – mammografische und mammasonografische Differenzialdiagnostik

K. Schulz[1], R. Ohlinger[1], G. Schwesinger[2], G. Köhler[1]
[1]Klinik und Poliklinik für Frauenheilkunde und Geburtshilfe der Ernst-Moritz-Arndt-Universität Greifswald; [2]Institut für Pathologie der Ernst-Moritz-Arndt-Universität Greifswald

Fragestellung: Kann man verkalkte Fibroadenome wegen ihrer malignen Dignitätskriterien in der Sonographie durch eine zusätzlich durchgeführte Mammographie differentialdiagnostisch besser von malignen Prozessen abgrenzen? **Kasuistik:** Es wird über eine 77-jährige Patientin berichtet, die sich wegen eines mammographischen Herdbefundes der rechten Mamma zur weiteren Diagnostik in der Klinik vorstellte. Im Mammogramm stellte sich etwa 3–4 cm retromamillär eine homogene glattberandete Verkalkung von etwa 12 mm Durchmesser ohne Umgebungsreaktion dar. Der Befund entsprach am ehesten einer Fibroadenomverkalkung. **Ergebnisse:** Bei der präoperativen Mammasonographie (Sonotron Diasonics, 10 MHz-Linearschallkopf) konnte bei fehlendem Palpationsbefund retromamillär in 2,8 cm Tiefe ein glattbegrenzter, homogener, echoarmer Herdbefund von 9,7 × 11,7 × 9,8 mm Größe detektiert werden. Retrotumorös zeigte sich bei senkrechter Tumorachse ein breiter Schallschatten. Die Cooper-Ligamente waren nicht unterbrochen. Da der Befund nicht tastbar war, erfolgte eine diagnostische Exstirpation nach präoperativer sonographischer Drahtmarkierung in Vollnarkose. Bei der Präparation ließ sich in der Tiefe ein zirka 1 cm großer, sehr derber Knoten tasten. Histopathologisch fanden sich neben einem erheblich narbig indurierten Mammagewebe ausgedehnte Kalziumpräzipitationen und an einer Stelle kleine ossäre Metaplasien. Insgesamt sprach der Befund für ein erheblich regressiv verändertes Fibroadenom. **Schlussfolgerungen:** Vollständig verkalkte Fibroadenome sind aufgrund ihrer zum Teil malignen Dignitätskriterien, wie z.B. der retrotumorösen Schallauslösung sonographisch, in vorliegender Kasuistik auch mit senkrechter Tumorachse, mit differentialdiagnostischen Schwierigkeiten verbunden. Der mammographische Befund lässt wie auch in diesem Fall am ehesten auf eindeutige Fibroadenomverkalkungen schließen. Ohne Kenntnis des Mammographiebildes ist der sonographische Befund zum Ausschluss der Malignität nicht sicher interpretierbar. Eine Sicherung der Verdachtsdiagnose durch Feinnadelaspirationszytologie oder High-Speed-Stanzbiopsie sollte erfolgen. Bei korrelierendem Ergebnis sind Kontrolluntersuchungen ohne offene Biopsie möglich. Alternativ oder bei Wunsch der Patientin ist eine Vakuumbiopsie oder eine diagnostische Exstirpation zu empfehlen.

P158

Das Adenoidcystische Karzinom (ACC) der Brust – eine Falldarstellung

A. Fuhlendorf[1], J. Gottschalk[2], M. Scheele[1]
[1]Abteilung für Geburtshilfe und Gynäkologie,
[2]Abteilung für Pathologie, Klinikum Nord, Hamburg

Adenoid-zystische Karzinome der Brust sind seltene histologische Typen von Brustkrebs (<0,1–0,4%) mit einer guten Prognose und äußerst seltener Lymphknotenmetastasierung. Im Hamburger Krebsregister wurden von 1990–1999 4 Neuerkrankungsfälle bei über 1000 Neuerkrankungen am Mammacarcinomen pro Jahr gemeldet.

Wir berichten über den Fall einer 54jährigen Patientin, die sich 11/99 zur Operation bei uns vorstellte. Der Tastbefund in der rechten Brust oben außen war der Pat. seit einem Jahr bekannt.

Die endgültige Histologie bei brusterhaltener Therapie ergab ein adenoidzystisches Karzinom von 16 mm Durchmesser: pT1c pNo (0/25) Mx G1 Lo Vo E- P-

Wir beschlossen, keine adjuvante Therapie (Radiatio oder Chemotherapie) durchzuführen und empfahlen regelmäßige Mammographiekontrollen über einen langen Zeitraum, da Spätrezidive (noch über 10 Jahre) beim ACC beschrieben sind.

Bei Durchsicht der Literatur konnte keine Einigkeit/Richtlinien bezüglich:
- Notwendigkeit einer Ablatio und/oder Axilladissektion,
- Notwendigkeit der Strahlentherapie bei BET,
- Notwendigkeit einer adj. Chemotherapie,
- Follow-up

gefunden werden. Die Therapieoptionen werden diskutiert.
Wir halten individuelle Therapieentscheidungen für nötig.

P159

Primäres intrazystisches Plattenepithelkarzinom der Brust

S. Grunwald[1], R. Ohlinger[1], G. Köhler[1], G. Schwesinger[2]
[1]Klinik und Poliklinik für Frauenheilkunde und Geburtshilfe,
[2]Institut für Pathologie der Ernst-Moritz-Arndt-Universität Greifswald

Die Häufigkeit der klinischen Ähnlichkeit der primären Plattenepithelkarzinomen der Mamma, mit intrazystischen Prozessen wird in der Literatur unterschiedlich angegeben. Die Indikation zur adjuvante Therapie wird in Anlehnung an das Adenokarzinom der Mamma gestellt, bezüglich der Chemotherapeutika ist zur Zeit jedoch kein Standard festgelegt.

Wir berichten über eine 45-jährige Patientin, mit einem ca. 7 cm großen palpablen Tumor der rechten Brust. In der Mammographie stellte sich ein glatt begrenzter Herdbefund im inneren oberen Quadranten dar, in der Sonographie zeigte sich bei 1 Uhr, 3–8 cm von der Mamille entfernt, ein Herdbefund mit einem 4,4 cm großem einkammerig zystischen, und 2,6 cm großen soliden, inhomogenen, unscharf begrenztem Anteil. Der Verdacht auf ein intrazystisches Karzinom wurde durch die nachfolgende High-Speed-Stanzbiopsie des soliden Anteils – großzellig invasiv duktales Karzinom – bestätigt. Daraufhin wurde die Quadrantektomie und axilläre Lymphonodektomie durchgeführt, die histologische Aufarbeitung verifizierte ein gering verhorntes Plattenepithelkarzinom (G2–3), pT2, pN0 (0/15), R0, der Panzytokeratinmarker war positiv. Die Primum-Suche für ein Plattenepithelkarzinom außerhalb der Brust ergab keinen extramammären Karzinom-Herd.

Post operationem wird eine Chemotherapie in Analogie zum Plattenepithelkarzinom der Zervix, (Cisplatin 75 mg/m^2 KOF und Taxol 175 mg/m^2 KOF insgesamt 6 Zyklen, 3-wöchentlich) sowie nachfolgende Radiatio durchgeführt.

In der Gesamtschau der Literatur erfolgt die Diagnostik und Therapie des primären Plattenepithelkarzinoms der Brust oft anlehnend an das Adenokarzinom der Mamma, einzelne Autoren favorisieren aber in der adjuvanten Therapie eine Chemotherapie wie bei Plattenepithelkarzinomen anderer Organlokalisationen. Aufgrund der Seltenheit und der meist nur als Case-Report publizierten Einzelfälle sind Aussagen hinsichtlich adjuvanter Therapie und Prognose ohne prospektiv randomisierte Studien weiterhin schwierig.

P160

Follow-up eines B-Zell-Lymphoms der Mamma: Gegenüberstellung von Mammographie, Ultraschall und dynamischer Kernspintomographie

C. Zechmann[1], R. Hildenbrand[2], F. Schlegel[3], J. Teubner[1]
Fakultät für Klinische Medizin der Universität Heidelberg,
[1]Institut für Klinische Radiologie, Mannheim;
[2]Pathologisches Institut, Mannheim;
[3]III. Medizinische Klinik, Hämatologie und Onkologie, Mannheim

Klinik: 65jährige Patientin mit einseitiger Schwellung, Überwärmung und Rötung der linken Brust. Differentialdiagnostisch besteht der Verdacht auf eine Mastitis oder inflammatorisches Mammakarzinom. **Bildgebung:** Mammographisch Seitenasymmetrie mit diffuser Verdichtung im oberen inneren Quadranten links. Sonographisch wechselnd echoarme und echoreiche Bezirke in einem Areal von 8 cm Durchmesser. Die tumorartige Infiltration respektiert die Drüsenkörpergrundmatrix. Es finden sich > 4 suspekte Lymphknoten links axillär. Unter Verwendung einer speziellen Mamma-Spule führten wir eine MRT in koronarer Schichtung nativ und nach Applikation von Gd-DTPA mit hoher zeitlicher Auflösung, sowie TIRM, T2-gewichtete und hochaufgelöste T1-gewichtete Sequenzen durch. Die linke Mamma wies eine diffuse, inhomogene KM-Anreicherung über 4/5 des gesamten Drüsenkörpers auf. Die dynamische Auswertung mittels mehrerer ROIs zeigte einen initial raschen Anstieg und ein Plateauphänomen, wie bei malignen Veränderungen. In der sonographisch geführten Stanzbiopsie links und der PE eines axillären Lymphknotens zeigten sich zahlreiche mittelgroße Zellen mit geringer Kernhyperchromasie, verschiedene Entzündungszellen, sowie bindegewebige Abschnitte. Präexistentes Drüsenparenchym war nicht mehr nachweisbar. Immunhistologisch zeigten sich zahlreiche positive Reaktionen der lymphoiden Zellen. **Histologische Diagnose:** Diffus großzelliges B-Zell-Lymphom. **Follow-up:** Unter Chemotherapie bildete sich der klinische und bildgebende Befund vollständig zurück. Die bildgebenden und therapeutischen Aspekte werden diskutiert.

P161

Leiomyom der Brust – klinische, mammographische und sonographische Zeichen in Beziehung zum feingeweblichen Befund

H. Heyer, R. Ohlinger, C. Woenckhaus, G. Köhler
Klinik und Poliklinik für Frauenheilkunde und Geburtshilfe, Universität Greifswald

Fragestellung: Leiomyome finden sich im Drüsenkörper der Brust sehr selten. Es werden areoläre und parenchymatöse Leiomyome unterschieden. Klinisch imponiert das Leiomyom als Knoten, mammographisch als Rundherd. Sonographische Kriterien sind indifferent und in der Literatur bisher nur vereinzelt beschrieben wurden. Durch einen eigenen Fall war es möglich die bekannten sonographische Merkmale zu erweitern. **Methodik:** Mittels Mammasonographie wurden die Eigenschaften eines parenchymatösen Leiomyoms erfasst und die Diagnose durch Exstirpation des Tumors histologisch gesichert. **Ergebnisse:** Mammasonographisch stellte sich das Leiomyom als isodense bis hyperdense homogene Läsion mit teilweise semizystischen Strukturen dar. In der Farbdopplersonographie zeigte sich in einem beschriebenen Fall kein erhöhter Flow. Schallschattenphänomene können fehlen oder als dorsale Schallverstärkung in Erscheinung treten. Ein unscharfer Randsaum ist möglich. **Schlussfolgerung:** Die im vorgestellten Fall beschriebenen Befunde erweitern die bereits in der Literatur beschriebenen mammasonografischen Kriterien von Leiomyomen. So sind eine Schallabschwächung, die hypodensen Eigenschaften, der echoreiche Randsaum und das zentrale Tumorgefäß weitere uncharakteristische Eigenschaften, die für ein parenchymatöses Leiomyom der Brust sprechen können. Eine sichere Dignitätsvorhersage scheint bei Leiomyomen der Brust weder durch Palpation noch durch ein bildgebendes Verfahren möglich zu sein.

P162

Die pseudoangiomatöse Stromahyperplasie der Mamma: Simultanes bilaterales Auftreten von 4 palpablen Tumorknoten

B. Fleige[1], H.B.G. Franz[2], U. Weyrauch[3]
[1]Fachbereich Pathologie Region Süd, [2]Klinik für Gynäkologie Mariendorfer Weg, [3]Institut für Radiologie Mariendorfer Weg, Vivantes Klinikum Neukölln, Berlin

Einleitung: Die pseudoangiomatöse Stromahyperplasie (PASH) der Mamma ist ein bekannter, aber relativ selten diagnostizierter Befund. Meistens handelt es sich um eine diffuse, zum Teil nur histologisch zu identifizierende Veränderung oder einen Befund innerhalb einer proliferativen Läsion. Seltener imponiert die PASH als abgrenzbarer Tumor. **Fallbericht:** Bei einer 39-jährige Frau mit beidseitiger Makromastie, fibro-zystischer Mastopathie und Fibroadenose wurden bei einer Routineuntersuchung vor zwei Jahren neu entstandene echoarme Herde beidseits entdeckt, verdächtig auf Fibroadenome. In Stanzbiopsien aus den jeweils größten Läsionen wurden jeweils Anteile eines Fibroadenoms mit verstärkter Stromaproliferation und Epithelproliferation diagnostiziert. Bei der nachfolgenden Operation wurden 4 relativ scharf begrenzte Knoten zwischen 20×20×15 mm und 45×40×40 mm exzidiert. Die Schnittfläche war grau-glasig lobuliert mit einzelnen kleinen Zysten. Histologisch zeigte sich ein kollagenfaserreiches, zum Teil hyalinisiertes Stroma mit Ausbildung spaltartiger Hohlräume, die Zellen waren länglich mit unauffälligen Kernen. Immunhistologisch in diesen Zellen Nachweis von bcl2 und CD34. Die präexistenten Läppchen wiesen teilweise Epithelproliferate und kleine Zysten auf. Die Grenze zum umgebenden Parenchym war relativ scharf. **Diskussion:** PASH ist eine Läsion, die gelegentlich zu tastbaren Tumoren führt, das synchrone Auftreten von 4 Tumoren ist sehr selten. Die Diagnose ist histologisch zu stellen, da klinischerseits der Befund wie ein Fibroadenom imponiert. Eine Tumorexstirpation ist ausreichend. In Einzelfällen ist eine Regression oder ein kontralaterales Auftreten neuer Knoten beschrieben worden. Histologisch bedeutsam ist bei zellreichen Läsionen die Differentialdiagnose zum Angiosarkom. PASH ist keine Gefäßproliferation. Nach neueren immunhistologischen Untersuchungen handelt es sich um eine Proliferation von Myofibroblasten, die möglicherweise hormonabhängig ist.

P163

Atypische vaskuläre Läsion der Mamma – wichtige Differentialdiagnose zum radiogen-induzierten Angiosarkom nach BET

L.-C. Horn[1], E. Simon[2], M.-L. Kunze[3], S. Briest[4]
[1]Institut für Pathologie, Gynäkopathologie, Universität Leipzig; [2]Gynäkologische Abteilung, Krankenhaus Torgau; [3]Klinik für Strahlentherapie, Universität Leipzig; [4]Universitäts-Frauenklinik Leipzig

Zielsetzung: Zu den radiogen induzierten vaskulären Läsionen der Mamma zählen Lymphome und Hämangiome sowie das Angiosarkom und das Stewart-Treves-Syndrom. Die wichtigste Differentialdiagnose zu den Sarkomen ist die atypische vaskuläre Läsion (AVL).

Patientinnen und Ergebnisse:

– 73-jährige Patientin mit Zustand nach BET wegen eines invasiv-duktalen Mammakarzinoms pT1c, pN0 mit anschließender Radiatio (GD: 50,4 Gy) der Mamma und Tamoxifen-Therapie. 6,6 Jahre später bei Verdacht auf Lokalrezidiv Exzision eines kapillären Hämangioms. Erneut 2,5 Jahre danach Exzisonsbiopsie bei Verdacht auf Lokalrezidiv mit Entfernung einer multilokulären maximal 0,5 cm großen AVL.

– 50-jährige Patientin mit BET wegen eines invasiv-duktalen Mammakarzinoms pT1c, pN0 mit anschließender CMF-Chemotherapie und Radiatio (GD: 50 Gy)im Sandwich-Verfahren sowie Tamoxifen-Therapie. 3,9 Jahre später bei Verdacht auf radiogen induziertes Angiosarkom Hautbiospie mit anschließender Exzision einer 5,5 × 3 cm großen AVL.

Zusammenfassung: Die AVL stellt die seltenste Form einer radiogen induzierter vaskulären Läsion dar mit einer mittleren Latenzzeit von 3,1 Jahren. Zuerst von Fineberg und Rosen (1994)beschrieben ist sie morphologisch unter vollständiger Aufarbeitung der Resektate und Anwendung von vaskulären und proliferationsassoziierten Markern in der Immunhistochemie vom Angiosarkom zu trennen. Therapie der Wahl ist die lokal vollständige Resektion. Die AVL zeigt nicht selten Lokalrezidive, jedoch keine Metastasen. Die Prognose ist gut. Um unnötige radikale Operationen oder eine Chemotherapie zu vermeiden ist die Kenntnis der Läsion für Kliniker und Pathologen essentiell.

P164

Beidseitiges Hämangiosarkom nach primärer Chemotherapie und adjuvanter Radiatio nach beidseitigem Mammakarzinom – ein Fallbericht

B. Georges, I. Bauerfeind, S. Kahlert, N. Ditsch, M. Untch
Klinik und Poliklinik für Frauenheilkunde und Geburtshilfe – Großhadern, Klinikum der Universität München

Einleitung: Das Auftreten eines Hämangiosarkoms (HA) als sekundäres Malignom nach brusterhaltender Therapie (BET) bei Mammakarzinom ist sehr selten. Bisher wurden hierzu ca. 60 Fälle weltweit publiziert. Die Inzidenz des HA beträgt 0.2% nach 10 Jahren. Das Intervall zwischen Primärdiagnose und Auftreten eines HA liegt zwischen 4 und 24 Jahren. Das HA macht 0,04% aller Mammatumoren aus. Als Ursache wird maßgeblich eine radiogene Induktion des Tumors postuliert. Die Prognose des HA ist schlecht. Die 5 Jahresüberlebensrate liegt zwischen 25 und 35%. **Kasuistik:** 63 jährige Patientin mit primärem Mammakarzinom beidseits. Z.n. primär systemischer Chemotherapie mit 4× E/T 90/175, gefolgt von BET mit Axilladissketion bds., gefolgt von 3× CMF 500/40/600, gefolgt von adjuvanter Radiatio bds. (GD 50.4 Gy, Boost 10, 0 Gy bds.). 4 Jahre nach Erstdiagnose entwickelte die Pat. ein Hämangiosarkom Grad 2 nach Coindrei. Nach histologischer Sicherung wurde die sekundäre Ablatio bds durchgeführt. Sie erhielt 30 Zyklen Gemcitabine q1 Woche i.v. Die Patientin ist derzeit tumorfrei. **Zusammenfassung:** Eine ionisierende Bestrahlung besitzt potentiell kanzerogene Wirkung. Sie stellt für Patientinnen nach Mammakarzinomtherapie ein seltenes Risiko für die Induktion von HA/Zweitkarzinomen dar. Inwiefern eine dosisintensive präoperative Chemotherapie das Risiko zusätzlich erhöhen kann, müssen längere Follow-up-Daten aktueller neoadjuvanter Therapieprotokolle zeigen.

P165

Die aggressive Fibromatose (sog. Desmoid) der Mamma als seltene Differentialdiagnose des Mammakarzinoms

S. Briest[1], L.-C. Horn[2], F. Schmidt[3], M. Schäffer[1], M. Höckel[1]
[1]UFK Leipzig; [2]Institut für Pathologie, Gynäkopathologie der Universität Leipzig; [3]Klinik und Poliklinik für Diagnostische Radiologie der Universität Leipzig

Zielsetzung: Mesenchymale Läsionen der Mamma sind extrem selten und können klinisch und morphologisch in ihrer differentialdiagnostischen Einordnung Probleme bereiten. **Patientin und Methodik:** Vorstellung einer 32-jährige Nulligravida, Nullipara mit einem seit ca. 3 Wochen bestehenden palpablen Tumor. Anamnestisch auffällig seit 1,5 Jahren bekanntes Hypophysenadenom, Familienanamnese negativ. Palpatorisch links ein zwischen den oberen Quadranten lokalisierter ca. 1,5×1×1 cm großer derber Tumor, axilläre Lymphknoten unauffällig. Mammographisch zeigte sich in 2 Ebenen ein hochsuspektes sternförmiges Verdichtungsareal mit Spiculae ohne Kalzifikationen. Die Mammasonographie ergab ein unscharf begrenztes inhomogen echoarmes Areal mit teilweiser Schallauslöschung. Die KM-MRT erhärtete den Malignomverdacht. Die stanzbioptische Abklärung ergab die Verdachtsdiagnose einer Fibromatose der Mamma, die im Schnellschnitt und der Paraffinhistologie der durchgeführten Lumpekomie bestätigt wurde. **Zusammenfassung:** Aggressive Fibromatosen sind extrem selten. Das mediane Alter beträgt 25 Jahre. 6% sind bilateral. Therapie der Wahl ist die weite Exzision mit engmaschigem Follow-up. Eine postoperative Radiatio und/oder Chemotherapie bringt keinen zusätzlichen Nutzen. Rund ein Viertel rezidiviert, insbesondere nach inkompletter Exzision, in der Majorität in den ersten drei Jahren post operationem. Morphologische Parameter (außer R1-Resektion) sind wenig hilfreich zur Voraussage des Rezidives. Maligne Entartungen sind nicht bekannt.

P166

29-jährige Nulli-Gravida mit wiederholt rezidiviertem Phylloides-Tumor der rechten Mamma bei multiplen malignen Tumoren in der Anamnese – ein Fallbericht

H. Rott, R. Biwer, B. Lampe
Klinikum Leverkusen, Leverkusen

Wir berichten von einer 29-jährigen Patientin, die sich mit wiederholt rezidiviertem Phylloides-Tumor der rechten Mamma in unserer Brustsprechstunde vorstellt. Bildgebend besteht der V.a. ein erneutes, 5 cm großes Rezidiv des Phylloides-Tumors rechts.

– Z.n. Schilddrüsen-Karzinom pT4b pN1a M1, operiert und bestrahlt.
– Z.n. Ependymom, operiert und bestrahlt.
– Z.n. operiertem Falxmeningeom.
– Z.n. sarkomatösem Weichteiltumor rechte Skpula, operiert und bestrahlt.

Nach histologischer Sicherung durch Hochgeschwindigkeits-Stanzbiopsien unter US-Kontrolle in L.A. erfolgt die Tumorextirpation und Mastopexie rechts sowie die angleichende Reduktionsmastopexie links.

Der sonographische Befund sowie die prä- und postoperative Fotodokumentation werden demonstriert.

P167

Die Kombination von abszedierender Salmonellose und Mammakarzinom – ein Fallbericht

T. Krämer[1], J. Frege[2], W. Kühn[1], A.D. Ebert[1], A. Hagen[1]
[1]Frauenklinik und [2]Pathologisches Institut, Universitätsklinikum Benjamin Franklin, Freie Universität Berlin

Zielsetzung: Die Salmonellose als besondere Form der Gastroenteritis sowie das Mammakarzinom sind zwei bekannte und voneinander unabhängige Erkrankungen. Im Folgenden wird erstmalig über deren Kombination in Form eines Salmonellenabszesses bei gleichzeitigem Nachweis eines Mammakarzinoms berichtet. **Material und Methode:** Es handelt sich um eine 72 jährige Patientin mit unauffälliger Anamnese, die zunächst mit dem klinisch und bildgebenden Verdacht auf eine abszedierende Mastitis nonpuerperalis rechts stationär aufgenommen wurde. Es erfolgte die Abszessspaltung, Drainage und Spülung sowie eine Probenentnahme. Die antibiotische Behandlung erfolgte mit Flucloxacillin. **Ergebnisse:** Mikrobiologisch kam es zum Nachweis von Salmonellen. Auch in der daraufhin untersuchten Stuhlprobe Nachweis von Salmonella Brandenburg, woraufhin die antibiotische Behandlung auf Ciprofloxacin umgestellt wurde. Die Probenentnahme ergab ein invasiv-duktales Mammakarzinom. Es erfolgte die Mastektomie und Axilladissektion. Histologisch handelte es sich um ein pT1c, pN1 (1/23), M0, G II, Estrogenrezeptor positiv, Wachstumsfraktion 3%. Die adjuvante Behandlung wurde mit Tamoxifen begonnen. Nachdem 3 Stuhlproben negativ waren, konnte die Patientin aus der stationären Behandlung entlassen werden. **Zusammenfassung:** Die Kombination einer abszedierenden Salmonelleninfektion mit einem Mammakarzinom ist selten und in der Literatur bisher nicht beschrieben. Die Diagnose ist nur möglich, wenn auch bei einem klinisch sicheren Mammaabszess obligatorisch eine intraoperative Abstrichentnahme erfolgt und eine Gewebeprobe entnommen wird, insbesondere bei postmenopausalen Patientinnen.

P168

Rezidivdiagnostik nach primärer Aufbauplastik (Protheseninplantation) beim Mammakarzinom – ein Fallbericht

H. Frese, R. Ohlinger, S. Grunwald, G. Köhler
Klinik und Poliklinik für Frauenheilkunde und Geburtshilfe der Ernst-Moritz-Arndt-Universität, Greifswald

Fragestellung: Die operative Rekonstruktion der Brust mittels Protheseneinlage nach Ablatio mammae wird wegen des technisch einfachen und sicheren Verfahrens häufig angewendet. In der Karzinomnachsorge können sich insofern Schwierigkeiten ergeben, da sich der Bereich hinter der Prothese der standardmäßig geforderten Mammografie und Palpation entziehen kann. Als weitere bildgebende Verfahren stehen jedoch noch die Mammasonografie und die Magnetresonanztomografie (MRT) zur Verfügung. Anhand eines Falles und nach Sichtung der aktuellen Literatur soll die mögliche Rolle der Sonografie für alle Fälle und des MRT nach rekonstruktiven Eingriffen mittels Prothese in der Nachsorge besprochen werden. **Kasuistik:** Bei einer 66-jährigen Patientin wurde 5 Jahre nach Primärtherapie (Ablatio mammae, axillärer Lymphonodektomie und Wiederaufbau durch Protheseneinlage) eines Mammakarzinoms links (pT2, N0, G2) außerhalb wegen eines Tumormarkeranstieges bei unauffälliger Palpation, Mammografie und Mammasonografie ein MRT der Brust veranlasst, das einen 2,3 cm großen rezidivverdächtigen Herdbefund zeigte. In unserer Einrichtung konnte die Läsion bei allerdings bekanntem MRT auch sonografisch nachgewiesen werden. Die Verdachtsdiagnose Rezidiv wurde operativ und histopathologisch bestätigt. **Schlussfolgerung:** 1995 wurde in der Konsensusempfehlung der deutschen Gesellschaft für Senologie neben der klinischen Untersuchung die Mammografie in geregelten Abständen empfohlen. Die Deutsche Röntgengesellschaft hat 1998 die Mammasonografie als begleitende diagnostische Maßnahme in Äquivalenz zur Mammografie in ihre Leitlinien aufgenommen. Das MRT gilt speziellen Fragestellungen. Da Patientinnen mit Lokalrezidiven eine kurative Chance von 30% haben, sollte nach einer Aufbauplastik mit einer Prothese bei erschwerter Beurteilbarkeit durch Mammografie und Sonografie ein MRT in jährlichem Abstand diskutiert werden. Aufgrund der fortschreitenden Entwicklung der Sonografie erscheint eine Überarbeitung der Konsensusempfehlung der Mammakarzinomnachsorge und Anpassung an die Leitlinien der Deutschen Röntgengesellschaft hinsichtlich der Mammasonografie zur besseren Orientierung des Klinikers indiziert.

P169

Intraorbitale Metastasierung eines Mammakarzinoms bei einem männlichen Patienten

C.-O. Schulz, A. Dieing, P. Schmid, J. Fritz, C. Jehn, C. Lüke, T. Dietzel, B. Flath, K. Possinger
II. Medizinische Klinik mit Sp. Onkologie und Hämatologie, Charité Campus Mitte, Humboldt-Universität Berlin

Wir berichten über den Fall eines 45jährigen Mannes mit fortgeschrittenem ossär, pulmonal und hepatisch metastasiertem Mammakarzinom, der sich mit neu aufgetretenen Doppelbildern bei Blick nach unten sowie Schmerzen und Bulbusfehlstellung des linken Auges nach oben außen bei uns vorstellte. Eine unter dem initialen Verdacht einer zerebralen Metastasierung durchgeführte konventionelle Magnetresonanztomografie (MRT) des Neurocraniums konnte zunächst keine Ursache für diese Symptomatik zeigen. Erst in der daraufhin durchgeführten Dünnschicht-MRT der Orbita mit fettunderdrückten Sequenzen zeigte sich eine intraorbitale, infrabulbäre Raumforderung mit Infiltration des M. rectus inferior, die nach bildgebenden Kriterien mit einer Metastase des bekannten Mammakarzinoms vereinbar war. Der Patient wurde daraufhin zunächst einer lokalen Strahlentherapie zugeführt.
Das Mammakarzinom des Mannes ist mit weniger als 1% der aller Betroffenen eine seltene Erkrankung. Bisherige Untersuchungen zeigen, dass im Verlauf der Erkrankung wenige Unterschiede zum Mammakarzinom der Frau bestehen, so dass die Therapie analog durchgeführt wird. Intraorbitale Metastasen sind ungewöhnlich, können jedoch bei verschiedenen Malignomen vorkommen. Dabei nimmt das Mammakarzinom, nach den malignen Tumoren der Lunge den zweithäufigsten Rang ein.
Der Fall zeigt die Schwierigkeit in der Diagnostik seltener und ungewöhnlicher Metastasenlokalisationen, die immer auch in die differentialdiagnostischen Überlegungen mit einbezogen werden sollten, da rasch eingeleitete lokale Therapieverfahren in vielen Fällen eine Besserung der Symptomatik herbeiführen konnten.

P170

Zwei Fallbeispiele einer ungewünschten ovariellen Stimulation durch Tamoxifen bei perimenopausalen Mammakarzinom-Patientinnen

A. Günyar, K. Bock, V.-F. Duda, C. Heitmann, U. Wagner
Frauenklinik der Philipps-Universität Marburg

Einleitung: Tamoxifen ist als Antiöstrogen in der gynäkologischen Onkologie bekannt, besitzt aber eine nicht zu vernachlässigende östrogene Partialwirkung. In der Kinderwunschbehandlung wird das dem Tamoxifen verwandte Clomiphen zur Stimulation der Ovarien eingesetzt. Wir berichten über zwei primär perimenopausale Patientinnen, die nach Polychemotherapie bei Mammakarzinom Tamoxifen als adjuvante Therapie erhielten unter der Annahme einer Chemotherapie-induzierten Menopause. Beide entwickelten darauf Hinweise auf eine ovarielle Hyperstimulation.

Patientinnen:

Pat. 1) 49-j., Z.n. HE, Mammakarzinom
pT1c, pN1biii(4/17), Mo, G1, ER+
- 4 Zyklen Polychemotherapie Epirubicin 90 mg/m^2 und Cyclophosphamid 600mg/m^2, anschließend
- 4 Zyklen Taxotere 100 mg/m^2
- Tamoxifen 30mg/die ab 8 Monate nach ED
- Auffälligkeit: Sonographisch Ovarial-Zysten 18 Monate nach ED

Pat. 2) 46-j., unregelmässige Zyklen, Mammakarzinom
- pT1c (m), pN1bi(3/11), M0, G3, ER +
- Polychemotherapie 4 Zyklen Adriamycin 50 mg/m^2 und Cyclophosphamid 600 mg/m^2
- Tamoxifen 30mg/die ab 4 Monate nach ED
- Auffälligkeit: Blutung bei Ovarialzyste 9 Monate nach ED

Ergebnisse:

Verlauf Menopausenstatus

Pat. 1)	vor Therapie:	normogonadotrop, normoöstrogen
	nach Chemotherapie:	normogonadotrop, hypoöstrogen
	bei klinisch Auffälligkeit/ sonographischer Auffälligkeit:	hypergonadotrop, hyperöstrogen
Pat. 2)	vor Therapie:	unregelmässige Zyklen
	nach Chemotherapie:	hypergonadotrop, hypoöstrogen
	bei klinisch Auffälligkeit/ sonographischer Auffälligkeit:	hypergonadotrop hyperöstrogen

Schlussfolgerungen: Das Antiöstrogen Tamoxifen kann durchaus noch eine stimulierende Wirkung auf die Ovarien haben. Dieser Umstand sollte bei der Tamoxifen-Therapie perimenopausaler Patientinnen unbedingt Berücksichtigung finden. Es sollten dann im Bedarfsfall GnRH-Agonisten gegeben werden.

P171
Poland-Syndrom: 3 Kasuistiken

K. Bock, K.-D. Schulz, U. Wagner, V.F. Duda
Klinik für Gynäkologie, Gynäkologische Endokrinologie und Onkologie des Klinikum der Philipps-Universität, Marburg, Deutschland

Zielsetzung: 1941 beschrieb Poland erstmals das Syndrom, das gekennzeichnet ist durch unilaterale muskulo-skelettale Fehlbildungen des Thorax und der oberen Extremität sowie eine Hypoplasie der Brustdrüse und/oder Mamille. Ursächlich vermutet wird eine passagere Durchblutungsstörung der A. subklavia während der Embryogenese. Begleitfehlbildungen von Herz und Nieren werden beschrieben. Wir berichten über Klinik und diagnostisches Procedere der seltenen Erkrankung anhand dreier Kasuistiken. **Materialien und Methoden:** Drei nicht miteinander verwandte 1990 in verschiedenen Orten geborene Mädchen wurden zu Beginn der Pubertät unabhängig voneinander in unserer Kinder- und Jugendgynäkologischen Sprechstunde vorgestellt wegen einseitiger «Entwicklungsstörungen» der Brust. Die weitere Abklärung zum Ausschluss einer physiologischen unilateralen Thelarche bestand aus klinischer Untersuchung mit Beurteilung der Tanner-Stadien, standardisierter Sonographie von Thoraxwand, Mamma, Nieren und Herz. **Ergebnisse:** In 2 Fällen fanden sich einseitige, vollständige Aplasien des Drüsenkörpers mit unterschiedlich ausgeprägter Hypoplasie von Mamille und Pektoralismuskulatur. Im 3. Fall lag eine Hypoplasie der Mamma mit deutlichem knöchernem Thoraxwanddefekt (ohne Beeinträchtigung der Leistungsfähigkeit) vor bei Pektoralisaplasie und ipsilateralen Handfehlbildungen. Kardiale oder renale Fehlbildungen konnten ausgeschlossen werden. **Zusammenfassung:** Die wesentliche Differentialdiagnose des Poland-Syndroms bei Mädchen in der (Prä-)Pubertät besteht in der unilateral beginnenden Thelarche. Die standardisierte Sonographie erlaubt hier eine sichere Diagnose unter Verzicht auf invasive Untersuchungsverfahren. Durch frühzeitige Diagnosestellung kann eine psychische Befindlichkeitsstörung minimiert werden. Die primäre kosmetische Versorgung kann durch externe Prothetik, die definitive Sanierung durch operative rekonstruktive Verfahren erfolgen.

ONKOLOGIE
Vol. 26, Supplement 2, Juni 2003

Autorenverzeichnis · Author Index

Verweise auf Abstract-Nummern:
S = Eingeladene Vorträge, V = Freie Vorträge, P = Poster

KARGER
Fax +49 761 4 52 07 14
E-mail Information@Karger.de
www.karger.com

Accessible online at:
www.karger.com/onk

ONKOLOGIE

Onkologie 2003;26

Hinweise für Autoren

Die Zeitschrift ONKOLOGIE ist ein Forum für alle Themen der Onkologie. Veröffentlicht werden Original- und Übersichtsarbeiten aus der internistischen Hämato-Onkologie, der chirurgischen, gynäkologischen und urologischen Onkologie, der Strahlentherapie und der klinisch-experimentellen Onkologie. Auch Beiträge zur pädiatrischen, HNO- und dermatologischen Onkologie, zu Pathologie und Biometrie, Epidemiologie, Prävention und Frühdiagnose bis hin zur psychologischen Betreuung werden berücksichtigt. Alle Beiträge unterliegen einem Begutachtungsverfahren.

1. Allgemeines, Verlagsrecht
Bitte senden Sie Ihr Manuskript in vierfacher Ausfertigung (jedes Exemplar komplett mit Abbildungen und Tabellen) direkt an den: S. Karger GmbH, z.Hd. Dr. Steffi Hentzelt, Postfach, D-79095 Freiburg. Eine weitere Kopie des Manuskripts soll grundsätzlich beim Autor verbleiben.
Alle Autoren müssen in einem **Begleitschreiben** durch Unterschrift bestätigen, dass die eingereichte Arbeit bislang weder ganz noch teilweise (Ausnahme: Kongressberichte) veröffentlicht wurde noch anderweitig zur Veröffentlichung eingereicht ist und dass alle Autoren das Manuskript gelesen haben und mit der Veröffentlichung in der vorliegenden Form einverstanden sind. Es ist Sache des Autors, die Nachdruckerlaubnis für Abbildungen, Tabellen usw. aus anderen Publikationen zu beschaffen. Über die Annahme wissenschaftlicher Beiträge wird aufgrund mehrerer Gutachten entschieden (peer-review). Mit der Annahme des Manuskripts zur Publikation gehen alle Nutzungsrechte auf den Verlag über. Die Übertragung der Nutzungsrechte bezieht sich sowohl auf alle Print- als auch auf elektronische Offline- und Onlinemedien unter Einschluss des Internets und von Datenbanken/Datenträgern aller Art. Ohne schriftliche Genehmigung des Verlages dürfen diese Publikationen oder Teile daraus nicht in andere Sprachen übersetzt oder in irgendeiner Form mit mechanischen oder elektronischen Mitteln (einschließlich Fotokopie, Tonaufnahme und Mikrofilm) reproduziert oder auf Datenträger oder einem Computersystem gespeichert werden.
Ethische und rechtliche Voraussetzungen: Zur Publikation eingereichte Manuskripte, bei denen Untersuchungen an Probanden oder Patienten durchgeführt wurden, müssen die Erklärung enthalten, dass das Versuchsprotokoll von einer Ethikkommission genehmigt wurde und den ethischen Standards der Deklaration von Helsinki in ihrer erweiterten Form von 1975 und ihren Zusätzen von 1983, 1989 und 1996 [JAMA 1997;277:925–926] entspricht. Zugleich muss im Manuskripttext auf die Einwilligung der Versuchsperson nach Aufklärung hingewiesen werden. Angaben, die auf die Identität der Person schließen lassen, sind unzulässig.
Tierversuche bedürfen gleichfalls der Genehmigung und müssen den Forderungen des Tierschutzgesetzes in seiner jeweils gültigen Fassung entsprechen. Auf diese Genehmigung ist im Manuskript hinzuweisen. Arbeiten, die nicht aus Deutschland stammen, müssen einen vergleichbaren Hinweis tragen.
Beiträge erscheinen in einer der folgenden **Rubriken**: Übersichtsarbeit, Kurze Übersicht, Originalarbeit, Laufende klinische Studie, Kurzmitteilung, Kasuistik, Brief an die Herausgeber, Meinung, Onkologische Fortbildung, Klinische Information, Kongressbericht, Wilsede Schule.
Kongressberichte und Wilsede-Schule können wahlweise in deutscher oder englischer Sprache verfasst werden. Alle andere Beiträge sind in englischer Sprache abzufassen.

2. Manuskripte
Die Manuskripte sollen in $1^1/_2$-zeiligem Abstand mit beidseitig je 3 cm Rand eingereicht werden. Folgender Umfang einschließlich Zusammenfassung, Abbildungen, Tabellen und Literaturzitate sollte nicht überschritten werden:

	Druckseiten	Entspricht Manuskriptseiten (einschließlich Zusammenfassung, Abbildungen, Tabellen und Literaturzitate)
Übersichtsarbeit, Originalarbeit	5	14
Kurze Übersicht, Kasuistik	3	8
Laufende klinische Studie, Onkologische Fortbildung, Klinische Information	4	11
Brief an die Herausgeber	1	3
Übrige Beiträge	2	6

Für Umfangsüberschreitungen wird dem Autor ein Mehrkostenanteil in Rechnung gestellt (s. unten). Kontrollieren Sie bitte das Manuskript sorgfältig auf einheitliche Bezeichnungen und korrekte Schreibweise. Typographische Gestaltung und redaktionelle Bearbeitung werden vom Verlag durchgeführt. Generelle Hinweise zur Abfassung von Manuskripten können den «Uniform Requirements for Manuscripts Submitted to Biomedical Journals» des «International Committee of Medical Journal Editors», veröffentlicht in Ann Intern Med 1997;126:36–47 bzw. http://www.wame.org/rsources.htm#policies, entnommen werden.
Manuskripte auf elektronischen Datenträgern: Jedem Manuskript ist ein elektronischer Datenträger beizulegen, dessen Inhalt exakt mit dem Ausdruck übereinstimmen muss. Bitte beachten Sie auch die «Hinweise zur Abgabe von Manuskripten auf elektronischen Datenträgern».
Bitte nummerieren Sie die Seiten des Manuskripts durchlaufend, beginnend mit der Titelseite. Die Arbeit soll gegliedert sein in **Schlüsselwörter** und **Zusammenfassung**, **Key Words** und **Summary**, **Einleitung**, **Material und Methoden** (oder **Patienten und Methoden**), **Ergebnisse**, **Diskussion**, gegebenenfalls **Dank**, **Literatur**, **Tabellen**, **Abbildungslegenden** und **Abbildungen**.

Die **Titelseite** muss enthalten: **Titel und Kurztitel** der Arbeit in Deutsch und Englisch, die vollständigen Autorennamen mit der jeweiligen Institutsangabe in der Landessprache der Autoren, die vollständige Postadresse des Korrespondenzautors, gegebenenfalls mit Telefon- und Faxnummer sowie E-mail-Adresse.
Originalarbeiten müssen eine englische und deutsche **strukturierte Zusammenfassung** enthalten. Für Informationen zur Gliederung der Zusammenfassung siehe Haynes RB, Mulrow CD, Huth EJ, Altman DG, Gardner MJ: Ann Intern Med 1990;113:69–76. Die Zusammenfassungen sollen 250 Wörter nicht überschreiten und sind zu strukturieren in **Hintergrund, Material und Methoden, Ergebnisse, Schlussfolgerungen.** Die Zusammenfassung darf keine Literaturzitate, Tabellen, Abbildungen, Abbildungs- und Tabellenhinweise enthalten. Falls Hinweise auf Literaturzitate unvermeidlich sind, müssen sie vollständig sein. Zu einer Arbeit gehören 3–5 **Schlüsselwörter** (Englisch und Deutsch), die möglichst der «Medical Subjects Heading List» des Index Medicus entnommen sein sollen (die Liste ist unter www.nlm.nih.gov erhältlich). **Übersichtsarbeiten** folgen nicht der Gliederung von Originalarbeiten; Titelseite, Zusammenfassung, Schlüsselwörter und Literaturverzeichnis sind jedoch erforderlich.
Fußnoten sollten nur in Tabellen verwendet werden. **Abkürzungen** im Text bitte möglichst sparsam verwenden. Bei nicht allgemein üblichen Abkürzungen jeweils beim ersten Auftreten das Wort ausschreiben und die später verwendete Abkürzung in Klammern folgen lassen: z.B. Adenosin-Monophosphat (AMP). Geschützte **Produkt-** bzw. **Markennamen** müssen beim ersten Auftreten im Text mit einem hochgestellten ® bzw. ™ bezeichnet werden. Die Verantwortung für die korrekte Befolgung dieser Vorschrift liegt ausschließlich beim Autor. **Danksagungen** sollten unmittelbar dem Text folgen und dem Literaturverzeichnis vorangestellt sein.
Das Literaturverzeichnis soll nur die im Text zitierten Publikationen enthalten. Bei Übersichtsarbeiten sollten nicht mehr als 60 Literaturstellen angeben werden, bei Kurzen Übersichten nicht mehr als 40. Die Literatur ist entsprechend der Reihenfolge des Auftretens im Text zu nummerieren. Die Referenzen werden als Zahlen in eckigen Klammern in den Text eingefügt. Bitte alle Autoren einer Arbeit angeben, die Abkürzung «et al.» ist zu vermeiden. Zitiert werden sollen nur Arbeiten, die entweder publiziert oder zur Publikation angenommen sind. Der Passus «in Vorbereitung» oder «persönliche Mitteilung» ist zu vermeiden. Die Abkürzung der Zeitschriftentitel erfolgt nach dem Index-Medicus-System (www.nlm.nih.gov).
Beispiele zur Abfassung von Literaturzitaten:
(a) Zeitschriftenbeiträge: Lelie PN, Cuypers HTM, van Drimmelen AAJ, Quint WGV: Quality assessment of hepatitis C virus nucleic acid amplification methods. An international proficiency study. Infusionsther Transfusionsmed 1998;25:102–110.
(b) Bücher mit Herausgeber: Hardy WD Jr, Essex M: FeLV-induced feline acquired immune deficiency syndrome: A model for human AIDS; in Klein E (ed): Acquired Immunodeficiency Syndrome. Prog Allergy. Basel, Karger, 1986, vol 37, pp 353–376.
(c) Monographien: Schaefer UW, Beelen DW: Bone Marrow Transplantation, ed 2, revised. Basel, Karger, 1996.
In **Abbildungen** und **Tabellen** genannte Informationen bedürfen keiner Wiederholung im Text. Hinweise auf Abbildungen und Tabellen erfolgen im Text mit (Abb. 1) bzw. (Tab. 1). Abbildungslegenden sind auf einer gesonderten Seite zusammenzustellen; jede Tabelle muss eine Legende haben. Die Legenden sind kurz und präzise zu halten. **Farbabbildungen** sind möglich, erfordern jedoch einen Zuschuss des Autors zu den Druckkosten (s. unten). **Abbildungsvorlagen** sind 4-fach einzureichen (Original und 3 Kopien). Auf der Rückseite der Vorlage (nicht aufkleben oder anheften) bitte den Namen des Autors, ein Titelstichwort, die Angabe, wo «oben» ist, sowie die Bildnummer angeben. Die Qualität der gedruckten Abbildungen hängt von der Qualität der Vorlagen ab.
Randomisierte, kontrollierte klinische Studien sollen nach den Empfehlungen des CONSORT-Statements [Begg C, Cho M, Eastwood S, Horton S, Moher D, Olki I, Pitkin R, Rennie D, Schulz F, Simel D, Stroup D: Improving the quality of reporting of randomized trials: The CONSORT statement. JAMA 1996;276:637–639] abgefasst werden. Das Verfahren, nach dem die Vergleichsgruppen ermittelt wurden, muss erkennbar sein, so dass der Leser die Methode der Randomisierung nachvollziehen kann. Im Titel und in der Zusammenfassung der Arbeit ist darauf hinzuweisen, dass es sich um eine randomisierte, kontrollierte klinische Studie (RCT) handelt. Wird eine RCT eingereicht, sind die «Checklist for Authors Submitting Randomized Controlled Trials» und das CONSORT-Flussdiagramm zu beachten, welche im ersten Heft jedes Jahrgangs in der englischen Version dieser Hinweise abgedruckt sind. Die CONSORT-Checklist und das CONSORT-Flussdiagramm sind auch unter http://www.consort-statement.org zugänglich, eine deutsche Version mit weiteren Informationen kann unter http://www.cochrane.de/deutsch/ccons1.htm heruntergeladen werden. Die ausgefüllte Checkliste und das Flussdiagramm müssen der Arbeit beigelegt werden, da sie in das Begutachtungsverfahren mit einbezogen werden.
Druckfahnen: Das lektorierte Manuskript und die Druckfahnen werden dem Korrespondenzautor zusammen mit einem Formular zur Sonderdruckbestellung zugesandt. Die Fahnen sind sorgfältig mit dem Manuskript zu vergleichen und notwendige Korrekturen auf der Fahne einzutragen. Die Korrespondenz betreffend angenommene Arbeiten und Druckfahnen bitte direkt mit dem S. Karger Verlag in Freiburg führen.

3. Kosten und Sonderdrucke
a) Sollte die Arbeit den vorgegebenen Umfang überschreiten und (s. «2. Manuskripte») und vom Autor nicht gekürzt werden, wird der Mehrumfang mit EUR 335,– pro Druckseite berechnet.
b) Für Farbabbildungen wird dem Autor ein reproduktions- und Druckkostenanteil von EUR 235,– pro Abbildung in Rechnung gestellt.
c) Übersteigen die Kosten der Autorkorrektur 10% der Satzkosten, werden die Zusatzkosten dem Autor in Rechnung gestellt.
Der Korrespondenzautor erhält 25 kostenlose Sonderdrucke seiner Arbeit.

Die vollständigen Hinweise erscheinen im ersten Heft eines Jahrgangs.

KARGER

Fax +49 761 4 52 07 14
E-mail Information@Karger.de
www.karger.com

Hinweise für Autoren verfügen unter:
www.karger.com/onk_gl.htm

ONKOLOGIE

Onkologie 2003;26

Guidelines for Authors

ONKOLOGIE is a peer-reviewed journal intended to provide a forum for presentation of all aspects of oncology, including reviews and original articles from internal hematology and oncology, surgical, gynecological and urological oncology, radiation therapy as well as clinical-experimental oncology. Contributions to pediatric, ENT and dermatological oncology, pathology, biometry, epidemiology, prevention, early diagnosis and psychological care will also be considered.

1. General Information and Publishing Rights

Manuscripts for publication should be submitted in quadruplicate (each copy accompanied by a complete set of figures and tables) to: S. Karger Publishers GmbH, Attn.: Dr. Steffi Hentzelt, P.O. Box, D-79095 Freiburg. Authors should always keep a copy of the manuscript.

In a **covering letter** all authors must confirm with their signature that the submitted paper or parts of it (with the exception of congress reports) has not been published previously and are not under consideration for publication elsewhere. All authors have to confirm that they have read the manuscript and agree to have it published in the submitted form. It is the authors' responsibility to obtain permission from other publishers to reproduce illustrations, tables, etc. Acceptance of a manuscript is based on the evaluation by several reviewers (peer review). Once the manuscript is accepted for publication, all usage rights are retained by the publisher. The assignment of usage rights applies to all print media as well as electronic offline and online media, including the internet and data bases and data carriers of any kind. The publication, or parts of it, may neither be translated into other languages nor reproduced by any mechanical or electronic means (including photocopying, recording, and microfilm) nor stored in a retrieval system without the publisher's written permission.

Ethical and Legal Prerequisites: Manuscripts involving examinations of probands and patients must include a statement that the trial protocol has been approved by an ethics committee and thus meets the standards of the Declaration of Helsinki in its revised version of 1975 and its amendments made in 1983, 1989, and 1996 [JAMA 1997;277:925–926]. Accordingly, the proband's informed consent has to be included in the manuscript. Information suitable to reveal the proband's identity is to be avoided. Experiments involving animals demand consent as well and must meet the requirements of German laws for the protection of animals in their current version. A reference to this approval must be included in the manuscript. Articles from countries other than Germany must include a comparable note.

Categories: Contributions are classified as Review Article, Short Review, Original Article, Ongoing Clinical Trial, Short Communication, Casuistic Contribution, Letter to the Editors, Commentary, Opinion, Oncological Education, Clinical Information or Congress Report, or Wilsede School.

Congress Reports and Wilsede School may be submitted either in German or in English. All other contributions must be written in English (American or British spelling and grammar).

2. Preparation of Manuscripts

Please print the manuscript $1^1/_2$-spaced with 3-cm margins (left and right). The text (including the summary) should be limited to the following number of pages:

	Printed pages	Equals approximately manuscript pages (including summary, illustrations, tables, references)
Review Article, Original Article	5	14
Short Review, Casuistic Contribution	3	8
Ongoing Clinical Trial, Oncological Education, Clinical Information	4	11
Letter to the Editors	1	3
Others	2	6

Each additional complete or partial page to print will be charged to the author (see below). Please check the final copy carefully for consistent terminology and correct spelling. Accepted manuscripts are edited according to the publisher's style. General information for the preparation of manuscripts may be found in 'Uniform Requirements for Manuscripts Submitted to Biomedical Journals' by the International Committee of Medical Journal Editors as published in Ann Intern Med 1997;126:36–47 (http://www.wame.org/rsources.htm#policies).

Electronic Manuscript Submission: Each manuscript must be accompanied by a data carrier exactly matching the printed version. Please see 'Guidelines for Electronic Manuscript Submission' in the first issue of each volume for assistance in preparing manuscripts on data media.

All pages should be numbered consecutively, starting with the title page. Articles should be structured as follows: **Key Words** and **Summary, Schlüsselwörter** and **Zusammenfassung, Introduction, Material and Methods** (optionally **Patients and Methods), Results, Discussion,** optionally **Acknowledgements, References, tables, figure legends,** and **figures.**

The **title page** must include the following information: Title and short title in English and German, each author's full name, followed by his respective affiliation; exact postal address of the corresponding author including phone and fax numbers as well as e-mail address.

Original articles must contain an English **and** a German **structured summary** (translation by the editor is possible). For more information on how to structure a summary see Haynes RB, Mulrow CD, Huth EJ, Altman DG, Gardner MJ: Ann Intern Med 1990;113:69–76). The summary should not exceed 250 words in four paragraphs: **Background, Material and Methods, Results, Conclusions.** Summaries should not include any references, tables, figures, or references to figures and tables. If it is inevitable to cite a reference, complete publication data must be given. Each article must have 3–5 **key words** (English and German). If possible, use terms from the Medical Subject Headings List (MeSH) of Index Medicus (www.nlm.nih.gov). **Review articles** do not adhere to the framework of original articles; however, title page, summary, key words, and a list of references are necessary.

Footnotes should be used only in tables. Please use **abbreviations** as economically as possible. When using uncommon abbreviations, spell out the term in full at the first mention, followed by the abbreviation in parentheses, e.g. adenosine monophosphate (AMP). When first mentioned, **registered trade names** must be marked with the superscript registration symbol ® or ™. It is the sole responsibility of the author to ensure that this rule is followed properly. **Acknowledgements** should be placed directly after the text and before the list of references.

The list of **references** should include only the publications cited in the text. The list should not exceed 60 references for Reviews and 40 for Short Reviews. References must be numbered sequentially in the order cited in the text. In the text identify references by Arabic numerals [in square brackets]. In each reference all authors should be named; the abbreviation 'et al.' is to be avoided. It is recommended to quote only articles already published or accepted for publication. Please avoid 'in preparation' or 'personal communication'. Authors are responsible for the accuracy and completeness of their references and for correct citation. Journal titles should be abbreviated according to the Index Medicus system (www.nlm.nih.gov). For references, please follow the examples given:

(a) Papers published in periodicals: Lelie PN, Cuypers HTM, van Drimmelen AAJ, Quint WGV: Quality assessment of hepatitis C virus nucleic acid amplification methods. An international proficiency study. Infusionsther Transfusionsmed 1998;25: 102–110.

(b) Edited books: Hardy WD Jr, Essex M: FeLV-induced feline acquired immune deficiency syndrome: A model for human AIDS; in Klein E (ed): Acquired Immunodeficiency Syndrome. Prog Allergy. Basel, Karger, 1986, vol 37, pp 353–376.

(c) Monographs: Schaefer UW, Beelen DW: Bone Marrow Transplantation, ed 2, revised. Basel, Karger, 1996.

Figures and tables are listed in the text as (fig. 1) and (table 1), respectively. Data explained in figures or tables need not be repeated in the text. Figure legends must be listed together on a separate page. Figure and table legends should be kept short and precise. **Figures** should be submitted in quadruplicate, 1 original and 3 copies. Please mark on the back the first author's name, a short form of the title, the 'top' instruction, and the number of the figure. The quality of the illustrations printed depends on the quality of the originals provided.

Color illustrations are reproduced at the author's expense. Each one is charged to the author at EUR 235.– as a contribution to the additional reproduction and color printing costs.

Reports on Randomized Controlled Trials (RCTs) should be prepared according to the CONSORT statement [Begg C, Cho M, Eastwood S, Horton S, Moher D, Olki I, Pitkin R, Rennie D, Schulz F, Simel D, Stroup D: Improving the quality of reporting of randomized trials: The CONSORT statement. JAMA 1996;276:637–639]. The report must state explicitly how the comparison groups were assembled, allowing the reader to access the method of randomization. Please specify in the title and summary that the manuscript is a report on an RCT. When an RCT is submitted, the authors should refer to the 'Checklist for Authors Submitting Randomized Controlled Trials' reprinted in the guidelines of the first issue of a volume. Checklist and flow diagram are also available at http://www.consort-statement.org. Both should be submitted with the manuscript, as they will be included in the review process.

Galley Proofs: The edited manuscript and the galley proofs are forwarded to the corresponding author together with a reprint order form. The author is asked to check the galleys against the manuscript and to mark necessary corrections in the galley proofs. Correspondence regarding accepted manuscripts and proofs should be directed to the publisher S. Karger GmbH, Freiburg.

3. Costs and Reprints

a) If a paper exceeds the allotted size (see '2. Preparation of Manuscripts') and is not abridged by the author, each additional printed page is charged to the author at EUR 335.–.
b) Color illustrations are reproduced at the author's expense. Each one is charged to the author at EUR 235.– as a contribution to the additional reproduction and color printing costs.
c) Corrections to the galley proofs resulting in expenses of more than 10% of the original typesetting costs will be charged to the author.

The corresponding author receives 25 reprints free of charge.

The complete guidelines are printed in the first issue of each volume.

KARGER

Fax +49 761 4 52 07 14
E-mail Information@Karger.de
www.karger.com

Hinweise für Autoren verfügen unter:
www.karger.com/onk_gl.htm